中等职业教育护理类专业“十二五”创新教材

JIJIU HULIXUE

急救护理学

（供护理、助产及相关专业用）

主编　徐兆丹　徐琼辉

中国医药科技出版社

内容提要

本书是中等职业教育护理类专业“十二五”创新教材之一，是依照教育部、卫计委的相关文件和精神，根据本专业教学要求和课程特点编写而成。全书共分为9章，主要介绍了院前急救与重症监护，重点介绍了心肺脑复苏等常用急救护理技术的基本知识和常见急危重症病人的急救与护理技能。突出院前救护的流程与院内护理过程中的监测，尝试打破学科限制的思维，将“急救”与“护理”有机结合起来，使得教材更加符合护理特色和人才培养模式的需要。此外，还有实践指导方面的内容。

本书主要供中等职业院校护理、助产及相关专业用，也可作为临床护理操作、考试与培训的参考用书。

图书在版编目（CIP）数据

急救护理学/徐兆丹，徐琼辉主编．—北京：中国医药科技出版社，2015.2
中等职业教育护理类专业“十二五”创新教材
ISBN 978-7-5067-7149-8

Ⅰ.①急…　Ⅱ.①徐…　②徐…　Ⅲ.①急救-护理-中等专业学校-教材
Ⅳ.①R472.2

中国版本图书馆CIP数据核字（2015）第014299号

美术编辑　陈君杞
版式设计　郭小平

出版　中国医药科技出版社
地址　北京市海淀区文慧园北路甲22号
邮编　100082
电话　发行：010-62227427　邮购：010-62236938
网址　www.cmstp.com
规格　787×1092mm 1/16
印张　15
字数　304千字
版次　2015年2月第1版
印次　2015年2月第1次印刷
印刷　三河市汇鑫印务有限公司
经销　全国各地新华书店
书号　ISBN 978-7-5067-7149-8
定价　30.00元

中等职业教育护理类专业
“十二五”创新教材建设委员会

编委会

主　编　徐兆丹　徐琼辉

副主编　谭莉秋　顾会琴

编　委　（以姓氏笔画为序）

毛庆友　湖北职业技术学院

齐晓霞　孝昌县第一人民医院

汤晓燕　孝昌县第一人民医院

杨苏萍　孝感市康复医院

李　印　华中科技大学同济咸宁医院

周　彩　华中科技大学同济咸宁医院

胡　芳　孝昌县第一人民医院

顾会琴　华中科技大学同济咸宁医院

徐兆丹　孝感市康复医院

徐琼辉　华中科技大学同济咸宁医院

涂　佳　华中科技大学同济咸宁医院

蔡　珊　华中科技大学同济咸宁医院

谭莉秋　武汉市硚口区医院

编写说明

人才培养是行业发展的重要组成部分，2014年召开的全国职教工作会议和《国务院关于加快发展现代职业教育的决定》都提出了：加快发展以就业为导向的现代职业教育。为落实国家职业教育人才培养的“德育优先、能力为重、全面发展”的战略需要，主动加强教育优化和能力建设，实现医药中等职业教育人才培养的主动性和创造性，将中职教育向“素质教育”和“能力培养”方向转变，培养护理专业领域继承和创新的应用型、技能型人才已成为必然。《中等职业教育护理类专业“十二五”创新教材》是在深入学习文件精神，并到各相关院校广泛调研的基础上组织建设的。

本套教材瞄准中职护理类专业的培养目标，以人才市场需求为导向，以技能培养为核心，特别注意了紧密联系教学大纲及护士执业资格考试大纲，力求适应21世纪教学内容改革的要求，符合护理特色和人才培养方式的需要。教材的编写体现了“三基”（基本理论、基本知识、基本技能）、“五性”（思想性、科学性、先进性、启发性、适用性）、“三特定”（特定学制、特定专业方向、特定对象）的要求，突出了教材应有的精练、准确、实用、规范的特点。

本套教材在策划、调研、组织编写和审定的过程中，得到了很多专家的精心指导，得到了湖北护理职业教育集团、湖北省医学职业技术教育研究室等单位及相关院校的大力支持，在此一并致谢！

改革创新的过程也是探索提升的过程，目标的提出至目标的实现是需要一个艰难过程的，甚至是一个漫长、曲折的过程。在此殷切的希望各医药院校和广大读者在教材使用中进行检验，并提出宝贵意见，使本套教材更臻完善，成为应用性更强、教学效果更好、更符合现代职业教育改革的教材。

中等职业教育护理类专业“十二五”创新教材建设委员会

前 言
PREFACE

为了深入贯彻落实教育部《关于“十二五”职业教育教材建设的若干意见》的精神，进一步提高中等职业教育护理类专业的教学质量，充分发挥教材在促进教学改革和加强人才培养中的重要作用，在湖北护理职业教育集团、湖北省医学职业技术教育研究室和中国医药科技出版社的组织下，我们启动了中等职业教育护理类专业“十二五”创新教材《急救护理学》的编写工作。

急救护理学是以基础护理学理论为基础，以临床护理实践为目的，结合现代护理理论与技术，阐述临床急救护理所必需的基本理论、基本知识、基本技能。由于当前中职教育面对的学生入学年龄偏小，文化基础薄弱，对于职业方向感的认知比较浅显，而就业岗位对学生临床操作能力要求又偏高。因此，在内容编排上我们紧密联系教学大纲的要求，设立了“学习目标”“知识链接”“考点提示”“目标检测”四个模块，其中还穿插了“直通护考”环节。

本教材是由在护理教学及临床一线工作的老师编撰而成，充分体现了教学与临床相结合的编写特色。在内容编写过程中，我们将护士资格考试中涉及急救护理学的考点与真题结合起来，使教材更具有实用性，在实用的基础上，以问题驱动为导向，以课前案例为特色，从临床护理工作的实际需要出发，突出实践教学环节。全书共分九个章节，介绍院前急救与重症监护，重点介绍了心肺脑复苏常用急救护理技术的基本知识和常见急危重症病人的急救与护理技能。突出院前救护的流程与院内护理过程中的监测，尝试打破学科限制的思维，将“急救”与“护理”有机结合起来，使得教材更加符合护理特色和人才培养模式的需要。此外，还有实践指导方面的内容。

由于时间仓促、水平有限，书中难免出现疏漏和错误，真诚希望各位专家和广大师生提出宝贵意见，批评指正，以便下次修订时完善。

编者

2014 年 11 月

目 录
CONCENTS

第一章 绪论 / 1

第二章 急救医疗服务体系的组成与管理 / 6

第三章 重症监护 / 24

第一章 绪　　论

学习目标

1. 了解急救护理学的概念和发展史。
2. 了解急救护理学的范畴、任务及学习方法。

人类活动范围的扩大、生活节奏的加快、寿命的延长、疾病病谱的改变、交通方式的多样化等因素，使急症和各种意外事故的发生有明显增多的趋势，从而使人们对紧急救护的需求越来越多，对急救护理技术的要求越来越高。为了满足社会需求，进一步加强急救护理学的教育势在必行。

第一节　急救护理学的发展历程

急救护理学是急救医学的重要组成部分，是研究急危重症病人的急救护理技术实施与护理行为的学科。急救护理学是以挽救生命、提高抢救成功率、促进病人康复、减少伤残率、提高生命质量为目的，以现代科学和护理专业理论为基础，研究急危重症病人抢救、护理和科学管理的一门综合性应用学科。

急救护理学是伴随着急诊医学的发展而逐步形成的。它的起源要追溯到1854～1856年克里米亚战争期间，当时前线医院里战伤的英国士兵死亡率高达42%，国际护理事业的先驱者南丁格尔率领38名护士前往战地前线救护伤员，使死亡率下降到2%，有关专业人士通过对几次大规模战争中伤兵死亡率的统计，得出一个重要结论：有效的抢救系统对抢救伤员、降低伤兵死亡率有重要作用。经过专业分析，大家一致认为将战时经验用到平时，建立有效的抢救体系在抢救急危重症患者中是非常必要的。

直通护考

急救护理学起源于（　　）

A. 19世纪美国　　B. 19世纪法国　　C. 第二次世界大战

D. 20世纪　　E. 19世纪南丁格尔的年代

答案：E

20世纪50年代初期，北欧发生脊髓灰质炎大流行，患者因伴有呼吸肌麻痹，不能自主呼吸而辅以“铁肺”治疗，配合一些特殊的护理技术，效果明显，这一护理措施堪称世界上最早用于监护呼吸衰竭患者的“监护病房”。20世纪60年代，随着电子仪器的发展，急救护理技术进入了有抢救设备的新阶段。除颤仪、呼吸机、血液透析机的应用，使急救护理学的理论与实践也得到相应的发展。到了20世纪60年代后期，现代监护仪器设备的集中使用，促进了重症监护病房（ICU）的建立。20世纪70年代中期，在德国召开的国际红十字会参与的一次医学会议，提出了急救事业国际化，国际互助和标准化的方针，要就急救车装备必要的仪器，国际统一急救呼救电话及交流急救经验等方面进行交流与沟通。20世纪70年代后期，国际上正式承认急诊医学为独立的医学学科。随后，急救护理学也成为护理学中的一门重要学科。

我国急救护理学事业也经历了从简单到逐步完善的发展过程。在早期只是将危重患者集中于靠近护士站的病房或急救室，以便于护士的密切观察与护理。20世纪70年代成立了心脏监护病房。20世纪80年代，北京、上海、重庆等地正式成立急救中心，各医院也先后成立急诊科和ICU，自此，我国急救护理事业进入快速发展的新阶段。此后，教育部将急救护理学确立为护理学科的必修课程。中华护理学会及护理教育中心等学术团体相继举办各种有关急救护理新理论、新技术和重症监护学习班，并多次组织召开全国性的急诊急救和重症监护学术会议，为开展我国急救护理工作及各级急救护理教育培养了大量人才，对培养临床护理工作者的急救意识、急救技术、应急应变能力起到了重要作用。20世纪80年代急救工作加快发展，1980年10月，卫生部颁发了《关于加强城市急救工作的意见》及《城市医院急诊科设计方案》，要求根据条件加强急救工作，引起了各市政府及卫生部门的重视。首先扩大和整顿了各医院急诊室，增添了设备和医院救护车的数量，并开始筹建城市急救网，有的医院建立了各类重症监护室，在北京、上海等地也正式成立了急救中心，全国统一呼叫号码为“120”。1987年中华急诊医学会的成立，成为促进国内急诊医学与急诊护理学发展的关键点之一。20世纪90年代以来，逐步建立了急救医疗服务体系。目前，我国急救医疗服务体系基本健全，急救网络逐步形成，全民急救意识普遍提高。

知识链接

急诊医学的发展

美国是急诊医学的发源地，急救体制最初建立于20世纪60年代末期。众所周知，美国是发达国家，汽车占有量非常大，这在给人们生活带来极大便利的同时，也带来一个不容回避的现实：交通事故增多。有关专业人士通过对美国几次大规模战争中伤兵死亡率的统计，得出一个重要结论：有效的抢救系统对抢救伤员，降低伤病死亡率有重要作用。经过专业分析，大家一致认为，将战时经验用到平时，建立有效的抢救体系在抢救急危重症患者中是非常必要的。1968年，麻省理工学院建立了急救医疗服务体系。1972年，美国医学会正式承认急诊医学是一门独立学科。

国内急救护理在早期只是将危重患者集中在靠近护士站的病房或急救室，以便于护士密切观察、护理和及时救治。20 世纪 70 年代中期仅有简陋的急救站和为数不多的救护车，救护车内除担架外，几乎没有其他设备。但随着社会的发展，特别是公交事业的日益发展，城市人口的增加，城市结构发生了变化，旧的急救系统已经不再适应市场需求。1979 年，随着急诊护理学被社会承认和推崇，我国的急诊护理学也逐渐与国际急诊护理接轨。

21 世纪以来，基于抗击“非典”（急性传染性非典型性肺炎 SARS）流行及抗震救灾的经验，突发公共卫生事件应急护理也成为急救护理的重要内容。此后，急诊科已不再是过去的只为入院患者分流的“科室中转站”，而是以急、危、重症的救治和院前抢救为主的一门独立的医学科目。而急诊护理学也成为与内科护理学、外科护理学、妇科护理学、儿科护理学并驾齐驱的二级学科。卫生部护理专业教材评委会于 1999 年 8 月确定急救护理学为 20 门高等护理专业规划教材之一，从此我国的急诊教育发展开始了新篇章。自 20 世纪 90 年代以来，急诊医学尤其是危重症急救已经进入了一个相当活跃的时期，并在学科研究上取得了显著的进展。90 年代以后，全国部分本科、大专、中专院校在此基础上又纷纷开设了急诊护理学课程，在此以后毕业的护理人员对急诊、急救有了概念上的认识，对于急诊护理的发展有着一定的推动作用。

第二节 急救护理学的范畴、任务及学习方法

一、急救护理学的范畴

随着急救医学的发展和仪器设备的不断更新，急救护理学的范畴也在不断扩大，主要包括以下内容。

（一）院前急救

院前急救是指急、危、重症伤病员进入医院前的医疗救护。主要包括现场急救和途中监护两大任务。及时有效的院前急救能减少致残率、减轻患者痛苦，为医院进一步诊治创造条件。

为了实现非医务人员和专业医务人员的救护相结合，应大力开展急救知识和初步急救技术的普及宣传，以培养目击者的急救意识和技术，使目击者能首先对伤（病）员进行必要的初步急救，为抢救伤（病）员的生命争取宝贵的时间。

（二）急诊科救护

急诊科救护是指院内急诊科的医护人员接受各种急诊患者，对其进行抢救治疗和护理，并根据病情需要，对患者做出出院、留院观察、收住专科病房或者 ICU，接受进一步救治的决定。

急诊科处于医院医疗的第一线，承担昼夜不间断地对各类伤病员的急诊和紧急救治任务。科内除具备急诊独立小区和合格的急诊急救装备外，还应具备足够、固定的

编制及高素质的医护人员，以提高急诊抢救的水平及应急应变能力。

（三）危重症救护

危重症救护是指受过专门培训的医护人员在备有先进监护设备和救治设备的重症监护病房（ICU），接收由急诊科和院内有关科室转来的危重症患者，对多种严重疾病或创伤以及其复杂并发症等进行全面监护和治疗。

主要研究范围有危重患者的监护与治疗；ICU 人员、设备的配备与管理；ICU 的监护技术。

（四）灾难救护

灾难救护是指对自然灾难（如地震、洪水、台风、泥石流、海啸等）和人为灾难（如交通事故、化学中毒、放射性污染等）所造成的人员伤害迅速有效地进行救治。

突发性的人员伤亡是许多灾难性事件的共同特征，在平时必须做好各种应急准备，一旦灾难发生，应立即组织人员赶赴现场。紧急救护应做到下列工作：寻找伤员，现场救护；验伤分类，酌情处理；监护运送，疏散伤员。

（五）急救医疗服务体系的完善

研究如何建立高质量、高效率的急救医疗服务体系，大力建设和完善城市及乡村紧急呼救网络设施，不断研究如何充实和完善已经建立的紧急呼救网络设施。

（六）急救护理教学和科研

人才培养和科学研究是急诊护理学发展的根本。首先要组织现有的护理人员学习急救护理学，有条件的城市应有计划地组织急救医学讲座、急救护理技术培训等专业学术活动，提高急救护理人员的专业技术水平。

为了适应急救医学的发展和社会的需要，必须加强急救护理学研究和信息交流工作，使急救护理学教学、科研与实践紧密相结合，促进人才培养，提高学术水平。

直通护考

急救护理的目的是（　　）

A. 提高抢救成功率　　B. 抢救病人的生命

C. 促进病人康复　　D. 减少伤残率和提高生命质量

E. 以上都是

答案：E

二、急救护理学的任务

（1）研究各类急性病、急性创伤及危重患者的抢救与护理。

（2）研究灾难性事故的救护。

（3）研究急救护理学的理论和应用。

（4）研究因地制宜的急救医疗服务体系管理方法。

（5）普及公众急救知识，提高自救、互救能力。

三、急救护理学的学习方法

（一）联系基础护理学及各专科护理学的知识

急诊患者疾病谱广泛、病种复杂，会涉及各专科疾病的护理知识及技能，学会联系基础护理学与各专科护理学知识，并融会贯通，这样才能在实际工作中灵活应用。

（二）理论与实践相结合

学习急救护理学，一定要自觉地运用理论与实践相结合的原则。不但要求认真学习理论知识，还要求在示教室反复练习急救操作技术，认真总结经验，并且在参加临床实践的前提下，逐步提高分析问题和解决问题的能力，这样才能在抢救中运用自如。

（三）不断学习新理论、新技术

随着医学科学的迅猛发展，许多新理论、新技术、新仪器设备和新的药物不断被应用到急救中来。作为一名护生，应该善于学习新知识，掌握新信息、新动态，才能满足临床急救护理工作的需求，才能适应社会发展的需要。

（四）反复学习，加强记忆

急救工作讲求效率，必须突出“急”，做到“快”，不允许在患者生命垂危时再去翻书，一些常用的数据、关键知识要点应该反复学习、牢牢记住。

目标检测

简答题

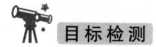

1. 何为急救护理学的范畴？
2. 急救护理学的学习方法有哪些？

（谭莉秋）

第二章 急救医疗服务体系的组成与管理

学习目标

知识目标

1. 记住急救医疗服务体系的概念。
2. 能说出院前急救的概念及急诊“生命绿色通道”的含义。
3. 记住院前急救的特点及原则。
4. 能说出急诊科护理管理的基本要求和急诊分诊的方法。

技能目标

1. 合理地准备抢救药品和器械，能辨别危重病人的病情严重程度。
2. 学会观察危重病人的生命体征。
3. 学会现场急救常用技术方法与操作中的注意事项。

急救医疗服务体系（EMSS）随着我国社会经济的发展，人们对健康的需求以及各种突发公共卫生事件的增多而迅速发展。EMSS 是把急救医疗措施及时送到危重患者身边，送到发病现场，经过初步诊治处理，维持其基础生命，再将患者安全转送到医院，为抢救生命和改善预后争取时间。实践证明急救医疗服务体系是有效的、先进的医疗服务机制，改变了仅在医院急诊科等待患者上门的传统制度。

第一节 急救医疗服务体系的组成

EMSS 是集院前急救、院内急诊科诊治和 ICU 救治和各专科的“生命绿色通道”为一体的急救网络。院前急救负责现场急救和途中转运救护，急诊科和 ICU 负责院内救护。它既适合平时的急救医疗工作，也适合大型灾难或意外事故的急救。它把急救医疗措施迅速地送到事故现场的危重患者身边，经初步急救处理，再把患者安全地转运到医院内做进一步救治，为抢救生命和改善预后，争取了时间。实践证明，急救医疗服务体系是有效的、先进的急诊急救医学模式，在抢救伤病员的生命方面发挥着重要的作用。

一个完整的急救医疗服务体系应包括：完善的通信指挥系统、现场救护、有监测和急救装置的运输工具及高水平的医院急诊服务和强化治疗（图 2－1）。急救医疗服务体系的组织包括院前急救中心（站）、医院急诊科（室）和急诊重症监护室（EICU），三

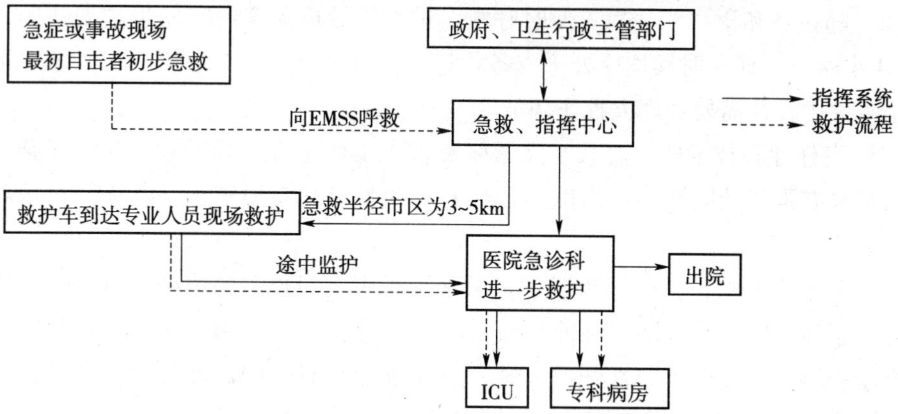

图2-1 我国急救医疗服务体系运行示意图

者既有各自独立的职责和任务，又有相互紧密的联系，是一个有严密组织和统一指挥的急救网。

一、院前急救

院前急救是急救医疗服务体系中第一个重要环节，也是整个城市和地区对于各种灾害的应急防御功能的重要组成部分，是社会医疗保障体系中的重要组成部分。院前急救又称院外急救或现场急救，是指伤（病）者在发病或受伤时，在出事地点对其进行必要的初步救护、转运及途中监护以维持基本生命体征和减轻痛苦的医疗活动和行为的总称。就危重病人急救全过程而言，包括由伤病员本人及其亲属、朋友、受灾群众以及目击者进行的自救、互救及救护车现场急救都属于院前急救。

知识链接

“生命链”

又称“生存链”，是指对突然发生心跳骤停病人所采取的一系列有序的步骤及规范有效的救护措施。将这些抢救步骤以环链形式连接起来，就构成了挽救生命的“生命链”。“生命链”有四个相互联系的环节，称为早期通路（呼救）、早期心肺复苏、早期心脏除颤、早期高级生命支持。

（一）院前急救的特点和原则

院前急救负责现场和途中救护，它采用先进的现代装备和技术，迅速到达现场实行综合救治措施。这就要求急救医学领域发生变革，建立和健全急救医疗网络。

1. 院前急救的特点

（1）紧急性　不管是危重病人还是急诊病人，均需立即救治，紧急处理，树立“时间就是生命”的观念，做到一有“呼救”必须立即出车，一到现场必须迅速抢救。如猝死病人抢救的最佳时间是4分钟内，严重创伤伤员抢救的黄金时间是30分钟内。相差几分钟就关系到病人的生死存亡。

（2）随机性和集中性　病人何时呼救，重大事故或灾害何时发生是未知的，故每天的24小时内，任一时候均应处于戒备状态。在自然灾害、交通事故、集体中毒等意外院前事件中往往需要处理大批伤病员。

（3）责任性和技术性　急救工作紧张辛苦、工作量大、病种多、病情复杂，要求急救人员要有强烈的同情心和高度的责任心，并具备扎实的知识、熟练的技术和一定的经验。

（4）社会性和协调性　急诊医学是医学领域中一门新兴的边缘学科，这就使院前急救超越了传统的分科范围。院前急救活动涉及社会各个方面，使院前急救跨出了纯粹的医学领域，这是其社会性强的表现，也要求建立有效的调度和协调系统，在工作中不但要多学科协调，还要和社会各方协调。

此外，院前急救流动性很大，地点分散，急救环境条件差。其付出多、投入高，但经济效益相对较低，以社会效益为主。

2. 院前急救的原则

（1）先排险后施救　在施救现场救护前应先进行环境评估，必要时，排险后再实施救护。如触电事故现场，应先切断电源后再施救；如气体中毒事故现场，应先在自身防护的前提下将病人脱离险区再救护，以保证施救者与伤病员的安全。

（2）先重后轻　遇有成批伤员时，应优先抢救危重者，后抢救较轻者。

（3）先救后运　过去对于急诊病人，多是“先送后救”，这样常常耽误了抢救时机。现在要求“先救后送”。

（4）急救与呼救并重　急救与呼救同时进行，才可以动员更多人员参与及时的救治工作，尤其是有成批伤员或心脏停搏者的救治。

（5）转运与监护急救相结合　在转运的途中要密切监护伤病员的病情，必要时采取相应的急救处理，使伤病员安全到达目的地。

（6）紧密衔接前后一致　救护人员密切配合，防止前后重复、遗漏和其他差错，确保现场急救措施完善，并规范填写文书记录，做好交接工作。

> **考点提示**
>
> 院前急救的原则：先排险后施救、先重后轻、先救后送、急救与呼救并重、转运与监护急救相结合。

3. 院前急救组织体系　每一城市都要成立急救站，大城市应设立一个急救中心和若干分站。急救中心站在卫生行政部门直接领导下，统一指挥全市（县）日常急救工作，急救分站在中心急救站的领导下，担负一定范围的抢救任务。急救中心在接到呼救后，应立即派出救护车或合适的交通工具，迅速到达现场实行急救，并将病人送到最近、最适合救治其疾病的医院或ICU进行治疗。必要时，可组织由专业队伍、消防、交通、公安，甚至社会各界力量组成的城市应急防御体系共同救援。

设置全国统一的急救电话。遇有意外或危急重症，拨打急救电话是启动急救医疗服务体系最直接、有效的方法，一个城市或地区只能有一个急诊医疗服务体系，否则会引起急救服务的混乱。

知识链接

各地急救电话号码

日本　韩国　急救/火警电话　119　　　新加坡　急救/火警电话　995

马来西亚　急救/报警电话　999　　　美国　紧急救援　911

中国香港地区　急救电话　999　　　中国　急救电话　120

北京红十字会在 2001 年 9 月 19 日启用 999 急救电话，不同于 120 的是，999 是民间组织（社会团体）而不归政府管辖。

（二）院前急救护理

在院前急救中，护士配合医生共同完成救护任务，同时还是急救的组织者之一。主要的护理工作包括护理体检及评估、护理措施的实施、转运和途中监护。三者紧密衔接，构成院前急救的基本护理工作程序，院前救护工作流程见图 2－2。

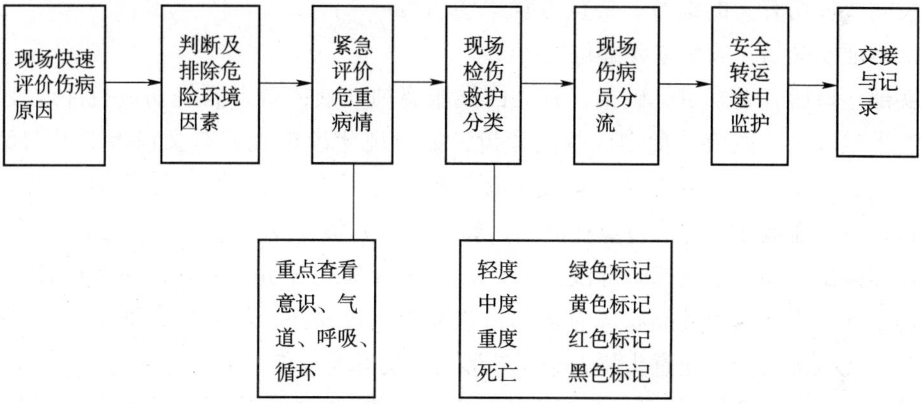

图 2－2　院前救护工作流程图

1. 现场评估

（1）评估环境，当救护人员到达现场时，快速评估造成事故、伤害及发病的原因，有否存在对救护者、病人或旁观者造成伤害的危险因素，如对触电者现场救护，必须先切断电源；如伤员围困在险区，先消除险境；如为有毒环境，应做好防毒防护措施，以保安全。院前急救的基本原则是先救命、后治病。

（2）快速评估危重伤病情，包括对意识、气道、呼吸、循环等几方面进行评估。

意识　先判断病人神志是否清醒。如对病人呼唤、轻拍面颊、推动肩部时，病人是否会睁眼或有肢体运动等反应；掐捏婴儿足心或其上臂是否会出现哭泣。如对上述刺激无反应，则表明意识丧失，已处于危重状态。

气道　保持气道畅通是呼吸的必要条件。如病人有反应但不能说话、咳嗽，出现呼吸困难，可能存在气道梗阻，必须立即检查原因并予以清除。

呼吸　检查者将自己面颊部靠近病人的口鼻处，通过一看（看胸廓有无起伏）、二听（听有无呼吸音）、三感觉（感觉有无气流感）的方法来判断病人自主呼吸是否存在。对呼吸存在的病人评估呼吸活动情况，即频率、深浅度、节律有无改变，有无呼吸困难、被动呼吸体位、发绀及“三凹征”。如出现呼吸变快、变慢、变浅，乃至不规则，呈叹息样提示病情危重，如呼吸已停止，应立即进行心肺脑复苏。

循环 测量病人脉率及脉律。常规触摸桡动脉，如未触及，则应触摸颈动脉或股动脉，婴儿触摸肱动脉。缺氧、出血、疼痛、心衰、休克时脉率加快、变弱；心律失常出现脉搏不规则，桡动脉触摸不清，说明收缩压≤80mmHg；也可通过触摸病人肢体皮肤，了解皮肤温度，有无发热、湿冷，以及观察有无发绀、花纹出现，了解末梢循环来判断血液循环情况。

(3) 检伤 在快速完成现场危重病情评估后，根据实际情况，对病人的头部、颈部、胸部、腹部、骨盆、脊柱及四肢进行全身系统或有针对性地重点检查伤病情。在检伤中尽量少移动或不移动病人，注意倾听病人或目击者的主诉以及与发病或创伤有关的细节，要重点观察伤病员的生命体征及受伤与病变主要部位的情况。

> **考点提示**
>
> 急救护理现场危重病情的快速评估主要从意识、气道、呼吸、循环等几方面进行。

头部 口唇有无发绀、破损，有无因误服腐蚀性液体致口唇烧伤或色泽改变，口腔内有无呕吐物、血液、食物或脱落牙齿，如发现牙齿松脱或有义齿者要及时清除。经口呼吸者，观察呼吸的频率、幅度、有无呼吸阻力或异味，鼻腔是否通畅，有无呼吸气流，有无血液或脑脊液自鼻孔流出，鼻骨是否完整或变形，耳廓有无异物、变形，有无液体流出。如有血液或脑脊液流出，则提示有颅底骨折。另外，还要检查听力如何，肉眼观察眼球表面及晶状体有无出血或充血，视物是否清楚等，面部是否苍白或潮红，有无额部出汗。注意头颅大小、外形，头皮有无外伤。

颈部 观察颈部外形与活动，有无损伤、出血、血肿，有无颈项强直，项后部有无压痛。触摸颈动脉的强弱和脉律，注意有无颈椎损伤，以及观察气管是否居中。

脊柱 主要是针对创伤病人，在未确定是否存在脊髓损伤的情况下，切不可盲目搬动病人。检查时，用手平伸向病人后背，自上而下触摸，检查有无肿胀或形状异常。

胸部 检查锁骨有无异常隆起或变形，在其上稍施压力，观察有无压痛，以确定有无骨折并定位。检查胸部有无创伤、出血或畸形，吸气时胸廓起伏是否对称。另外，通过双手轻轻在胸部两侧施加压力，检查有无肋骨骨折。

腹部 观察腹部外形有无膨隆、凹陷，腹式呼吸运动情况，以及有无创伤、出血，腹部有无压痛或肌紧张等，确定可能损伤的脏器及其范围。

骨盆 可以通过双手分别放在病人髋部两侧，轻轻施加压力，检查有无疼痛或骨折存在。另外还要观察外生殖器有无损伤。

四肢 上肢：检查上臂、前臂及手部有无形态异常、肿胀或压痛。如病人神志清醒，能配合体检者，可以让病人自己活动手指及前臂。检查推力和皮肤感觉，并注意肢端、甲床血液循环。下肢：用双手在病人双下肢同时进行检查，两侧相互对照，看有无变形或肿胀。注意不随意抬起病人双脚，以免加重创伤。

2. 现场救护 在灾害事故现场，往往出现伤员多、伤情复杂，而人力、物力、时间有限的局面。如何使不同程度伤情的病员都能尽快地得到救治，做好快速正确地检伤与分类工作是极其重要的，这将使急救工作有条不紊地进行，达到提高存活率、降低死亡率的目的。在检伤与分类中必须采取边检伤、边分类、边抢救同时并举的原则。现场救护护士应与医生一道或协助医生进行紧急处理和护理，包括给病人以合理的体位，保持呼吸道通畅，建立静脉通路、止血、包扎、固定、正确地搬运、维护生命体征的平稳。对不同的专科病人还应针对病情给予必要的护理准备。如需做心电图检查及需除颤者，暴露其前胸，为烧伤病人除去衣服等。

（1）常规的急救护理措施

体位的安置 在不影响急救处理的情况下，一般可协助病人取平卧位，头偏向一侧，两臂平放于身旁，或屈膝侧卧位。如此体位可使病人得到最大程度的放松，并保持呼吸道通畅、防止误吸。放置后应予保暖。对清醒病人，应减轻心理压力，安静休息，如无必要，不要反复提问。

建立有效的静脉通路 对需要建立静脉通路者要立即建立有效的静脉通路。如需要并有可能，可以选择应用静脉留置针或锁骨下静脉穿刺插管术。因周围循环不良、静脉穿刺困难或输液速度不能满足急救需要者，可进行静脉切开。

（2）常用的现场救护技术

通气 让病人仰卧于硬质的平面上，如病人是俯卧或其他卧位，需改变病人体位。急救人员用双手在病人头、肩、臀部同时施力，以保证身体以脊柱做一轴线转动，切勿使身体扭曲，以免脊柱损伤造成截瘫。将病人置于远离有害气体、通风良好的地方。

止血 绝大多数创伤都伴有不同程度的出血，严重者可有休克表现，如颜面苍白、四肢厥冷、冷汗涔涔、脉细而数、口渴及神志改变等。根据不同情况，选用指压止血法、包扎止血法及止血带止血法等。

应用止血带止血的注意事项：

①止血带不宜直接结扎在皮肤上，应先用三角巾、毛巾等做成平整的衬垫缠绕在要结扎的部位，然后再用止血带。

②结扎止血带的部位在伤口的近心端（上方）。在实际抢救伤员的工作中，往往把止血带结扎在靠近伤口处的健康部位，有利于最大限度地保存肢体。

③结扎止血带要松紧适度，以停止出血或远端动脉搏动消失为度。结扎过紧，可损伤受压局部，结扎过松，达不到止血目的。

④为防止远端肢体缺血坏死，原则上应尽量缩短使用止血带的时间，一般止血带的使用时间不宜超过2～3小时，每隔40～50分钟松解一次，以暂时恢复远端肢体血液供应。松解止血带的同时，仍可用指压止血法，以防再度出血。止血带松解1～3分钟后，在原来的结扎部位稍高平面重新结扎。松解时，如仍有出血者或远端肢体已无保留可能，在转运途中可不必再松解止血带。

⑤结扎好止血带后在明显部位做上标记，注明结扎止血带的时间，尽快运往医院。

⑥解除止血带，在输血、输液和采取其他有效的止血方法后方可进行。如组织已发生明显广泛性坏死时，在截肢前不宜松解止血带。

直通护考

应用止血带止血有哪些注意事项（　　）

A. 结扎在伤口的近心端

B. 结扎止血带要松紧适度

C. 使用时间不宜超过2~3小时，每隔40~50分钟松解一次

D. 结扎好止血带后在明显部位做上标记

E. 采取有效的止血方法后方可解除止血带

答案： A　B　C　D　E

包扎　包扎在外伤救护中应用很广。具有保护创面，压迫止血，固定骨折、关节和敷药品等作用。现场急救所使用的材料要根据当时的情况来选择，在包扎时应该做到：动作迅速敏捷、部位准确、手法轻柔、包扎牢靠、松紧适宜。

固定　固定可以限制受伤部位的活动度，减轻疼痛，防止闭合性骨折变为开放性骨折及骨断端损伤血管、神经乃至重要脏器，固定也有利于防治休克，便于伤员的搬运、转送。凡疑有骨折的伤员，都应按骨折处理。

3. 伤病员分类　在成批伤员出现时，应进行现场分类，以利对各类伤病员进行及时、恰当地处理。按伤员出现的临床症状和体征可分为四类，分别用绿、黄、红、黑不同颜色的伤情标记将病人分类标记。

（1）轻度　标记为绿色。此类伤病情较轻。病人意识清醒，对检查能积极配合，反应也灵敏，血压、呼吸、脉搏等基本生命体征正常，一般对症处理即可，如一般挫伤、擦伤。

（2）中度　标记为黄色。此类伤病情介于轻伤与重伤之间，只要短时间内得到及时处理，一般不危及生命，否则伤情很快恶化。

（3）重度　标记为红色。此类伤病员随时有生命危险，即危及呼吸、循环、意识者，如窒息、大出血、严重中毒、休克、心室颤动等。

（4）死亡　标记为黑色，此类伤病员意识丧失，颈动脉搏动消失，心跳、呼吸停止，瞳孔散大。

在现场检伤分类与救护的基础上，同时要按不同病情进行伤病员的快速分流，以便及时得到后续救治与处理。轻度损伤者，经一般处理后可分流到住处或暂住点，或到社区卫生站点。中度损伤者，经对症应急处理后可分流到附近有条件的医院。重度损伤者，经现场急救、维持生命措施后，生命体征稍趋稳定可分流到附近

考点提示

轻、中、重和死亡伤病员分别用绿、黄、红、黑不同颜色的伤情标记将病人分类标记。

有条件的医院。死亡者，做好善后与遗体处理。

4. 转运与途中的监护　搬运主要是指将伤病员迅速、安全脱离灾害事故现场和转移到运输工具上所采取的方法和技术，同时包括伤病员达到医院或救护场所的途中所接受的监护。搬运的过程虽然短暂，但对病人的预后很重要，处理不当会有严重后果。如脑出血者搬运不当可使出血加重而形成脑疝；脊椎损伤者随便搬动或抱扶行走，可致脊髓损伤，引起截瘫甚至死亡等。现场搬运要根据当时的具体情况来选择合适的方法和工具，原则是及时、迅速、正确、安全，常用的搬运方法有以下几种。

（1）徒手搬运法：包括单人徒手搬运法，如搀扶、背驮、手托肩掮；双人搬运法；多人搬运法。

（2）器械搬运法：包括担架搬运，床单、被褥搬运，椅子搬运等。

知识链接

担架转运护理要点

担架的行进途中要保持步调一致和担架平稳，始终保持患者身体处于水平位置；患者足在前，头在后，上下坡时，患者头部应在高处一端；行进途中应妥善固定患者，避免跌落担架；运送途中注意防暑、防寒或防雨措施。

（3）伤员的远距离转运：正确的转运和途中有效的监护措施，对病人的预后和康复效果至关重要。作为运载病人的车辆、船艇、飞机等，不仅是交通工具，同时也是抢救病人的场所。不同的交通工具有不同的特点，但都要求稳妥、迅速、安全、避免颠簸、不造成新的并发症。

5. 转运途中的注意事项

（1）根据不同的运输工具和伤情摆好体位，一般病人平卧，恶心、呕吐者取侧卧位，颅脑损伤、昏迷者头偏向一侧，胸部创伤呼吸困难者取半卧位。下肢损伤或术后病人应适当抬高 $15°\sim20°$，以减轻肿胀及术后出血。颅脑损伤者应垫高头部。脊椎受伤者保持脊柱轴线稳定，将其固定在硬板担架上搬运，对已确定或疑有颈椎创伤要尽可能用颈托保护颈椎，运送时尽可能避免颠簸，不摇动伤者身体。

（2）救护车在拐弯、上下坡、停车调头中要防颠簸，防止发生坠落。空运时应考虑高空低压及温湿度等对患者病情的影响。

（3）随时观察呼吸、体温、脉搏、血压等生命体征及意识、面色、出血等情况，一旦出现病情变化，立即进行紧急救护。

（4）途中加强生命支持性措施，比如输液、吸氧、吸痰、气管插管、气管切开、心肺脑复苏、保持各种管路通畅。

（5）做好抢救、观察、监护等有关医疗文件的记录，并做好伤病员的交接工作。

院前急救任务完成后，应及时补充急救药品，维护急救仪器并对救护车进行消毒处理，使其处于完好的备用状态，急救人员待命。

二、医院急诊科救治

急诊科的医护人员主要负责接诊，承担急救站转送的急、危、重症病人的诊治、抢救和留院观察工作。对即刻危及生命的病人进行抢救；对危重病生命体征不稳定者稳定生命体征；对一般急诊就诊病人，识别潜在威胁生命的危险因素。有些城市的医院急诊科同时承担急救站的任务。

（一）急诊科的设置

根据原卫生部的要求，500 张床位以上的医院应设急诊科，500 张床位以下的医院设急诊室。急诊科的面积应与全院总床位数及急诊就诊总人次成合理的比例。急诊科的专业设置主要有两种形式：一种是以内、外科为主的综合急诊科；另一种是以各分科为主的专科急诊科，通常设内、外、妇、儿、五官科等专科急诊科。急诊科必须实行 24 小时应诊，建立绿色通道，使病人能在到达 5 分钟内得到处置。

直通护考

急诊科必须实行（　　）应诊？建立绿色通道，使病人能在（　　）内得到处置？

A. 12 小时　10 分钟　B. 24 小时　5 分钟　C. 24 小时　10 分钟

D. 12 小时　5 分钟　E. 12 小时　15 分钟

答案：B

急诊科的布局与设备，视医院规模不同而有所不同，总体来讲应有较大的面积和足够的间隔，以满足急诊工作的需要和适应急诊科发展的需要。急诊科应设置在医院的最明显位置，位于医院的一侧或前部。急诊科应有单独的出入口，门前应有宽敞的停车场和电话通信设备，有救护车专用的停车点，并保证救护车道路通畅，入口处应备有平车、轮椅等方便病人使用。急诊科的布局应该有利于病人顺利就诊以及最大限度地节省诊前时间。急诊科空间应宽敞、通风，候诊区宽敞、明亮，轮椅和推车出入无阻碍。就诊路线清晰、通畅、方便。医院急诊科接诊的多是突发性的急、危、重病人，一切医疗护理过程均以“急”为中心，所以急诊科布局要从应急出发，以方便病人就诊为原则。

指路标识必须醒目、突出，便于病人寻找识别。白天应有指路标识，夜间应有指路灯标明急诊科位置。各功能部门的标识也应醒目，最好采用灯箱，从远处就能看见，为减少询问，在通往抢救室的方向上，可采用一定的方式，如沿墙或地面涂上色标，悬挂醒目指示牌，建立快捷通道等，急诊大厅应有急诊科各个层面的平面图。

1. 候诊厅　为急诊科的入口，应尽可能宽敞，便于担架车的通行。厅的入口处一角酌情安放 3 ~4 排椅子，并有饮水机、一次性杯子、IC 电话卡、宣传栏等，以供家属休息和病人较多时临时安置病人。候诊厅内备用轮椅和平车，便于急诊病人的转移。

2. 分诊室　分诊室是急诊病人就诊第一站，应设在急诊科入口处的明显位置，标识要清楚，出入方便，室内光线要充足，面积要足够。急诊病人经过分诊室预检后，可迅速接受相应的专科救治或进入抢救室进行抢救。应备有简单的医疗器械，如血压计、听诊器、体温计、手电筒、压舌板等，以及病人就诊登记本和常用的化验单等，另外最好有一定数量的洗手消毒设备。

3. 急诊抢救室 重危病人经分诊后立即进入抢救室，故抢救室应设在靠近急诊科的入口处，由专职急救人员负责抢救。抢救室要有足够的空间，综合性的抢救室面积应大于50m^2，能同时展开2～3张抢救床，既有利于同时对多个病人的抢救，又能合理节约人力和合理地利用医疗设备。各抢救床之间用屏风或活动幕帘隔开，在多个病人抢救时互不干扰。

4. 清创缝合室 清创缝合室位置应紧靠外科诊断室，设有诊查床、清创台。清创缝合所用的各种用物要备齐，如各种消毒液、清创缝合包、敷料、洗手池、落地灯以及其他照明设备、消毒设施等。

5. 重症监护室 可设4～6张监护床，床边应备有监护仪、呼吸机、心电图机、供氧装置、负压吸引装置、轨道式输液架、输液泵及推注泵等设施。由专职医护人员对危重病人进行监护，如体温、心血管功能、呼吸功能、肝功能、肾功能及脑压监护等，发现异常及时处理和抢救。

6. 治疗室 根据各医院的不同条件，治疗室包括准备室、注射室、急诊输液室。位置应设在各科诊室的中心部位，治疗室内应有无菌物品柜、配液台、治疗桌、肌内注射和静脉穿刺盘、消毒用品，室内还应有空气消毒和照明设备以及脚踏式洗手池。

7. 观察室 由专职医护人员负责，留观对象为暂时不能确诊、病情危重的病人，或抢救处置后需做进一步住院治疗的病人。观察室病人原则上在48～72小时内离院、转院或收留住院，观察床位应根据各医院的急诊量和抢救人数合理设置，要具有中心供氧装置、负压吸引装置、轨道式输液架等设施。

8. 隔离室 隔离室应设在分诊室附近，一旦发现有传染病可疑者应立即隔离，并通知专科医生会诊，确诊后转送专科病房或医院，并注意消毒及疫情报告。

9. 洗胃室 有条件的医院应设洗胃室，用于中毒病人洗胃、急救，室内备有洗胃机2台，以备其中1台故障时能替换进行。

10. 诊查室 有条件的综合性医院可设内、外、妇、儿科诊室及治疗室，以方便病人。室内除常规的诊查设备外，还备有专科的诊疗器械和急救药品。

11. 其他辅助设施与布局 辅助科室包括急诊挂号室、收费室、药房、化验室、放射科等，辅助科室也应在急诊区域内。

（二）建立急诊“生命绿色通道”

1. “生命绿色通道”的含义 拯救生命、一路绿灯、畅通无阻，无阻碍地进行诊、查、检、救、治，竭尽全力使伤病员得到最好的救治，直接体现的是急诊综合抢救能力。制定严格的规章制度，保证“生命绿色通道”各环节之间无缝衔接，各相关科室妥善协调和联系，是使急危重病人获得快速、有效抢救的重要保障措施。

2. 急救绿色通道的相应制度

（1）急救绿色通道的首诊负责制：由首诊医护人员根据病情决定启动急救绿色通道，通知相关环节，并及时报告科主任和护士长或相关院领导，科主任和护士长应随叫随到，组织抢救工作。首诊医护人员在绿色通道急救要随时在场并做好各环节的交接，在适当的时候由病人家属和陪护人员补办医疗手续。

知识链接

首诊负责制度

凡第一个接待急诊病人的科室和医师为首诊科室和首诊医师。凡遇多发伤、跨科疾病或诊断未明的伤病员，首诊科室和首诊医师应首先承担主要诊治责任并负责及时邀请有关科室会诊，在未明确收治科室前，首诊科室和首诊医师应负责到底。

（2）急救绿色通道记录制度：纳入急救绿色通道的病人应有详细的登记，包括姓名、性别、年龄、住址、就诊时间、陪护人员及联系电话、生命体征和初步诊断等。病人的处方、辅助检查申请单、住院单等单据上须加盖“急救绿色通道”的标识，保证病人抢救运输的畅通。

（3）急救绿色通道转移护送制度：首诊医护人员在转移急救绿色通道病人前必须电话通知相应环节人员，途中必须有急诊科首诊医护人员陪同并有能力进行途中抢救，交接时应明确交代注意事项和已发生或可能发生的各种情况。

（4）急救绿色通道备用药管理制度：急诊科应备有常规抢救药物，并有专门人员或班次负责保管和清点以保证齐全可用。抢救急救绿色通道病人时可按急需先用药，后付款。

（三）急诊科护理工作要求

1. 分诊迅速准确 平时的分诊工作应由一名经验丰富的高年资护士担任，战时或灾害性事故伤病员成批量发生时，分诊工作则由主治医师负责，要求分诊的准确率≥95%，对急诊病人要认真做好门诊登记，传染病病人按传染病的分类管理要求填写相应的报表。

2. 救护及时有效 在急诊病人的救护上，要有强烈的时间意识，“时间就是生命”在这里不但是实实在在的行动，而且还有十分重要的法律意义。我国的卫生法规规定，急诊病人来院后5分钟之内要得到处置，院内的急诊会诊被呼叫的医师20分钟之内要到达现场。

3. 严防差错事故 差错事故的发生除了与技术因素有关外，主要是责任因素，急诊抢救参与人员多，短时间内多种救治措施同时实施，现场显得忙乱，因此，要严格执行操作常规，做到紧张而有秩序地工作，要坚持查对制度。口头医嘱执行时一定要复述一遍确认无误后再执行，准备的药品要两人核对无误后再使用，尤其是输血的操作。

4. 各项记录完整 急诊抢救记录、护理表格、急诊病历和各种检查报告单，都应该是完整无缺，真实清楚。这些资料既是急诊救护、教学、科研的宝贵资料和医院管理工作的需要，也是发生医患纠纷的重要凭证。

5. 防止交叉感染　院内急诊要严格执行消毒隔离制度和无菌技术原则，以减少医院内感染的发生率，防止交叉感染和其他感染的发生。

6. 加强物资管理　急诊科的工作性质决定了其使用的各种设备、仪器、药品都必须处于完好备用状态。具体的管理要求是：①“一专”，即专人管理，严格进行交接班，当班的事情，必须当班完成，器械物品未经护士长或科主任批准，严禁外借或挪用；②“三无”，即无药品及无菌用品过期失效或变质、无责任性损坏、无器材性能失灵；③“五定”，即各种设备、仪器、药品定位放置，各种器械、药品品种数量固定，定人管理，定期检查维修，定期清洁和消毒灭菌；④“两及时”，即及时维修保养和及时领取补充（药品和其他耗材）。

直通护考

急救设备、仪器、药品“五定”的保管原则不包括什么？（　　）

A. 定数量品种　B. 定点放置　C. 定人管理

D. 定期使用　E. 定期消毒灭菌

答案：D

7. 严格执行制度　诊疗护理操作常规和各项工作制度是前人经验和血的教训的总结，必须严格遵守，不可有任何的懈怠。急诊科要根据自己的情况，制定以岗位目标责任制为核心的各项规章制度，以落实为重点，加强管理的力度。要健全救护操作规范、CPCR 救护常规、AVI 救护常规等，使急诊护理工作规范化。全体护士做到坚守岗位、各司其职、分工协作、提高质量、保证安全。

8. 培训　建立健全各级各类急诊人员的岗位职责、规章制度和技术操作规范。培训急诊医学专业医师和护士，不断更新知识，加速急诊人才的成长。

9. 科研　积极开展有关急诊病因、病程、机制、诊断以及治疗、护理方面的研究工作，进一步寻找规律，提高急诊急救质量，分析、研究急诊工作质量的监控。

三、重症监护

急诊重症监护室（EICU）是集中经过专业训练的医护人员和先进的现代化医疗监护仪器和设备，对危重症病人进行全面、深入且有系统的监护，动态观察和病情分析，及时有效地进行加强治疗的场所。

第二节　急救医疗服务体系的管理

急救医疗服务体系的健全与否、急诊效率和质量的高低，不仅反映了一个国家、地区的管理水平，也是反映其医疗技术水平的重要标志。把有条件的综合医院与院前急救中心（站）组成全地区上下相通、纵横相连、布局合理的急救网络，在地区急救指挥部门领导下，落实好现场急救、转运途中急救和医院机构内各方面的急救措施，能有效提高急救质量。合理的抢救半径与反应时间是使急救医疗服务体系健全高效的前提。把所在城市合理分区，抢救半径缩短在 3～5km，反应时间是急救中心调度室接到呼救电话至急救车到达伤病现场的时间，是评价急救服务功能的综合指标之一，市区要求 15 分钟以内，条件好的区域要在 10 分钟以内，郊区要求 30 分钟以内。

一、急救医疗服务的组织体系

县市卫生行政单位在当地政府领导下，负责统一指挥本地区的急救医疗工作，实行三级急救医疗体制，组成本地区的急救医疗网。

一级急救医疗机构　成员：城市一级综合性医院，乡镇卫生院及具有相当能力的医疗机构。任务：抢救、治疗较重的伤病员。

二级医疗机构　成员：城市二级综合性医院，急救站及具有相当能力的医院机构。任务：抢救、治疗急重伤病员，必要时按照指挥部命令组织外出抢救医疗队。

三级急救医疗机构　成员：城市三级综合性医院，急救中心及具有相当能力的医疗机构。任务：接受急救医疗指挥部指派的现场抢救，接受众多入院的危重伤病员抢救、治疗和监护。

建立健全急救医疗服务的组织体系，扩大社会急救队伍，组织急救医学技术培训，科学地管理，增强对突发性的重大事故、战地救护、灾害医学救护的能力。

二、急救医疗服务体系的主要参与人员

急救专业人员和管理人员都要经过特殊训练，包括通信、管理、急救、运输和指挥，使之达到基本标准。与此同时，还应对全体市民进行宣传教育，使老百姓了解自救的基本知识。

（1）第一目击者：也就是参与实施初步急救并能正确地进行呼救的人员。

（2）急救医护人员：一般情况下，救护车上应配备 1～2 名合格的急救人员，参加救护车在现场和运送途中的救护工作，司机必须接受过基本生命抢救训练。重大事故灾害现场需要更多的急救医护人员。

（3）医院急诊科的医护人员：伤病员到医院，由急诊科医护人员进行适宜的治疗。

三、配备良好的救护装备

（1）通信网络：现代化急救医疗服务通信联系，可以说是急救医疗服务体系的灵魂。急救站、救护车与医院急诊科应配备无线通信设备。急救医护人员到达现场进行急救的同时，还可以通过通信网络和就近的医院急诊科和上级取得联系，以便及时得到有关的急救指导并通报现场情况，病人即将到达时也可使急诊科做好必要的准备。

（2）交通工具：用于输送病人的交通工具应有国家统一标准。交通工具主要是陆

路的救护车，车内有必备的通信及抢救设备。

（3）器械装备及药品：配备抢救所需的各种器械及急需药品，并有抢救使用记录。

四、加强医院急诊科建设，提高急诊科的应急能力

（1）提高急诊医务人员急救意识和整体素质。通过有计划有组织的业务目标训练，培养急诊、急救专业护理队伍，组织考核、演练，使训练计划落到实处。

（2）建立健全急诊科抢救室的各项规章制度。

（3）推行急诊、急救工作标准化管理。

加强急救医疗服务体系的管理，应从组织体系建设、人员配备及急诊科建设等多方面入手。确保急救医疗服务体系有效运行，是使伤病员在最短时间内获得救治的保证。

第三节 我国急诊科的工作流程

急诊科是医院急诊救护的第一线，密切关系着急诊伤病员的生命安危。自 1984 年国家卫生部颁布《医院急诊科（室）建设的通知》以来，我国的急诊科建设在多方努力之下发生了根本性的变化。现在，二级以上的医院，都建立了规范的急诊科，形成了布局合理的急诊小区，在经济文化发达地区的中型以上城市，都有了不同规模的区域性的急救中心，县级以下建立了三级急救网络。急诊科工作水平的高低，直接体现了医院的管理水平和医疗护理质量。因此，加强急诊科的建设和管理是促进急诊医学发展的重要举措。急诊护理工作流程是加强急诊护理内涵建设、完善急诊医疗体系的一个重要内容，包括急诊接诊、分诊、急诊护理处理三个方面，这些环节紧密衔接，构成了急诊护理工作流程的基本程序。设置科学、高效的急诊护理工作流程，可以使急诊护理管理工作规范化、标准化、程序化，最大限度地降低急诊病人的伤残率、死亡率。

（一）急诊接诊

急诊接诊是指医护人员对到达医院急诊科的急诊病人，以最短的时间，用最精湛的医学技术，迅速对病人的病情做出一个较明确的判断。

接诊方法　接诊方法很多，要求预检护士要热情接待，将病人迅速接诊到位。主要介绍望、闻、问、触法。即医务人员通过自己的眼、耳、鼻、口、手等感觉器官检查观察病人的症状、体征，从而判断病情，以便快速予以救治。

1. 望　通过观察病人的面容表情、体位、姿态、语言等来判断病人的病情。望诊要细致全面、准确有效，及时发现最需实施救治的体征。常选用整体观察法、局部观察法、对比观察法。

2. 闻　通过听觉和嗅觉来分辨病人的声音变化和发出的某种特殊气味，以判断病人的相关疾病。包括嗅诊、听诊。

3. 问　通过询问病人和知情人，以了解疾病

> **考点提示**
>
> 常用的急诊接诊方法有望、闻、问、触法，是医务人员通过自己的感觉器官检查观察病人的症状、体征，用最精湛的医学技术，快速判断病情。

的历史和现状，这是认识疾病的开始，有许多疾病靠问诊即可得出初步诊断或确诊。常用的有直接询问法、插问法、倒问法、反问法、顺序法。

4. 触 通过自己手的触觉，对病人的一定部位进行触、摸、压、按，了解病情的方法。包括切脉、触诊。

（二）急诊分诊

分诊是急诊护理工作中重要的专业技术，所有急诊病人均要通过预检分诊护士的分诊后，才能得到专科医生的诊治。如果分诊错误，则有可能延误抢救治疗时机，甚至危及病人生命，必须要提高分诊工作重要性的认识。

1. 分诊定义 分诊是指根据病人主诉及主要症状和体征，分清疾病的轻、重、缓、急及隶属专科，进行初步诊断，安排救治程序及分配专科就诊的技术。

2. 分诊要求

（1）急诊预检分诊护士，必须由熟悉业务、责任心强的护士来担任。

（2）必须坚守工作岗位。

（3）对急诊病人，按轻、重、缓、急依次办理分科就诊手续，做好预检分诊登记，包括姓名、性别、年龄、职业、接诊时间，初步判断是否为传染病，病人去向等项目。

（4）遇危急、重病人应立即启动绿色通道。

（5）遇成批伤员时，应快速检伤、分类、分流处理，并立即报告上级部门。

（6）可疑传染病，应隔离就诊。

3. 分诊方法 简要了解病情，重点观察体征，除注意病人的主诉外，要用眼、耳、鼻、手进行辅助分析判断。用鼻去闻，有无异样的呼吸气味，如酒精味、烂苹果味、大蒜味。用耳去听，听病人的呼吸、咳嗽有无异常的杂音。用眼去看，看病人的面色，有无苍白、发绀、颈静脉怒张。用手去摸，测脉搏，可了解心率、心律及周围血管充盈度；可探知体温，毛细血管充盈度；触疼痛部位，可了解疼痛范围及程度。

根据病情需要，进行护理体检，测体温、脉搏、呼吸、血压，查瞳孔、血尿粪常规、血糖、血淀粉酶、尿淀粉酶，急腹症时应进行腹部触诊。

一般急诊应按轻重缓急，根据病情程度，送往相关科室就诊。危重病人应立即送入抢救室进行抢救而后办手续。对患传染病的病人或疑患传染病的病人应分诊到隔离室就诊；遇成批伤病人时，立即向上级报告，请求组织人员抢救及会诊，以保证病人得到及时抢救。分诊具体流程见图 2 –3。

4. 病情等级 分清病人的轻、重、缓、急，决定就诊次序，可以使病人都得到及时救治。因各国国情不同，社会福利和急诊科设置等因素的影响，病情严重程度的分类法有多种，如二级分类法、三级分类法、四级分类法、五级分类法等。目前，我国急诊常用的是三级分类法，英国、加拿大等国家应用的是五级分类法。

（1）三级（Ⅲ级）分类法：Ⅰ级为急危症；Ⅱ级为急重症；Ⅲ级为普通急诊。

Ⅰ级 急危症：危及病人生命或肢体的急重症，如不立即抢救与治疗，病人将会丧失生命或肢体。例如：心跳呼吸骤停、剧烈胸痛疑为急性心肌梗死、呼吸窘迫、严

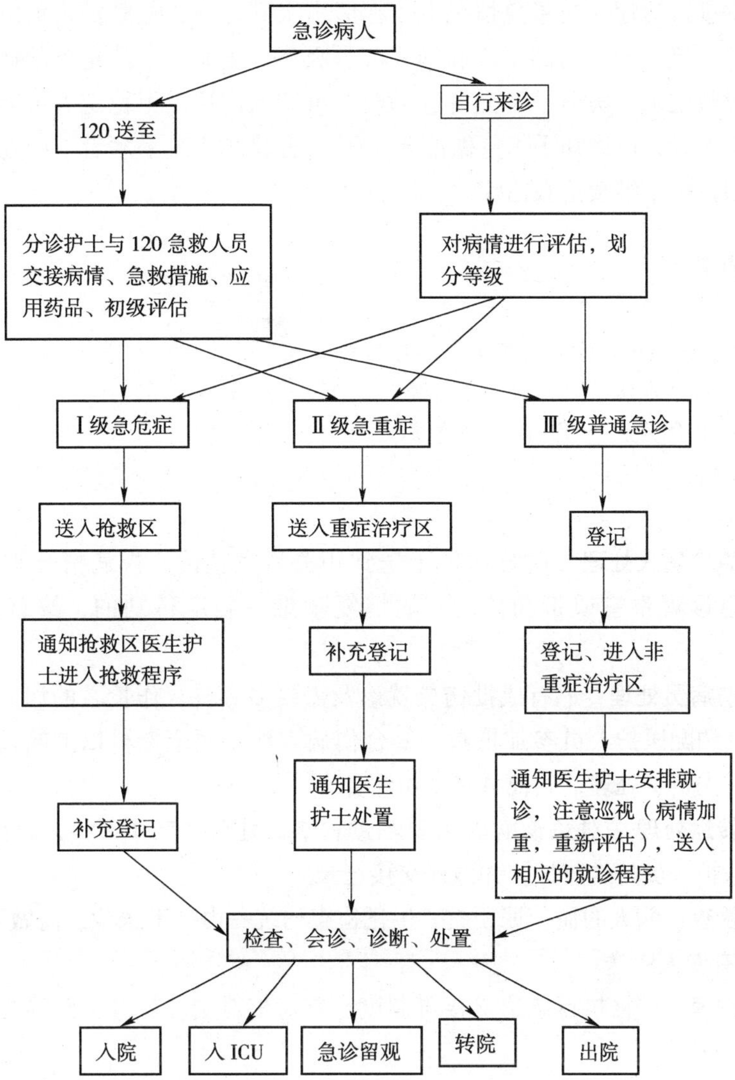

图2－3 分诊流程示意图

重创伤伴无法控制的动脉或静脉大出血、休克、急性中毒等。

Ⅱ级 急重症：病人病情严重，在短时间内可以等待，但仍须尽快治疗。例如：高热（体温>40℃）、腹痛但生命体征平稳等。

Ⅲ级 普通急症：病人常患有一般急症或轻度不适，无生命危险，可以等待就诊。例如：上呼吸道感染、皮疹、踝扭伤等。

（2）五级分类法：Ⅰ级为危急症，Ⅱ级为急重症，Ⅲ级为紧急症，Ⅳ级为亚紧急症，Ⅴ级为非紧急症。

初步判断病人的病情级别后，立即安排病人到隶属诊室就诊，并制定出科学的救治程序，最大限度地满足病人的医疗要求。

（三）急诊处理

1. 危重病人处理 病情危急的病人立即送入抢救室进行紧急抢救，之后进入急诊重症监护病室进行治疗。在紧急情况下，在医生来到之前，抢救护士可酌情予以急救处理，如吸氧、建立静脉通路、心肺脑复苏、吸痰、止血等。凡是抢救病人都应有详细的病历和抢救记录。病情平稳允许移动时，可转入病房；不稳定者可入监护室继续抢救；需要手术者，应通知手术室做准备。不能搬动但急需手术者，应在急诊手术室进行手术，留监护室继续抢救治疗。

直通护考

目前我国急诊病人的病情等级分类是怎样的（　　）

A. 三级分类法　B. 五级分类法　C. 二级分类法

D. 七级分类法　E. 四级分类法

答案：A

2. 一般急诊病人处理　由分诊护士送到相关科室就诊，视病情分别将病人转入专科病房、急诊观察室或带药离院。病情复杂难以确定科别的，按首诊负责制度处理。

3. 成批伤病员处理　遇有成批伤员就诊及需要多专科合作抢救的病人，应通知上级部门，协助调配医护人员参加抢救，复合伤病人涉及两个专科以上的，应由病情最严重的科室首先负责处理，其他科室密切配合。

4. 病人转运处理　对急诊病人需要辅助检查、住院、转 ICU、去急诊手术室等，途中均应有医护人员陪送监护，并做好交接记录。

5. 病人检查　病人的血、尿、粪、生化检查均统一由护工送检。需做 X 线、B 超、CT 等检查应有专人陪送。

6. 床边护理　严格执行床边交接班制度、查对核对制度、口头医嘱复述制度、伤情疫情报告制度。

目标检测

（一）选择题

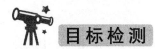

1. 病人在发病或受伤时，最好由谁来进行最初的救护（　　）

A. 第一目击者　B. 医疗单位赶赴现场

C. 交通警察　D. 家属

E. 红十字卫生员赶赴现场

2. 急救医疗服务体系中第一个重要环节是（　　）

A. 院前急救　B. 心肺脑复苏　C. 止血

D. 救护车送医院　E. 途中监护

3. 院前急救应该包括（　　）
   A. 伤员本人自救　　B. 亲属、朋友间互救
   C. 救护车现场急救　　D. 途中救护
   E. 以上都是
4. 猝死病人抢救的最佳时间是（　　）
   A. 4 分钟　　B. 8 分钟　　C. 10 分钟
   D. 30 分钟　　E. 60 分钟
5. 院前急救要遵守的原则是（　　）
   A. 先救治后运送　　B. 急救与呼救并重
   C. 先复苏后固定　　D. 先重伤后轻伤
   E. 以上都是
6. 我国的医疗急救电话是（　　）
   A. 112　　B. 120　　C. 199　　D. 911　　E. 999
7. 急救中心调度室接到呼救电话至急救车到达市区伤病现场的反应时间要求是
   A. 1 分钟　　B. 5 分钟　　C. 10 ~ 15 分钟
   D. 30 分钟　　E. 60 分钟

（二）问答题

1. 简述院外救护的工作流程。
2. 简述急诊科分诊方法。
3. 目前我国急诊病人按照病情程度分为哪几级？
4. 急危重病人的急诊处理流程。

（齐晓霞）

第三章 重症监护

学习目标

知识目标

1. 记住ICU的感染控制，ICU病人的治疗原则、监护分级。

2. 能说出ICU病人的收治程序和监护内容。

技能目标

学会常用监护技术：体温、脉搏、呼吸、血压的监测，中心静脉压（CVP）监测，多参数（心电）监护仪监测技术，肺动脉压监测，肾浓缩-稀释功能测定。

第一节 重症监护病房（ICU）的设置与管理

危重病医学的临床基地是重症监护病房（ICU）。对于收治在ICU的危重病病人，不失时机地给予延续性支持治疗，并针对病因进行积极治疗，最终控制原发病，挽救病人生命。ICU是应用现代医学理论，利用高科技现代化设备，对危重病病人进行集中监测、强化治疗的一种特殊场所。ICU建设是医院现代化的一个标志，可反映医院的综合救治水平，已成为衡量一所医院现代急救医疗水平的重要标志。

一、ICU的设置

（一）ICU模式

ICU的模式主要根据医院规模和条件决定，当前可分为以下几种模式。

1. 综合ICU 是一个独立的临床业务科室，收治医院各科室的危重病人。其抢救水平代表该医院最高水平，这种体制有利于学科建设，便于充分发挥设备的效益。

2. 专科ICU 是为专门收治某个专科危重病人而设立的，多属于某个专业科室管理，对抢救本专业的急危重病员有较丰富的经验，收治病种单一，不能接收其他专科危重病病人是其不足。

（1）外科ICU（SICU） 主要对大手术后、外科休克、大出血及各种严重创伤患者进行集中加强监护、治疗，主要位于外科病房。

（2）冠状动脉性心脏病ICU（CICU） 主要对冠状动脉性心脏病、风湿性心脏病、心肌梗死及心源性休克的患者进行集中加强监护、治疗。

（3）呼吸 ICU（RICU） 对各种内科性呼吸功能不全的患者进行集中加强监护、治疗，如在呼吸道感染、肺心病伴呼吸功能不全时进行机械通气、呼吸支持，使患者度过呼吸功能不全期。

（4）急诊 ICU（EICU） 是设置于急诊科内的监护病房，对各种内、外科危急症患者，如急性中毒、呼吸功能不全、心功能不全、昏迷、复合外伤、失血性休克等患者进行初步的诊治和抢救，取得时间后再进行进一步的专科处理。

（5）神经科 ICU（NICU） 设置于神经内、外科病房内的监护室，对神经系统内、外科的危重患者，特别是昏迷、瘫痪和中枢性呼吸麻痹的患者进行监护、治疗。

（6）儿科 ICU（PICU） 是设置于新生儿科或儿科的监护病房，对新生儿、早产儿和儿科常见危重患者进行监护、治疗。

（二）ICU 规模

ICU 规模应依医院规模、总体床位数而确定，一般综合性医院综合 ICU 床位数量占全院总床位的1% ~2%，发达国家 ICU 床位能占全院总床位的5% ~10%，以8 ~12 张床位较为经济合理。一般认为，100 张病床以下的综合性医院不需要设立 ICU，100 ~300 张病床的综合性医院可设立 CICU 和术后恢复室，400 ~500 张病床的综合性医院可设立综合性 ICU，500 张病床以上的综合性医院可根据重点科室设立专科性 ICU，美国卫生和社会安全部建议，综合性大医院的 ICU 床位应占总床位的 10% ~20%。

（三）ICU 设置要求

1. 病房布局合理 为使患者有安全感和舒适感，护士站和中央监护台应设在 ICU 的中心部位。不同病种的患者对 ICU 的环境有不同的要求，如使用免疫抑制剂的器官移植患者需要清洁度较高的环境，心脏手术或心肌梗死患者需要安静的环境。

（1）ICU 每张病床占地面积以 15 ~20m^2为宜，床间距应在 1.5m 以上；单人房间的床位使用面积建议为 20 ~30m^2为宜，以保证各种抢救措施的实施，病床应为多功能抢救床，便于运送患者、改变患者体位。每张床位配有足够的电源插座，并有独立的保险系统，以便发生短路时不影响其他电源。每张病床设置多功能监护仪并与中心台连接，监测参数在床旁台和中心台屏幕上应可同时显示。

（2）ICU 室内光线应充足，以能正确判断患者的皮肤、巩膜及黏膜颜色为宜。每个病室应备有移动光源，以备静脉穿刺或气管切开术时应用。

（3）中心供氧、负压吸引及空气压缩系统的管道应装于夹墙内，并通向各个病床，3 种管道的颜色应有区别，以免误接。

（4）应装有心肺复苏呼叫系统，当发生心跳骤停时可立即求援而不中断抢救工作。

（5）应有空气滤过装置或空气消毒装置，如空气净化层流装置、臭氧消毒器等。

（6）应安置醒目的时钟，既便于护理人员工作，又可使清醒患者有时间感，有利于患者的康复。

2. 监护、治疗设施要求 监护、治疗设施应根据医院的经济条件及专科特点，以满足专科最基本要求为原则。

（1）血流动力学监护、支持设备：包括多功能监护仪、心电图机、除颤仪、心排血量测量仪、有创血压测量装置、起搏器等。

（2）中枢神经系统监护、支持设备：包括床旁脑电图机、颅内压测量仪、无创颅内氧饱和度监测仪、颅脑多普勒探测仪、颅外降温冰帽、电子降温仪等。

（3）呼吸监护、支持设备：包括多功能呼吸机、二氧化碳监测仪、二氧化碳代谢仪、简易人工呼吸器、气管插管和气管切开设备、型号齐全的气管插管和气管切开套管、口或鼻咽通气道、纤维支气管镜、各种有氧装置及雾化器等。

（4）肾功能监护、支持设备：包括尿比重仪、腹膜透析装置、动静脉血液滤过装置。

（5）护理监护、支持设备：包括微电脑输液泵、微电脑注射泵、肠内营养输注泵、肠内营养加温计、电子恒温机等。

（6）其他设备：包括超声诊断仪、X线机、血气分析仪、各种穿刺包和穿刺管等。

3. ICU的急救药品配备要求 ICU中的急救药品应分类放置于急救车或专用药柜内，药品应有明显的标记，固定基数，禁止混放，保证常用基数，常备药见表3－1。

表3－1 ICU常备急救药品

药品种类	药品
升压药	肾上腺素、去甲肾上腺素、去氧肾上腺素、间羟胺、多巴胺、麻黄碱、加压素
降压药	硝普钠、硝酸甘油、甲磺酸酚妥拉明、硝苯地平、卡托普利
强心药	毛花苷C、毒毛花苷K、地高辛、多巴酚丁胺
抗心律失常药	利多卡因、普罗帕酮、普萘洛尔、维拉帕米、苯妥英钠、硫酸镁、氯化钾
镇静止痛药	吗啡、哌替啶、地西泮、苯巴比妥钠、氯丙嗪、异丙嗪、硝酸甘油片
中枢兴奋药	尼可刹米、山梗菜碱、氨茶碱、纳洛酮
平喘药	异丙肾上腺素、沙丁胺醇、奥西那林
抗胆碱药	阿托品、东莨菪碱、山莨菪碱
抗胆碱酯酶药	新斯的明、毒扁豆碱
凝血药	维生素K、酚磺二胺、氨甲苯酸、垂体后叶素、蝮蛇血凝酶、鱼精蛋白
抗凝血药	肝素
利尿、脱水剂	甘露醇、山梨醇、呋塞米、依他尼酸
其他药物	5%葡萄糖溶液、10%葡萄糖溶液、平衡盐液、生理盐水、右旋糖酐－40、3%氯化钠、10%氯化钙、25%硫酸镁、10%葡萄糖酸钙、5%碳酸氢钠、11.2%乳酸钠、氢化可的松、地塞米松等

4. 中心监护站设置 中心监护站原则，设置在所有病床的中央地区，以能直接观察到所有病人为佳。中心站内放置监护及记录仪，电子计算机及其他设备，也可存放病历夹、医嘱本、治疗本、病情报告本及各种记录表格，是各种监测记录的场所。配有显示器和对话器，为不便探视患者的家属提供影像探视和对话。

5. 辅助室 包括ICU患者急诊手术使用的手术室、护理治疗室、准备室、清洁消毒室、实验室、库房等。

6. 工作人员用房 包括主任办公室、护士长办公室、医生办公室、学习室、资料室、家属接待室、医生护士值班室、更衣室、浴室等。

二、ICU的管理

1. ICU的组成 训练有素的医生和护理人员，能熟练应对危重患者的抢救、监测和护理，24小时应诊；先进的监测系统和技术，能动态、定量观察瞬息的病情变化并及时反馈治疗效果；应用高新技术为治疗手段，能对重要器官功能进行长时间的有效支持，为治疗原发病赢得时间。

2. ICU的任务 ICU是对危急重症患者进行抢救、监护、会诊、治疗、护理的场所，对因疾病、创伤、大手术术后可能发生器官功能障碍的患者提供高质量高技术的临床治疗和护理，为治疗原发病赢得时间和机会，从而减少并发症，降低死亡率；在实践中检验和完善治疗理论和技术，发展新理论和新技术；进行临床基础研究，特别是危重症的发生、发展规律及治疗手段的开发、研究；检验护理理论，完善护理心理学；作为临床培训和教育的基地。

（1）ICU服务对象 ICU主要收治需要加强监护和治疗的危重患者，尤其是有气管功能衰竭的患者，通过进行集中、强化治疗救治器官衰竭，为原发病治疗赢得时间，而已无救治希望者则不在收治范围之内。

> **考点提示**
>
> ICU应具备的功能。

（2）ICU收治标准 严重创伤、休克和感染等引起多系统器官功能衰竭的病人；心肺脑复苏后需要对其功能进行较长时间支持者；严重的多发伤、复合伤病人；物理、化学等因素导致的危急病症，如中毒、溺水、触电、虫咬伤和中暑者；有严重并发症的心肌梗死、严重的心律失常、急性心力衰竭和不稳定心绞痛病人；大手术后重病人或者年龄较大，术后易发生意外的高危病人；严重水、电解质紊乱、渗透压和酸碱失衡病人；严重的代谢障碍性疾病，如甲状腺、肾上腺、胰腺和垂体等内分泌器官功能障碍的危重病人；各类大出血、突然昏迷、抽搐和呼吸衰竭等引起各系统器官功能不全的支持者；脏器移植术后需要加强护理者。

（3）不宜收入ICU的患者 脑死亡者；急性传染病患者；无急性症状的慢性病患者；恶性肿瘤晚期患者；老龄自然死亡过程中者；治疗无望或因某种原因放弃抢救者。

3. 人员配置 ICU人员配置国内外尚未有统一规定。鉴于各类危重病人集中在一起，工作量较大，治疗手段繁多，操作技术复杂，医疗介入面广，知识更新快，设备现代化强，技术新，故医护人员的配备要明显高于其他科室。ICU人员由经过培训的医生、护理人员和其他相关工作人员组成，要求具备良好的医德、医风和专业技术素质。ICU较普通病房更加强调提倡团结协作精神，包括护理队伍内部、医疗队伍内部、医护之间及与其他临床科室、辅助科室之间能够团结协作，做到配合默契，在转送、抢救病人时各部门工作能及时到位，配合有序。

（1）医生配置　由高年资主治以上的人员负责具体的日常医疗工作。主治医生在具备各专科知识后方能单独倒班，处理日常工作。各级医生必须具备高度的责任心和良好的医德、医风，具备较强的临床技能和处理危重病的应急能力，具有较为全面的麻醉科、心胸外科、心内科、普外科等专科知识，能熟练掌握各种穿刺技术和插管技术。医生与患者的比例以（1.5～2）:1 为宜。

（2）护理人员配置　护理队伍是 ICU 的主体，承担着监测、护理、治疗等任务。护士长负责监护室的管理工作，包括安排护理人员工作、检查护理质量、监督医嘱执行情况及护理文书书写等情况。护士对病人能进行 24 小时观察，能得到病人的第一手临床资料。当病情突然改变时，要能在几秒钟、几分钟内准确及时地进行处理。所以，ICU 护士应有不怕苦、不怕累的奉献精神，且训练有素，熟练掌握各种抢救技术，密切配合医生，完成抢救任务。ICU 护理人员主要来源于心内科、呼吸科、外科、麻醉科和急诊科，护理人员与患者的比例以（2～3）:1 为宜。在配置护理人员时，要评估护理工作量，并注意护理人员结构的搭配。

（3）其他工作人员配置　ICU 内有多种精密的医疗监护设备，应配有一定数量的专科治疗师和专业维修人员，定期调试、维修设备。应配有一定数量的卫生人员、外勤人员、相关检验人员，以免 ICU 护理人员因承担非护理性工作而影响临床护理工作效率。

4. 组织管理　ICU 实行院长领导下的科主任负责制。科主任负责科内全面工作，定期查房组织会诊和主持抢救任务。ICU 实行独立与开放相结合的原则，所谓独立，就是 ICU 应有自己的队伍，应设有一套强化治疗手段，没有独立就体现不出 ICU 的特色。所谓开放，就是更多地听取专科医生的意见，把更多的原发病处理，如外伤换药给专科医生解决。

5. 规章制度　制定完善的各种规章制度是做好抢救工作的基本保障。如各级医务人员岗位责任制，入室出室、转送病人制度，查房制度，交接班制度，消毒隔离制度，探视制度，观察记录制度，设备的使用、维修、保养制度等。ICU 是精密仪器比较集中的地方，每种设备都应建立各自的档案，详细记录其使用、维修及保养情况。必须保持各种抢救设施始终处于完好备用状态。

三、ICU 的感染控制

ICU 是医院内感染的高发区，也是细菌高度耐药区域。其原因为：病人病情重，病种复杂，感染的病人相对较为集中；病人机体免疫力降低，易感性增加；侵入性操作技术大量用于诊断和治疗；ICU 常驻细菌大都是对多种抗生素耐药的菌株等。为了减少 ICU 医院感染的发生，提高危重患者的存活率，ICU 感染控制措施主要包括以下几点。

（一）ICU 环境的控制

1. ICU 内放置病床的医疗区域、医疗辅助用房区域、污物处理区域和医务人员生活辅助用房区域等，应相对独立。

2. ICU 每张病床占地面积以 15～20m^2为宜，床间距应在 1.5m 以上；单人房间的每床使用面积建议为 20～30m^2为宜。

3. 配备足够的手卫生设施和手套，洗手设施单间每床 1 套，开放式病床至少每 2 床 1 套。采用脚踏式、肘式或感应式等非手接触式水龙头开关，并配备擦手纸，每张病床旁需放置快速手消毒剂。

4. ICU 内应定时清洁消毒，保持相对稳定的温湿度及清洁度。

（1）普通 ICU　开窗通风换气每日 2～3 次，每次 20～30 分钟，或用动态空气消毒器净化空气。

（2）洁净 ICU　使用中应每日自检负压 1～2 次，方法：在门缝处采用烟柱、飘带，观察其气流方向，吸入烟雾的房间为负压。但精确的压差应采用仪器检测；使用中应每日监测温度、湿度 1～2 次，室温要求保持在 20～22℃，湿度保持在 50%～60%为宜；定期对空气细菌菌落总数进行监测，每季度不少于 1 次。

直通护考

ICU 病房的室温和湿度保持在多少为宜？（　　）

A. 22～24℃ 50%～60%　　B. 20～22℃ 60%～70%

C. 20～22℃ 70%～80%　　D. 20～22℃ 50%～60%

E. 24～26℃ 50%～60%

答案： D

5. 墙面和门窗应保持无尘和清洁，不允许出现霉斑。通常用清水擦洗即可，但有血迹或体液污染时，应立即用含有效氯 1000mg/L 的消毒剂擦拭消毒。各室抹布应分开使用，使用后清洗消毒，晾干分类放置。

6. 所有地面，包括患者房间、走道、污物间、洗手间、储藏室、器材室，每日可用清水或清洁剂湿式拖擦 2 次。对于多重耐药菌流行或有医院感染暴发的 ICU，必须用含有效氯 2000mg/L 的消毒剂消毒地面，每日至少 1 次。地面被血迹、呕吐物、分泌物或粪便等污染时，用含有效氯 2000mg/L 的消毒剂浸湿，作用 30 分钟，再清洗干净。不同房间使用的清洁工具，应分开放置，每日至少消毒 1 次，每周用含有效氯 500mg/L 的消毒剂擦拭墙壁 1 次。每月室内彻底擦拭 1 次。

7. 禁止在室内摆放干花、鲜花或盆栽植物。

8. 不宜在室内及走廊铺设地毯，不宜在 ICU 入口处放置踏脚垫且不得喷洒消毒剂。

（二）物品的控制

1. 呼吸机及附属物品的外壳、按钮、面板使用 75% 酒精擦拭，每日 1 次。耐高热的物品如金属接头、湿化瓶等，首选压力蒸汽灭菌。不耐高热的物品如一些种类的呼吸机螺纹管、雾化器，可用含有效氯 500mg/L 的消毒剂浸泡 30 分钟后流动水冲洗晾干密闭保存备用，不必对呼吸机的内部进行常规消毒。

2. 其他医疗仪器如听诊器、血压计、叩诊锤、皮尺等医疗用品一床一套。频繁接触的物体表面，如仪器的按钮、操作面板，应每日用75%酒精擦拭。对于感染或携带金黄色葡萄球菌、鲍曼不动杆菌的患者，医院器械、设备应专用，或一用一消毒灭菌。

3. 护理站桌面、患者的床、床栏、床旁桌、床头柜、治疗车、药品柜、门把手等，每日用含有效氯500mg/L的消毒剂擦拭；电话按键、电脑键盘、鼠标等，应定期消毒。

4. 床单、被服如有血迹、体液或排泄物等污染，应及时更换。枕芯、被褥等使用时应防止体液浸湿污染。扫床做到一床一巾，一桌一布。

5. 便盆及尿壶应专人专用，定期消毒（用含有效氯500～1000mg/L的消毒剂浸泡30分钟），腹泻患者应一用一消毒灭菌。

6. 医疗废物按要求分类收集、密闭运送至医疗废物暂存地，由医疗废物集中处置中心集中无害化处理。

（三）人员的控制

1. 工作人员的控制

（1）凡进入ICU的工作人员必须穿专用工作服、换拖鞋或穿鞋套、戴口罩和帽子，接触特殊患者如金黄色葡萄球菌感染或携带者，或处置患者可能有血液、体液、分泌物、排泄物喷溅时，应穿隔离衣或防护围裙。外出时必须更换外出衣、鞋，并限制人员进出次数。

（2）接触黏膜和非完整皮肤，或进行无菌操作时，须戴无菌手套；接触血液、体液、分泌物、排泄物或处理其污染的物品时，建议戴清洁手套。护理不同患者或医护操作在同一患者的污染部位移位到清洁部位时要更换手套。特殊情况下如手部有伤口、给AIDS患者和急诊患者进行高危操作时，应戴双层手套。

（3）应严格执行手卫生规范。接触患者前后、进行诊疗操作前后、脱手套后必须先洗手，再用快速手消毒剂消毒双手，当手上有血迹或分泌物等明显污染时，必须洗手，再用快速手消毒剂消毒双手。

（4）工作人员患有感冒、腹泻等可能会传播的感染性疾病时，应避免接触患者。

（5）工作人员上岗前应注射乙肝疫苗（乙肝指标阴性者），每年注射流感疫苗。

（6）尽量控制入室工作人员，减少人员流动。对于重症感染、多重耐药菌感染或携带者和其他特殊感染患者，可以分组固定医师和护理人员。

（7）ICU工作人员每年应进行医院感染控制相关知识的培训，卫生保洁人员应接受消毒隔离知识和技能的培训。

2. 患者的控制

（1）应将感染与非感染患者分开安置，感染患者在开始抗感染治疗前，尽可能先留取相应标本做病原学检查。

（2）对于疑似有传染性的特殊感染或重症感染，应隔离于单独房间，并有醒目的标识。如房间不足，可以将同类耐药菌感染或携带者集中安置。

（3）如无禁忌证，应将床头抬高30°。

（4）重视患者的口腔护理。对存在医院内肺炎高危因素的患者，采用氯己定（洗必泰）漱口或口腔冲洗，每2～6小时1次。

3. 探视人员的控制

（1）严格执行探视制度，控制探视人员，探视者必须戴口罩、穿鞋套或更换ICU内专用鞋。

（2）若被探视者为隔离患者，应穿探视专用的清洁隔离衣，戴一次性口罩。

（3）对疑似有高传染性的感染如禽流感、SARS等，应避免探视。

（4）进入病室探视患者前和结束探视离开病室时，应洗手或用快速手消毒液消毒双手。

（5）探视期间，尽量避免触摸患者周围物体的表面。

（6）探视者有疑似或证实呼吸道感染症状时，或婴、幼儿童，应避免进入ICU探视。

（7）在ICU入口处，可以用宣传画廊、小册子读物等多种形式，向探视者介绍医院感染及其预防的基本知识。

（四）合理使用抗生素

限制预防性应用广谱抗生素，感染性疾病根据细菌培养和药敏试验结果选用抗生素。

（五）监测与监督

1. 常规监测ICU医院感染发病率、感染类型、常见病原体和耐药状况等，尤其是三种导管（中心静脉导管、气管插管和导尿管）的相关感染。

2. 加强医院感染耐药菌监测，对于疑似感染患者，应采集相应微生物标本做细菌、真菌等微生物检验和药敏试验。

3. 应对ICU病室空气、物体表面、医务人员手部皮肤进行微生物学监测，结果符合卫生学标准。

4. 早期识别医院感染暴发和实施有效的干预措施。短期内同种病原体如金黄色葡萄球菌、鲍曼不动杆菌、艰难梭菌等连续出现3例以上时，应怀疑感染暴发。通过收集资料、流行病学调查、微生物检验等，分析判断确定可能的传播途径，并据此制定相应的感染控制措施。

> **考点提示**
>
> 掌握ICU的感染控制措施。

第二节 重症监护病房（ICU）病人的收治程序、对象与治疗原则

ICU的病人通常来自院内手术室及其他科室、少数来自急诊室会诊或从外院转入。ICU的工作程序不同于普通病房，是对危重病人进行集中监测，强化治疗和护理的一种特殊场所。重视主要危及生命的问题，对因疾病、创伤、大手术后可能发生器官功能障碍的患者提供高质量、高技术的临床治疗和护理，为治疗原发病赢得时间和机会，从而减少并发症，降低死亡率，以达到挽救患者生命的目的。

一、ICU 病人收治程序与对象

重症患者通常转入前必须由 ICU 医生会诊确诊后方可转入，由 ICU 值班医生电话通知 ICU 值班护士，并简明扼要地说明主要病情、诊断和治疗情况、病情发展情况及入室时间，是否需要呼吸机及其他特殊抢救设备，以便做好相应的抢救准备工作。

（一）收治程序

1. 转入准备

（1）床单位准备　包括将清洁、消毒的监护病床准备好，要求床铺清洁干燥，并铺好一次性中单，必要时还要准备气垫床。

（2）急救仪器的准备　氧气吸入装置、负压吸引装置、呼吸机管道连接、灭菌水、吸痰管、除颤仪、心电监护电极片，打开多功能监护仪选择监测模块并使其处于快速接受病人状态，调试好呼吸机处于待机状态。

（3）护理用品准备　无菌手套、约束带、引流固定装置、动静脉穿刺针、导尿管、集尿袋、胃管及胃肠减压器等。

（4）药物准备　根据病情准备好抢救及治疗药物，如血管活性药物、晶体液、胶体液、止血药物及抗凝药物等。注意药物的剂量，确保药物在有效期内、药液无破损变质。

2. 患者转运途中的要求　每位患者对于监测护理的要求不同，因此转运中最好进行持续心电监护，以便及时发现病情变化。同时，保障良好的通气状态非常重要，呼吸功能不全的患者，医护人员可使用氧气袋、简易呼吸气囊，通过鼻导管或面罩供氧，必要时使用呼吸机辅助通气，从而保证患者的有效通气。在转运途中必须注意与维持生命体征紧密相关的治疗，如血管活性药物的应用等。患者身上的各种引流管应保持通畅，妥善固定，避免扭曲、折叠、滑脱。总之，在患者的转运过程中，力求稳、快，这就要求医护人员的医疗技术娴熟，具有高度责任心及充分的准备工作。

3. 转入

（1）一般由专科医生、护理人员及家属陪同。

（2）ICU 医护人员应主动热情地接待患者，指导并协助家属将患者搬运到 ICU 病床上，为患者选择合适的体位，使各种引流管保持正确的位置。向专科医生、护士询问病情，包括心血管、呼吸、肝、肾、神经系统等功能状态及简要的体格检查阳性体征等。手术病人应由专科医师、麻醉师陪同护送，专科医师应介绍患者的病情及注意事项，麻醉师应介绍患者术中情况。

（3）特殊处理和输液情况，特殊用药需另加说明，交接病人所带物品。

4. 转入后护理评估　病人进入 ICU 后，ICU 护士对病人应从以下几方面进行常规处理及护理评估。

（1）需进行人工辅助呼吸者，立即连接准备好的呼吸机，并测量气管插管的深度，及时清除呼吸道分泌物，保持呼吸道通畅。

（2）根据病情连接中心监护系统，包括心电监护仪，血氧饱和度，中心静脉压测压管及血流动力学监测装置，根据病人情况设定各种参数的上下报警限值，严密监测心电图、心率、心律、血压及体温的变化。

（3）妥善固定好各种引流管，输液、输血管，观察输液管道是否通畅；记录所有药物的名称、浓度、剂量、滴数及用药反应；使用静脉输液泵或微量注射泵并调节好速度。

（4）意识状态、瞳孔大小、对光反射、疼痛、肢体运动及感觉。

（5）生命体征、周围循环，皮肤颜色、温度、湿度及完整性。

（6）呼吸状态、呼吸频率、动脉血气分析。

（7）掌握用药情况，了解有无药物过敏史及其他特殊病史。

（8）观察各种引流管是否通畅，记录引流量、颜色、性状，注意单位时间内的变化。

（9）了解特殊的专科护理要求。

（10）了解病人的心理状态，如病人清醒，可询问病人饮食结构、生活习惯、心理需求等方面。

（11）通过护理体检和护理评估，提出护理诊断，制定 ICU 危重病人护理计划和措施，定时评价护理效果，建立 ICU 护理记录单。

5. 医嘱的执行　由 ICU 医生根据患者的病情及专科情况确定治疗方案重新开具医嘱。一般情况下应避免口头医嘱，以免发生差错，但在紧急情况及抢救危重病人时，医生下口头医嘱，护士必须给予复述，确认无误后立即执行，医生事后补开医嘱。ICU 医生应常规下达病危通知书。

6. 家属的安置　妥善安置好患者后，再向家属交代 ICU 病室监护特点、探视制度，保留主要家属的联系电话及家庭住址，对家属的疑虑做好解释工作。医生要向病人家属或监管人交代病情，取得其理解与配合。如果患者的病情十分危重、病情不稳定，应请家属在病室外等候，以便随时联系。

7. 病人的转出　凡是转出 ICU 的恢复病人，ICU 医生需与原科室协商并预留床位，由 ICU 医护人员护送到原科室，做好病人的交接班工作，如病历资料、输液通路、留置导管情况、引流管情况、用药情况、皮肤情况、特殊感染情况等。

直通护考

张护士在参与抢救失血性休克的患者时，主管医师下达了口头医嘱，之后在执行医嘱时应注意（　　）

A. 听到医嘱后直接执行　　B. 简单复述一次

C. 复述一次，确认无误后执行　　D. 盲目执行自己听到的医嘱

答案：C

（二）收治对象

ICU 是对各种危急重症患者实施抢救、连续监护、会诊、强化治疗和护理的场所，

所谓危急重症病人是指病情危重，处于生死关头，随时都有生命危险的病人。ICU 收治的对象主要是：各种手术后重症患者，尤其是术前有严重并发症、术中循环不平稳者或者年龄较大，术后易发生意外的高危病人；需行呼吸管理和（或）呼吸支持的患者；急性心肌梗死患者、心功能不全或有严重心律紊乱的患者；心肺脑复苏后的患者；各类休克患者；严重复合创伤的患者；急性肾功能不全，严重水、电解质紊乱，渗透压和酸碱失衡的病人；急性重症胰腺炎患者；急性药物中毒患者；脏器移植术后需要加强护理者。

二、ICU 病人的治疗原则

ICU 医生对病人的治疗负有主要的责任，要遵循两个基本原则：黄金时段的救治，即在创伤或危重病发作时立即着手救治，如心跳骤停发生之时立即给予心肺脑复苏，立即行伤口包扎、止血、固定、心肺脑复苏；由接受过完整复苏及各项生命支持技术训练的专门医师及危重症监护医师从事救治。救治的及时性是抢救成功的第一要素，它能避免机体从全身炎症反应综合征衍变为多器官功能障碍衰竭综合征。

直通护考

患者，男性，68 岁因急腹症入院，急救过程中先后出现少尿、肺水肿、呼吸困难、意识障碍、消化道出血等症状，诊断为多器官功能衰竭，应住院的科室（　　）

A. 呼吸内科　　B. 消化内科　　C. 肾内科　　D. ICU

答案：D

第三节　监护内容及分级

一、监护内容

ICU 监测指标按系统分为呼吸、循环、消化、血液、内分泌、中枢神经系统及水电解质与酸碱平衡的监测，其中以心、肺、脑、肾的监测最为重要。ICU 医师应根据病人的不同病种和病情的严重程度选择适宜的监测指标，减少不必要的痛苦。按照常规应用的顺序，监护内容依次为：心率、心电图、动脉血压、体温、脉搏、动脉血氧饱和度、中心静脉压、血常规、血浆电解质、动脉血气、肝肾功能等。

二、监护分级

在 ICU 内，不同病种的监护内容各有侧重。根据需要的监护项目，可将 ICU 内的患者监测分为 3 级（表 3 - 2）。

表 3-2 ICU 三级监测表

项目	Ⅰ级监测	Ⅱ级监测	Ⅲ级监测
血压	持续（有创）	持续（有创）	持续（无创）
心电监护	持续	持续	持续
体温	持续	每 4~6 小时一次	每 8~12 小时一次
CO	每 2~6 小时一次	必要时	必要时
CVP	每 2~6 小时一次	每 2 小时一次	必要时
呼吸监测	每 2~6 小时一次	每 8 小时一次	必要时
血气分析	每 2~6 小时一次	每 12 小时一次	每 24 小时一次
血电解质	每 12~24 小时一次	每 24 小时一次	每 24 小时一次
血液学监测	每 12~24 小时一次	每 24 小时一次	每 24 小时一次
出入量小结	每 6~8 小时	每 12~24 小时	每 24 小时一次

Ⅰ级监测：病情危重，多器官功能障碍，支持治疗和监护项目累及 2 个器官及以上者。

Ⅱ级监测：病重，支持治疗和监测项目累及 1 个器官者。

Ⅲ级监测：病重，保留无创监测，仍需在 ICU 观察治疗者。

考点提示

ICU 病人Ⅰ级监测时间。

ICU 三级监测可供临床参考，但应根据病情而定，如颅脑外科手术、颅脑外伤及心肺脑复苏患者应进行高级神经活动监测和颅内压监测。此外，应视胸部 X 线片、CT 及血糖、酸碱分析、肝肾功能、心输出量、肺动脉楔压等具体情况而定。

第四节 常用的重症监护技术

知识链接

“脑”高级司令部

大脑是高度分化和耗氧最多的组织，对缺氧最为敏感。脑组织的重量虽然只占身体重量的 2%，其血流量却占心排血量的 15%，而耗氧量则占全身耗氧量的 20%，儿童和婴儿的脑耗氧量占 50%。为了挽救生命，避免脑细胞死亡，必须要求在心跳骤停的 4~6 分钟内立即实施现场心肺脑复苏术。复苏的成功不仅在于使心跳、呼吸恢复，更重要的是恢复大脑的正常功能，开始心肺脑复苏术越早，复苏的成功率越高。

ICU 医护人员针对各类复杂病种，病情重、变化快的特点，应用先进、精密的仪器设备，对危重病人进行严密的、持续的动态生命体征监测，根据监测数据进行综合分析，及时采取有效的治疗措施，从而达到抢救生命，阻止病情进一步恶化，改善预后，有效地治疗原发病的目的。常用监护技术是 ICU 护士一定要掌握的基本技能。

一、体温监测

体温监测是重症患者治疗中的一项重要检测方法，密切监测危重患者的体温变化，能为临床诊疗提供翔实可靠的诊治依据。体温监测是临床常用的监测措施，通过监测体温，可了解患者的病情变化。如高热容易损害中枢神经系统发生谵妄和昏迷，感染或手术后患者体温升高，低温导致循环障碍、缺氧甚至发生室颤，极度衰竭的患者体温降低，心肺脑复苏中行低温疗法者等，都需连续监测体温，体温的变化与患者的神志状况，死亡率及预后有着密切的关系，对体温等重要生命体征的监测是判断预后和及时采取相应救治措施的重要依据。因此，体温监测是危急重症患者监护中的一项重要工作。

> **考点提示**
>
> 体温的临床分度及高热期热型。

1. 正常体温 正常成人体温随测量不同部位而异，且常受机体内、外因素和环境的影响。正常体温范围：口腔舌下温度为36.3～37.2℃；腋窝温度为36～37℃；直肠温度为36.5～37.5℃。昼夜间有轻微的波动，清晨稍低，起床后逐渐升高，下午或傍晚稍高，但波动范围一般不超过1℃。

正确测量体温需根据测量的部位正确选用体温计，理想的测量部位应该能防止热量散失、无疼痛、方便。通常可在口腔、腋下、肛门三个部位测量体温，在不同部位测量体温，会受到不同因素的影响，一般都有一定温差。成人一般在口腔和腋下测量体温，腋下是常用测量体温的部位，腋下温度一般比口腔温度低0.3～0.5℃，将腋窝温度加0.5～1.0℃与直肠温度接近，直肠温度接近中心温度，较恒定。

口腔、腋下及直肠测量体温的缺点如下。

口腔测温：易受经口呼吸、进食、喝水意识程度、配合程度等的影响，危重病人口温测量有诸多不便，常被腋温代替。

腋下测温：易受环境温度、出汗和测量姿势的影响。

直肠测温：易受下肢温度影响，当下肢冰冷时，由于下肢血液回流至髂静脉时血液温度较低，会降低直肠温度，易受粪便影响。

2. 体温升高 体温超出37.5℃称发热，是患病时机体的一种病理生理反应，亦为生理防御反应。体温过高时，患者可出现谵妄、烦躁不安甚至惊厥，机体耗氧增加，对呼吸、循环及肝肾功能产生不利影响。发热的原因临床上可分为感染性发热和非感染性发热。发热的分度及热型。按发热高低，口腔温度可进行以下临床分度。

低热	37.5～38.0℃
中度热	38.1～39.0℃
高热	39.1～41.0℃
超高热	41℃以上

体温升高的临床表现一般可分为3个阶段：

（1）体温上升期：患者表现为疲乏不适、肌肉酸痛、无汗畏寒或寒战等。根据发热的速度又可有骤升型和缓升型。

（2）高热持续期：临床表现皮肤潮红、呼吸快速和出汗等。其热型可表现为稽留热、弛张热和间歇热、回归热、波状热和不规则热等。

稽留热：即高热持续数天或数周，24 小时内体温波动 <1℃。常见于大叶性肺炎、伤寒、斑疹伤寒等。

弛张热：即体温在 39℃以下，但 24 小时内体温可上下波动 2℃以上。常见于败血症、风湿热、重症肺结核、化脓性病变、外科手术后感染等。

间歇热：即高热期与无热期交替出现，体温波动幅度可达数度。无热期（间歇期）可持续 1 日乃至多日，反复发作。常见于疟疾、急性肾盂肾炎等。

回归热：即体温可突然骤升至 39℃以上，持续数天后又骤然降至正常水平。常见于回归热、霍奇金病、周期热等。

波状热：比较少见，仅见于特殊菌种的感染，如布鲁菌病等。

不规则热：常见于结核病、风湿病的急性发作期、渗出性胸膜炎。支气管性肺炎、感染性心内膜炎等。

（3）体温下降期：体温下降有两种形式，骤降和渐降。

3. 体温下降　正常人体温相对恒定，维持在 36.5 ~37.5℃，体温低于 36.0℃，为体温过低，体温下降至 32 ~35℃为浅低温，28 ~32℃为中低温，28℃以下为深低温。体温过低临床上并不常见，只有当患者的病情十分严重，机体抵抗力极度下降、代谢水平低下或长期暴露在低温环境下、体外循环心内直视手术时（为了保护心脏和全身的重要器官、需人工将患者的体温降至中低温或深低温状态）才会发生。多表现为四肢和躯干发凉，表皮出现花斑、寒战等。在体温过低时，机体的应激反应及呼吸、循环、肝功能、肾功能都受到抑制。

直通护考

患者男性 50 岁，脑出血住院，3 天后发热，体温在 39.5℃，遵医嘱行全身物理降温，护士采取何种物理降温措施降温效果最好（　　）

A. 冰帽　　B. 冰袋　　C. 冷湿敷

D. 温水（乙醇）擦浴　　E. 冰槽

答案： D

二、呼吸系统功能监护

机体为维持生命活动需要不断地从外环境中摄取氧气并把自身产生的二氧化碳排出体外。机体与外环境之间进行的这种气体交换过程称为呼吸。呼吸系统是一个“气体交换器”，利用一种“空气泵”，吸入新鲜空气，将氧气供给血液，再把血液中多余的二氧化碳带走并排出体外。呼吸过程中的任何一个环节发生障碍，均可引起组织缺氧和二氧化碳蓄积，影响机体新陈代谢，甚至危及生命。正常生理状态下呼吸功能受中枢神经系统调节，呼气与吸气动作是有节律且按照一定频率地进行着。在病理情况下，呼吸运动的节律、频率均可发生改变。因此监测呼吸运动是一种既直观又简单实用的方法。

（一）一般呼吸功能监护

1. 正常呼吸生理变化 正常成人呼吸频率（R）约 16～20 次/分，呼吸运动形式呈腹式或胸式的混合形式。新生儿为 40 次/分，1 岁小儿为 25 次/分，节律均匀稳定，频率和深度可随年龄、性别、活动、情绪等因素而改变。一般幼儿较成人快，小儿随着年龄增长，呼吸频率减慢。同龄女性比男性稍快，活动和情绪激动时增快，休息和睡眠时减慢。既可以通过目测又可以通过仪器测定。呼吸频率的增快或减慢，提示可能发生呼吸功能障碍。

> **考点提示**
>
> 正常成人的呼吸频率。

2. 呼吸观察的内容

（1）频率

成人呼吸 >24 次/分，称为呼吸增快。

成人呼吸 <10 次/分，称为呼吸缓慢。

（2）节律

潮式呼吸：也称陈－施（Cheyne－Stokes）呼吸，是一种周期性的呼吸异常，周期约 30～120 秒。特点是开始呼吸浅慢，以后逐渐加快，达到高潮后又逐渐变浅变慢，然后呼吸暂停 5～10 秒后，又出现上述状态的呼吸；如此周而复始，呼吸运动呈潮水涨落样，故称潮式呼吸。在呼吸暂停阶段病人昏迷，而在急促呼吸阶段，病人可有不安及咳嗽表现。在严重的心脏病病人、心功能不全、肾病、哮喘、脑炎、颅内压增高及中毒者均可出现此种呼吸方式。间断呼吸：表现为呼吸和呼吸暂停现象交替出现。其特点是有规律地呼吸几次后，突然停止呼吸，间隔一个短时间后又开始呼吸，如此周而复始。它比潮式呼吸更为严重，多在呼吸停止前出现。

（3）深浅度

深度呼吸：是一种深长而规则的呼吸。常见于尿毒症、糖尿病等引起的代谢性酸中毒的患者。浮浅性呼吸：是一种浅表而不规则的呼吸，有时呈叹息样，常见于濒死的患者。

（4）声音

蝉鸣性呼吸：是病人在吸气时发生高音调声响，多因声带附近有异物，使空气进入发生困难所致。常见于喉头水肿痉挛，喉头异物等。鼾音呼吸：由于气管或支气管内有较多的分泌物蓄积，使呼气时发出粗糙的鼾声，常见于深昏迷患者。

（5）呼吸困难 呼吸困难是指呼吸频率、节律和深浅度的异常。主要由气体交换不足，机体缺氧所致。患者自感空气不足、胸闷、呼吸费力、不能平卧；客观表现出烦躁、张口耸肩、口唇指（趾）甲发绀，鼻翼翕动等体征。

吸气性呼吸困难：当上呼吸道部分梗阻时，气流进入肺部不畅，肺内负压极度增高，患者吸气费力，吸气时间显著长于呼气，辅助呼吸肌收缩增强，出现“三凹征”（即胸骨上窝、锁骨上窝和肋间隙或腹上角凹陷）。见于喉头水肿或气管、喉头异物等患者。呼气性呼吸困难：当下呼吸道部分梗阻时，气流呼出不畅，患者呼气费力，呼气时间显著长于吸气时间，呈痛苦面容。见于哮喘患者。混合性呼吸困难：吸气和呼气均感费力，呼吸频率快而表浅。常见于肺部感染等患者。

直通护考

患者，男性，58岁，脑出血行颅内血肿微创清除术并行气管切开术，后并发肺部感染，气道分泌物较多，呼气时发出粗糙的鼾音，称为（　　）

A. 蝉鸣样呼吸　　B. 鼾声呼吸　　C. 浅快呼吸

D. 深慢呼吸　　E. 间断呼吸

答案：B

（二）呼吸功能测定

1. 肺容量监测　肺容量的监测可作为床边监测，较为简便易行。具有指导意义的是潮气量和肺活量，这也是临床上使用机械通气时常调整的参数。

（1）潮气量（VT）：指平静呼吸时，每次吸入或呼出的气体量。成人潮气量一般约5～10ml/kg。其中一部分进入肺泡内能够有效地进行肺泡气体交换，即肺泡容量（VA），另一部分则是进入传导气道和完全没有血流的肺泡，即无效腔（CD），一般的无效腔占潮气量的25%～35%，其值相当于2ml/kg重量。

（2）肺活量（VC）：最大吸气后所能呼出的最大气量。正常肺活量为60～80ml/kg，是反映肺通气贮气能力的基本指标。

（3）功能残气量（FRC）：平静呼气后肺内所残留的气体量，可衡量肺泡是否过度通气。临床上将残气量占肺活量的百分比一起考虑，正常人的（FRC）约为40ml/kg，或者占肺总量的35%～40%，体位改变会影响FRC值。FRC有气体缓冲作用，使肺泡分压在呼吸周期中保持相对恒定。

2. 肺通气功能测定　其主要是肺通气量的测定，是测定单位时间内进出肺的通气量，能反映肺通气功能的动态变化，比肺容量的测定意义大。

（1）每分通气量（VE）：在静息状态下，每分钟呼出和吸入的气体量，是潮气量与每分钟呼吸频率的乘积。正常成人约为6L/min（5～7L/min）。

（2）每分钟肺泡通气量（VA）：在静息状态下，每分钟吸入气量中能达到肺泡进行气体交换的有效通气量为每分钟肺泡通气量。VA的正常值为70ml/s。可通过潮气量减去生理性无效腔量（VD）再乘以每分钟呼吸频率求得：$VA = (VT - VD) \times R$。

（3）最大通气量（MVV）：单位时间内病人尽力所能吸入或呼出最大气量。具体做法是：让病人在15秒钟内做最大最快的深呼吸，用肺气量计测通气量，正常成人男性为104L/min，女性为82.5L/min，它是通气功能中较有价值的测定项目。

（4）时间肺活量（TVC）：亦称为用力呼气量（FEC）或用力肺活量（FVC），为深吸气后再用最快的速度、最大的气力呼气，所能呼出的全部气量。

（5）生理无效腔（VD）：即解剖无效腔和肺泡无效腔的总和，容积为150ml。系指口、鼻、气管和支气管这一段呼吸道。

（三）脉搏血氧饱和度（SPO_2）监测

血氧饱和度（SPO_2）系指动脉血中血红蛋白实际含氧量与其最大结合能力之比；是利用脉搏氧饱和度仪（POM）测得的病人的血氧饱和度，从而间接判断病人的氧供情况；是将测量传感器夹在指（趾）端或耳垂的一种无创持续性连续监测血氧饱和度的方法。它广泛应用于各专科患者的监测，尤其在ICU中，被看作是患者必备的常规监测手段之一。现被称为第五生命体征监测，即无创又能持续经皮监测血氧饱和度。

> **考点提示**
>
> 脉搏血氧饱和度（SPO_2）的正常值。

1. 正常值 95%～100%。

2. 临床意义 SPO_2监测，间接了解病人PO_2高低，及时诊断缺氧，特别是能够发现尚未出现的临床症状的早期低氧血症，以便了解组织氧供情况。

（四）呼气末二氧化碳监测

呼气末二氧化碳压力监测（$PETCO_2$）属于无创监测方法，目前临床进行的床边监测均采用红外线法，将二氧化碳感受器直接接于气管导管与“Y”形管连接处或于呼吸机主机内，通过采样管将气体样本送入红外线感受器中即可测得呼气末二氧化碳压力。

1. 呼气末二氧化碳压力降低

呼吸末二氧化碳压力突然降低到零预示患者情况紧急，见于呼吸骤停、气管插管误入食管、插管脱落、气道完全梗阻、呼吸机故障等；呼吸末二氧化碳压力突然降低到非零水平，说明气道内呼出气不完全，提示管道漏气或气管插管气囊漏气；短时间内呼吸末二氧化碳压力呈指数性降低，提示生理无效腔增加或从组织中扩散到肺内的二氧化碳明显减少，往往与休克、肺栓塞、失血有关；呼吸末二氧化碳压力持续处于低浓度水平，说明肺换气功能障碍或呼出气被新鲜气流稀释，见于支气管痉挛或分泌物增加。

2. 呼吸末二氧化碳压力增高

呼吸末二氧化碳压力逐渐增加，提示每分通气量降低、机体二氧化碳生成增加；呼吸末二氧化碳压力突然升高，见于静脉输注大剂量碳酸氢钠，也可见于呼出的二氧化碳在麻醉机环路中被重新吸入。

（五）动脉血气和酸碱监测

在危重病人的救治过程中，应用呼吸机治疗已成为常规的治疗手段。单凭临床观察不足以对呼吸功能状态做出精确的判断，血气分析有助于对呼吸状态全面而又精确地分析，判断评价呼吸机治疗效果、调整呼吸机参数。血气分析已成为抢救过程中常规的监测手段。而酸碱失衡是多种疾病发展的共同通道，又可成为原发死亡的主要原因之一，因此血浆酸碱参数监测，对早期诊断、早期治疗极为重要。

考点提示

血液酸碱度（pH）的正常值，动脉血二氧化碳分压（$PaCO_2$）的正常值，吸氧浓度（%）的计算方法。

1. 血液酸碱度（pH）

（1）正常值：动脉血中的pH为7.35～7.45，平均为7.40。静脉血比动脉血pH低0.03。若以［H^+］方法表示，正常为35～45nmol/L，平均40nmol/L。

（2）临床意义：pH＜7.35为失代偿性酸中毒或酸血症（失代偿性代谢性酸中毒或失代偿性呼吸性酸中毒）。pH＞7.45为失代偿性碱中毒或碱血症（失代偿性代谢性碱中毒或失偿性呼吸性碱中毒）。人体能耐受的最低pH为6.90，最高pH为7.70，pH的抢救范围为6.8～7.8之间。

2. 动脉血二氧化碳分压（$PaCO_2$） 是指物理溶解在动脉血中CO_2所产生的张力。由于CO_2的弥散能力很强，比O_2大25倍，因此动、静脉血中的CO_2差值很小（40:46，差值6）。

（1）正常为35～45mmHg（4.7～6.0kPa），平均40mmHg（5.33kPa）。

（2）临床意义：①判断肺泡通气量：$PaCO_2$正常，表示肺泡通气正常，$PaCO_2$降低表示肺泡通气过度，$PaCO_2$升高表示肺泡通气不足。这一点在应用机械通气时极为重要。②判断呼吸性酸碱失衡：若$PaCO_2$大于45mmHg，表示通气不足，持久的通气不足造成呼吸性酸中毒也称高碳酸血症。呼吸性酸中毒时$PaCO_2$应有原发性升高。$PaCO_2$大于50mmHg诊断为呼吸衰竭。呼吸性碱中毒时，$PaCO_2$应有原发性降低。

3. 氧分压 是指物理溶解于动脉血中氧产生的张力。氧在动脉血中溶解的多少，与吸入空气中氧分压（PaO_2）高低成正比关系，而PaO_2高低又决定于吸入空气（肺泡气的氧浓度FiO_2）。

$$\text{鼻导管吸氧浓度（\%）} = 21 + 4 \times \text{氧流量（L/min）}$$

$$\text{吸入的氧分压（}PaO_2\text{）} = (760 - 47) \times FiO_2$$

（1）正常值：中青年PaO_2正常值为90～100mmHg（12～13kPa）。PaO_2随年龄的增加而降低，但年龄再增长，PaO_2不应低于70mmHg。

（2）临床意义：①衡量有无缺氧及缺氧的程度，PaO_2为90～100mmHg（12.0～13.3kPa）或年龄预计值以上为正常，低于此值为低氧血症。低氧血症多采用以下标准分析：PaO_2 90～60mmHg为轻度缺氧；PaO_2 60～40mmHg为中度缺氧；PaO_2 40～20mmHg为重度缺氧。理论上低氧血症以36mmHg（4.8kPa）的PaO_2为生存极限，但缺氧病人由于RBC代偿性增多，脑血流量代偿性增加常能耐受30mmHg。②诊断呼吸衰竭：呼吸衰竭的诊断标准为海平面、760mmHg大气压、休息状态、吸室内空气，测得的PaO_2小于60mmHg，伴有或不伴有$PaCO_2$升高，并排除右向左分流、肺V－A漏，即可诊断。

4. 动脉血氧饱和度（SaO_2） 系指动脉血单位 Hb 带 O_2 的百分比。亦即：SaO_2 =（血红蛋白实际含氧量/血红蛋白最大含氧量）×100%，正常值为 96% ~100%。

5. 动脉血氧含量（CaO_2） 指 100ml 动脉血中携带的 O_2毫升数，它包括与 Hb 结合氧的量，还包括溶解于血浆中的 O_2（以 ml/dl 表示），正常值为 16 ~20ml/dl。

直通护考

临床上判断呼吸性酸碱紊乱的唯一指标是（　　）

A. 动脉血氧分压　　B. 动脉血二氧化碳分压

C. 中心静脉压　　D. 血氧饱和度

E. pH

答案：B

三、循环系统功能监护

循环动力学监测指对意识、表情、皮肤色泽、温度的观察；触摸周围动脉搏动，测量动脉血压及中心静脉压（CVP）等，是评价心功能及循环状态的主要方法。这些监测虽有它的局限性，但在临床上确实具有十分重要的参考价值。

（一）血流动力学监测

血压是衡量循环功能的主要指标之一，血压的改变受心率、心肌收缩力、后负荷、心室舒缓功能、心脏收缩的协同性、心输出量、血容量、周围血管阻力、血液黏稠度和动脉壁的弹性等多种因素的影响。血流动力学监测的适应证是各种危重病人，如创伤、休克、呼吸衰竭和心血管疾病，以及心胸、脑外科及较大而复杂的手术患者。它是危重患者功能监测的重要项目。血压监测适用于病情危重的患者，如休克、心肺脑复苏后、外循环心脏手术后、严重高血压、外科手术患者及大手术后。ICU 内常用循环系统功能监测可分为无创血压监测法（袖带式自动间接血压监测）和有创动脉穿刺直接血压监测法两种。

1. 无创血压监测 无创监测是对组织器官没有机械损伤的方法，经皮肤或黏膜等途径间接取得有关心血管功能的各项参数，如自动的无创血压监测（NIBP），已成为常用的监测手段。通过加压袖带阻断动脉血流，在持续放气时测定袖带压力振荡，或袖带放气时血流继续流经动脉时的压力。ICU 最常用的无创血压测定方法是中心监护连接的袖带自动测压法。

2. 有创血压监测 有创监测是指经体表插入各种导管或监测探头到心脏和（或）血管腔内，利用各种监测仪或监测装置直接测定各项生理参数，如中心静脉压、漂浮导管等，也是 ICU 中经常采用的直接测压方法。通过内置动脉套管借充满液体的管道与外部压力换能传感器相连接。压力换能传感器将压力转换成电信号，再经滤波后显示于屏幕上。可反映每一心动周期的收缩压、舒张压和平均压。通过动脉压波形能初步判断心脏功能。

血压监测的指标及临床意义：血压是维持各组织器官血流灌注的基本条件。

（1）成人血压正常值为（11.9 ~ 15.96kPa）/（7.98 ~ 11.97kPa） ［（90 ~ 120mmHg）/（60 ~ 90mmHg）］，直接法测得的血压较间接测压法高 0.65 ~ 2.66kPa（5 ~ 20mmHg）。

（2）临床意义：血压监测是患者生命体征监护中重要的一项，它可以指导治疗，有助于判断疗效及预后。血压过高，提示高血压病或与疼痛、紧张、发热等有关；血压过低，提示血容量不足、心功能差、休克等，收缩压低于 11.97kPa（90mmHg）时应严密观察，低于 7.98kPa（60mmHg）时采取升压措施进行急救。

（二）中心静脉压监测（图 3 - 1）

中心静脉压（CVP）是指右心房或胸腔内上、下腔静脉近右心房的压力。它可反映体内血容量、静脉回心血量、右心室充盈压力或右心功能的变化，对指导补血和补液的量及速度、防止心脏过度负荷及指导应用利尿剂等具有重要的参考意义，因此也是 ICU 患者，尤其是心血管术后循环功能的重要监测项目。一般采取经皮穿刺监测中心静脉压，主要经颈内静脉或锁骨下静脉，将导管插至上腔静脉。

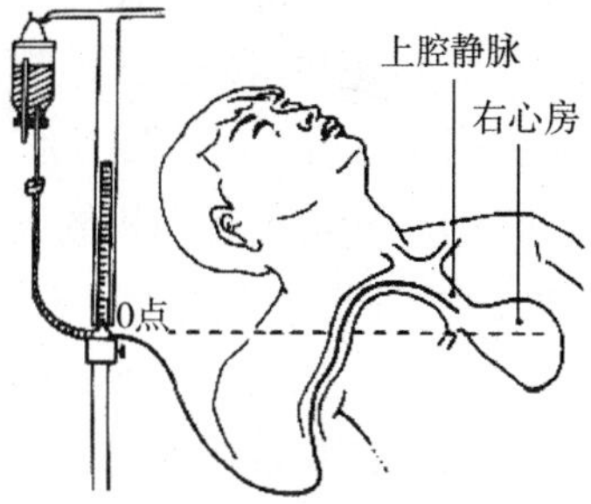

图 3 - 1 开放式中心静脉压测量方法示意图

（三）监测指标值及临床意义

CVP 正常值为 5 ~ 12cmH_2O。小于 2 ~ 5cmH_2O 表示右心充盈不佳或血容量不足，大于 15 ~ 20cmH_2O 表示右心功能不良。当病人出现左心功能不全时，单纯测 CVP 失去意义。CVP 监测是反映右心功能的间接指标，对了解循环血量和右心功能具有十分重要的临床意义，对指导治疗具有重要的参考价值，特别是持续监测其动态变化，比单次测量更具有指导意义。CVP 与血压、尿量的关系及病情分析（表 3 - 3）。

表 3 - 3 中心静脉压（CVP）与血压、尿量的关系及临床意义

CVP	血压	尿量	临床提示
下降	下降	下降	血容量不足或血管扩张
下降	上升	下降	回心血量不足，周围血管收缩
上升	下降	下降	血容量相对过多，心肌收缩无力或输液量过多
上升	上升	下降	右心功能不全，肺循环阻力增加，血管收缩或肾功能不全
正常	下降	下降	右心功能不全，血管收缩，心输出量降低
上升	上升	上升	血容量过多，组织间液回流量大

（四）适应证

各类大中型手术，尤其是心血管、颅脑和胸部大而复杂的手术；各种类型的休克；

脱水、失血和血容量不足；右心功能不全；大量静脉输血、输液。

（五）注意事项

判断导管插入上、下腔静脉或右心房无误；将玻璃管零点置于第 4 肋间右心房水平腋中线；确保静脉内导管和测压管道系统内无凝血、空气，管道无扭曲等；测压时确保静脉内导管畅通无阻；加强管理，严格无菌操作。

（六）影响 CVP 的因素

（1）病理因素：CVP 升高见于右心及全心衰竭、房颤、肺梗死、支气管痉挛、输血输液过量、纵隔压迫、张力性气胸及血胸、各种慢性肺部疾患、心包填塞、缩窄性心包炎及导致胸腔内压升高的其他疾病等；CVP 降低的原因有失血引起的低血容量、脱水、周围血管张力减退等。

（2）神经因素：交感神经兴奋导致静脉张力升高，体内儿茶酚胺、抗利尿激素、肾素和醛固酮等分泌升高，均可引起 CVP 不同程度升高；低压感受器作用加强，使血容量相对减少和回心血量不足，会导致 CVP 降低。

（3）药物因素：快速补液，应用去甲肾上腺素等收缩血管药物会使 CVP 升高；血管扩张药或右心功能较差的病人应用洋地黄改善心功能后，CVP 降低。

（4）麻醉插管和机械通气：麻醉和气管插管时，CVP 随动脉压升高而升高，机械通气时胸膜腔内压升高，CVP 升高。

（5）其他因素：如缺氧、肺血管收缩、肺动脉高压、应用 PEEP 呼吸模式及肺水肿时，CVP 升高。

（七）并发症及防治

（1）感染：中心静脉置管感染率为2% ~10%。因此在操作过程中应严格遵守无菌技术，加强护理，每天要更换敷料，每天用肝素溶液冲洗导管。

（2）出血和血肿：颈内静脉穿刺时，穿刺点或进针方向偏向内侧时，易穿破颈动脉。进针太深可能穿破椎动脉和锁骨下动脉，在颈部可形成血肿，肝素化后或凝血机制不好的病人更易发生。因此，穿刺前应熟悉局部解剖，掌握穿刺要点，一旦误穿入动脉，应做局部压迫，对肝素化病人，更应延长局部压迫时间。

（3）其他：包括气胸、血胸、气栓、血栓、神经和淋巴管损伤等。虽然发病率很低但后果严重，因此，必须加强预防措施，熟悉解剖结构，认真操作。一旦出现并发症，应立即采取积极治疗措施。

> **考点提示**
>
> 中心静脉压的正常值。

四、心电监护

（一）心率监测指标及临床意义

1. 正常成人安静时心率（HR） 正常值在 60 ~100 次/分，随着年龄的增长而变化。小儿心率较快，婴幼儿心率可达 130 次/分，老年人心率较慢，平均 55 ~60 次/分。

知识链接

心肌组织与身体其他组织一样，细胞在活动期间有电流产生。由于人体是一个导电体，心肌活动所产生的电位变化可以反映在体表的任何一个部位，由体表部位记录到的心脏电位变化波形即是心电图。心脏的变化可以引起心肌电的变化，而心肌电活动可引起心电图波形相应的改变。

2. 心率监测的临床意义

（1）判断心输出量：心率对心输出量影响很大，心排血量（心排血量 = 心率 × 每搏输出量），随着心率的增加心排血量会增加，但当心率太快（ >160 次/分）时，由于心室舒张期缩短，心室充盈不足，每搏输出量减少，而使心排血量减少。心率减慢（ <50 次/分）时，由于心搏次数减少而使心输出量减少。进行性心率减慢是心脏停搏的前奏。

（2）监测患者心率的动态变化情况，了解患者心血管功能状态的变化。失血性休克时，心率的改变最为敏感，故严密监测心率的改变，对早期发现失血极为重要。

（3）连续显示患者的心电图，了解心房及心室节律是否规则，各期间是否正常，各波形态是否正常。心电监护时应注意 P 波与 QRS 波群的关系，确定心脏激动起源部位，以便及早发现并识别心律失常。

（4）根据心电图诊断标准，正确诊断各种心律失常如期前收缩、心动过速、心房扑动、房颤及传导阻滞，及早采取积极措施抢救致命性心律失常。

（5）由于监护导联不易正确判断心室复极的 ST – T 改变，因此当发现 ST 段上抬或降低、T 波高耸或低平等变化时，应及时做 12 导联心电图检查以助诊断，及早发现需紧急处理的急危重症，如急性心肌梗死、心律失常、严重电解质紊乱等。

（二）心电导联线的连接（表 3 – 4）

心电导联连接及其选择：监护仪使用的心电图连接方式有使用胸壁综合和胸腹壁综合监护导联，有 3 只电极、4 只电极及 5 只电极不等。①综合 I 导联：正极放在左锁骨中点下缘，负极放在右锁骨中下缘，无关电极置于剑突右侧，其心电图波形类似 I 导联；②综合 Ⅱ 导联：正极置于左腋前线第 4 肋间，负极置于右锁骨中点下缘；无关电极置于剑突下偏右，其优点是心电图振幅较大，心电图波形近似 V5 导联；③CM 导联是临床监护中常选用的连接方法。

考点提示

监护导联的电极片安置位置。

表 3 – 4 心电导联安置方法

标准肢体导联	正极	负极	无关电极
I	左上肢（LA）	右上肢（RA）	左下肢（LF）
Ⅱ	左下肢（LF）	右上肢（RA）	左上肢（LA）
Ⅲ	左下肢（LF）	左上肢（LA）	右上肢（RA）

胸壁综合监护导联有3个电极，即正电极“+”、负电极“-”和接地电极“G”，它们有不同的颜色，以便区分。常用的导联放置位置有以下几种（图3-2）。

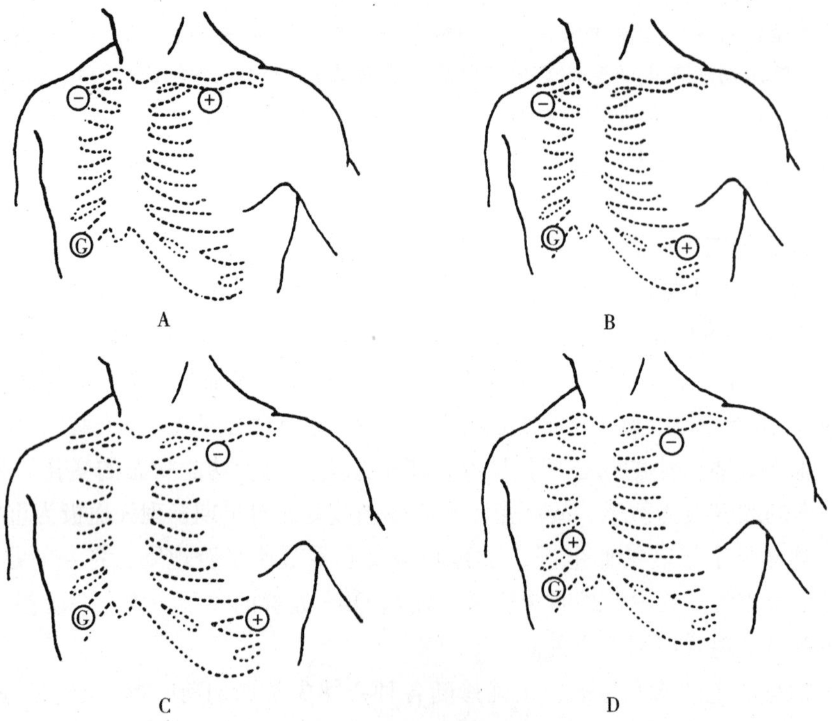

图3-2　胸壁综合监护导联电极放置方法

A：综合Ⅰ导联电极放置方法；　B：综合Ⅱ导联电极放置方法；

C：综合Ⅲ导联电极放置方法；　D：改良监护胸导联（MCII）电极放置方法

综合Ⅰ导联：正电极在左锁骨下方，负电极在右锁骨下方，接地电极可放置任何位置，通常放在右胸大肌前方。

综合Ⅱ导联：正电极在左胸大肌下方，负电极在右锁骨下方，接地电极放于右胸大肌下方。

综合Ⅲ导联：正电极在左胸大肌下方，负电极在左锁骨下方，接地电极放于右胸大肌下方。

改良监护胸导联（MCII）：正电极在胸骨右缘第四肋间，负电极在左肩，接地电极放于右胸大肌下方或右肩。

直通护考

窦性心律心电图特征，P波倒置的导联为（　　）

A. Ⅰ导联　B. Ⅱ导联　C. avF 导联

D. avR 导联　E. V5 导联

答案：D

五、中枢神经系统功能监测

中枢神经系统是人体意识行为的控制系统，其解剖结构和功能十分复杂。因而这一系统的临床监测也变得更加困难，因此，ICU 护理人员不仅要有扎实的危重病急救知识和抢救技术。同时还必须具有神经系统的基本知识和技能，并能具备一些神经系统阳性体征和监测结果初步分析及判断的能力。

（一）一般监测

1. 意识 意识清醒是指处于觉醒状态，认识自己与周围环境并与周围环境保持正常反应。也是神经系统中最重要的观察指标，是大脑功能活动的综合表现。特别是对于颅脑损伤和脑血管疾病的患者来说，意识障碍的程度和持续时间的长短是判断颅脑损伤程度、颅内压升高程度、急性脑血管疾病严重程度及其预后最早、最敏感、最可靠的指标。凡是能影响大脑功能的疾病，都会引起不同程度的意识改变。意识障碍是指人对周围环境及自身状态的识别和觉察能力出现障碍，多由于高级神经中枢功能活动（意识、感觉和运动）受损引起，意识障碍根据程度由轻到重表现为嗜睡、意识模糊、昏睡和昏迷。意识障碍的程度在一定意义上反映了病情的轻重，可分为嗜睡、意识模糊、昏睡、浅昏迷、深昏迷等。

（1）嗜睡：是一种病理性持续睡眠，是意识障碍的早期表现。患者呈睡眠状态，能被各种声音、疼痛或光照等刺激唤醒，能正确简单而缓慢地回答问题，但反应迟钝，当刺激去除后又可入睡。

（2）意识模糊：其程度较嗜睡意识障碍程度深，表现为定向力障碍，思维和语言不连贯，可有错觉、幻觉、躁动不安、谵语或精神错乱。

（3）昏睡：是指一种接近于不省人事的意识状态。患者处于熟睡状态，不易唤醒。虽在压迫眶上神经，摇动身体等强烈刺激下可被唤醒，醒后反应迟钝，表情茫然，答话含糊或答非所问，且很快又再入睡。

（4）昏迷：是最严重的一种意识障碍，也是病情危重的信号，按其程度可分为浅昏迷和深昏迷两种情况。

浅昏迷：表现为意识大部分丧失，无自主活动，对光、声刺激无反应，对疼痛刺激可有痛苦表情或肢体退缩等防御反应。角膜反射、瞳孔对光反射、吞咽反射、咳嗽反射、眼球运动等可存在。体温、呼吸、心跳、血压无明显改变，可有大小便潴留或失禁。

深昏迷：表现为意识完全丧失，对各种刺激甚至强烈刺激均无反应。全身肌肉松弛，深浅反射均消失，偶有深反射亢进或病理反射持续。呼吸不规则，血压可有下降，大小便失禁或潴留。机体仅能维持最基本的功能。

2. 瞳孔 正常瞳孔呈圆形，两侧瞳孔等大等圆边缘整齐。在自然光线下直径 2.5 ~ 4mm。当瞳孔直径 <2mm 或 >6mm 时，为异常瞳孔，为病态。常见的瞳孔异常有如下情况。

（1）病理情况下瞳孔直径 <2mm，为瞳孔缩小，<1mm 为针尖样瞳孔，见于虹膜炎或有机磷农药、吗啡等中毒。

（2）病理情况下瞳孔直径 >5mm 为瞳孔散大，见于阿托品药物反应、颅内压增高及濒死状态表现。

（3）病理情况下双侧瞳孔不等大，见于脑外伤、脑肿瘤、脑疝等。两侧瞳孔不等大、对光反射减弱或消失以及神志不清，提示脑病变。

3. 体温 颅脑损伤后体温一般无太大改变，但脑干、下丘脑等损伤时，由于体温调节功能失调，出现持续性高热，高达 40℃以上，当同时伴有意识障碍时，预后不佳。体温升高还应考虑有无出血、感染、脱水、手术后或组织挫伤时出现的吸收热。

4. 血压和心率 颅脑损伤后，血压和心率常有短时间的改变。当颅脑损伤合并其他器官失血时，血压明显下降，由于脑供血不足，出现脑水肿、颅内压增高，反射性地导致血压上升、脉压增大、心率下降等生命体征的改变。如果颅脑损伤后合并上述症状并进而出现意识障碍恶化、瞳孔改变、肢体运动障碍，则多提示颅内血肿。

5. 呼吸 当患者神经系统遭受功能损害时，以呼吸变化最为敏感和多变。重度颅脑损伤出现轻微意识障碍时，其呼吸改变为过度换气后的呼吸暂停。如因舌后坠，颅底出血、呼吸道分泌物堆积引起气道梗阻时，可表现为喘鸣、呼吸频率上升等呼吸困难的症状；严重颅脑损伤发展为脑水肿或颅内血肿时，则颅内压明显升高，呼吸深而慢；当出现小脑幕疝时，则表现为过度呼吸与呼吸暂停规律地交替出现，即所谓的潮式呼吸，提示大脑半球深部损伤，有向脑干发展的趋势；损伤涉及延髓呼吸中枢时，则失去呼吸规律，呼吸严重失调。

6. 呕吐 呕吐多发生于颅脑损伤后 1～2 小时，由于迷走神经受刺激而出现，多为一过性反应。若呕吐频繁、持续时间长并伴有头痛，应考虑蛛网膜下隙出血、颅内血肿或颅内压增高。

7. 局部症状 脑挫伤后常出现肢体乏力、单瘫、偏瘫及运动性失语等大脑半球局部功能障碍的表现。如出现共济失调、去大脑强直等症状，说明损伤位于中脑或小脑。下丘脑损伤多表现为尿崩症、中枢性高热和血压的改变。视力、视野障碍表示视神经局部受损。

直通护考

患者，女性，22 岁，不能唤醒，呼吸不规则，血压 70/40mmHg，大小便失禁，两侧瞳孔扩大，角膜反射消失，对针刺无反应，其意识状态是（　　）

A. 嗜睡　　B. 意识模糊　　C. 昏睡

D. 浅昏迷　　E. 深昏迷

答案：E

（二）意识障碍程度的评估

昏迷指数是衡量颅脑损伤后意识状态的计分式评价标准，为预测急性脑外伤的病情、指导临床治疗等提供了较为可靠的数字依据。昏迷指数评估能客观反映颅脑损伤时的严重程度，便于判断病情、分析预后，对脑功能的判定有可靠的可信度。

知识链接

格拉斯哥分级评分法

目前昏迷多采用格拉斯哥分级评分法（GCS），是临床采用的国际通用的昏迷分级，它用颅脑损伤后刺激患者的睁眼反应（觉醒水平）、语言行为反应（意识内容）及运动反应（病损平面）3项指标的15项检查结果来判断患者意识障碍的程度，以其总分判断病情的严重性。它给医护人员一个具体的标准参数和客观的定性标准。由于昏迷指数有3个项目，即使某一项解不出，其他项目仍能反应意识状态的分级，因为3个项目中的每一个都可独立评价。

意识状态正常者满分为15分，最差3分。13~15分为轻度意识障碍，9~12分为中度意识障碍，3~8分为重度意识障碍。评分越低说明病情越危重，预后越差。凡评分<8分者预后不良，5~7分者预后恶劣，评分<4分者则罕有存活，也就是说，昏迷指数分值愈低，脑损害程度愈重，预后亦愈差。

（三）颅内压监测

颅内压（ICP）是颅腔内容物对颅腔产生的压力。持续颅内压监测是观察危重病的一项重要指标，它的改变可在颅内疾患出现症状之前。如不及时发现和控制，可导致脑灌注下降、脑血流量不足、脑代谢障碍、脑电活动异常和脑疝形成等严重后果。因此了解患者的颅内压变化有重要的临床意义。

1. 参考值 成人平卧颅内压正常值为10~15mmHg（1.33~2kPa）。

（1）轻度增高：15~20mmHg（2~2.7kPa）；

（2）中度增高：20~40mmHg（2.7~5.3kPa）；

（3）重度增高：>40mmHg（5.3kPa）；

参考值 儿童颅内压正常值为3~7mmHg（0.4~0.95kPa）；

婴幼儿颅内压正常值为2~6mmHg（0.266~0.8kPa）；

2. 颅内压升高征象 凡患者在解除过程中出现下列征象之一者，常提示颅内压增高，应立即进行必要的相应检查，明确诊断，及时处理。

（1）血压升高，呼吸减慢，脉搏慢而洪大有力；

（2）清醒患者出现意识障碍或原有的意识障碍加重；

（3）一侧瞳孔进行性散大，对光反射迟钝或消失；

（4）散大瞳孔的对侧肢体发生偏瘫；

（5）颅压上升>15mmHg。

3. 颅内压监测的适应证

（1）进行性颅内压升高的病人：主要见于脑水肿、脑脊液循环通路受阻、脑脊液分泌增多、呼吸障碍、动脉压的急剧增高、颅脑外伤、颅内感染等。

（2）颅脑手术后，颅骨骨瓣复位不当或包扎过紧、颅脑手术后均可出现不同程度的脑水肿，或因术后疼痛引起颅内压变化，此时进行颅内压监测有重要意义，可根据压力变化波形，判断病情变化、治疗效果及病人预后。

（3）使用机械通气呼气末正压（PEEP）的病人，包括重症颅脑损伤或其他原因，可根据颅压改变进行调整。

六、肾功能监护

肾脏是人体的重要排泄器官，具有调节体内水分、电解质、酸碱平衡的功能，在维持人体内环境的稳定中起着重要的作用。当某种原因造成肾功能严重障碍时，人体内环境就会发生紊乱。其主要表现为代谢产物在体内蓄积，水、电解质和酸碱平衡失调，并伴有尿量和尿质的改变以及因肾脏分泌功能障碍所引起的一系列病理、生理变化。作为一名ICU护士应熟练掌握。

尿量监测

尿量变化是肾功能改变的最直接的指标，肾功能障碍是，常伴有少尿或无尿。在临床上通常记录每小时及24小时尿量。

1. 正常尿量 正常成人白天排尿3～5次，夜间0～1次，每次尿量约200～400ml正常成人24小时尿量约为1000～2000ml，平均为1500ml。

2. 异常尿量

（1）尿频：排尿次数增多（未插尿管患者）；

（2）多尿：24h尿量＞2500ml；

（3）少尿：24h尿量＜400ml或17ml/h；

（4）无尿：24h尿量＜100ml。

3. 临床意义

（1）当尿量＜30ml/h时，则提示肾血流灌注不足，间接反映全身血容量的减少；当尿量＜400ml/24h时，则提示有一定程度的肾功能损害，可见于心、肾疾病和休克等；当尿量＜100ml/24h时，它是肾功能衰竭的基础诊断依据，可见于严重的心、肾疾病和休克等；但有些患者，肾功能趋于衰竭的同时，每日仍能维持1000～2000ml尿量。因而24h尿量改变只作为参考。

（2）通过对尿量的监测和分析，可掌握使用利尿剂和脱水剂的疗效。

（3）尿量可作为补钾浓度和速度的参考依据，也就是临床上所说的见尿补钾。

4. 监护要点

（1）记录每小时尿量、累计尿量及24小时总尿量。

（2）当尿量减少时要及时分析原因。

（3）当尿量增多时，应注意监测血压、血钾，必要时补充胶体溶液，同时根据血钾水平及时进行补钾，预防因低血钾而引起的心律失常。

（4）持续监测尿量期间，要保持尿管通畅，若遇不畅时，应做以下检查：首先叩诊膀胱，了解有无尿潴留。如果膀胱有尿，立即查看尿管外露段是否有折曲，而后再检查尿管前端是否在膀胱内，有无膀胱内折曲，或侧孔贴附于膀胱壁等。其次还可以调整尿管位置，进行注水试验或用生理盐水冲洗，必要时更换尿管。

直通护考

关于急性肾衰竭的护理，下列不正确的是（　　）

A. 尿量<400ml/d，提示肾衰竭可能　B. 少尿期应摄取低蛋白

C. 避免使用含钾食物　D. 进入多尿期表示患者已脱离危险

E. 禁用对肾脏有毒性作用的药物

答案：D

目标检测

A1 型题

1. CVP（中心静脉压）正常值为（　　）

A. 5 ~ 12cmH_2O　B. 4 ~ 5cmH_2O

C. 12 ~ 15cmH_2O　D. 20 ~ 30cmH_2O

E. 15 ~ 20cmH_2O

2. 动脉血氧饱和度正常值（　　）

A. 90% ~ 100%　B. 85% ~ 90%

C. 96% ~ 100%　D. 80% ~ 100%

E. 86% ~ 100%

A3 型题

病人男，40 岁，突然呕血、解黑便 2 天住院。经输液、输血治疗后，测血压 90/60mmHg，中心静脉压为 20cmH_2O。

1. 以上情况提示（　　）

A. 血容量不足　B. 右心功能不良

C. 左心功能不良　D. 贫血

E. 呼吸衰竭

2. 应采取的主要措施是（　　）

A. 加快输液　B. 减慢输液速度、使用强心药

C. 使用升压药　D. 继续大量输血

E. 使用血管扩张剂

B 型题（1 ~ 3 题共用备选答案）

A. 哮喘　B. 叹息式呼吸　C. 点头呼吸

D. 潮式呼吸　E. 紧促式呼吸

1. 左心衰呼吸困难可表现为（　　）
2. 多见于垂危病人的呼吸（　　）
3. 肋骨骨折的病人呼吸（　　）

X 型题

1. ICU 服务对象（　　）

A. 心肌梗死　　B. 昏迷　　C. 休克

D. 多脏器功能障碍　　E. 上感高热 40℃

（胡　芳）

第四章　心跳骤停与心肺脑复苏

学习目标

知识目标

1. 掌握心跳骤停的表现和心肺脑复苏中基础生命支持的方法。

2. 熟悉心肺脑复苏中进一步生命支持和延续生命支持的方法及心跳骤停的评估标准。

3. 了解心跳骤停的病因和类型。

技能目标

1. 能够对复苏后的患者进行监测与护理。

2. 能徒手进行胸外心脏按压术。

第一节　心跳骤停

心跳骤停可迅速导致死亡，是临床中最危重的急症，应尽早进行高质量的心肺脑复苏，建立和维持有效的气道、呼吸和循环，以提高患者存活的机率，改善复苏后的生存质量。

一、心跳骤停的原因与分类

心跳骤停是指心脏射血功能突然停止，引起全身严重缺血、缺氧。临床表现为意识丧失、心音及大动脉搏动消失、呼吸停止、瞳孔散大等。如果心肺脑复苏措施及时有效，其存活率可达70% ~80%，反之，则可迅速导致死亡。

（一）心跳骤停的原因

1. 心源性心脏骤停　因心脏本身的病变所致，如冠状动脉粥样硬化性心脏病，是成人猝死的主要原因；其他如心肌炎、心肌病、心瓣膜病、先天性心脏病、主动脉病变等是另一重要原因。

2. 非心源性心脏骤停　因其他疾患或因素影响到心脏所致，如各种原因所致的呼吸停止、麻醉及手术意外、心导管检查、突发意外事件、严重电解质紊乱与酸碱平衡失调、药物中毒或过敏等。

考点提示

引起心跳骤停的主要原因。

知识链接

酗酒易诱发心跳骤停

近年来，因喝酒过度引发心肌梗死，导致心跳骤停的数量与日俱增。近日，一个刚毕业的小伙子在朋友聚会中混喝了白酒、啤酒和洋酒，最终导致酒精中毒，不治身亡。记者在采访时了解到，各地每年都有多起因酒精中毒而死亡的病例。每逢佳节，亲人团聚，老友相逢，都少不了美酒助兴。专家提醒，市民节假日饮酒一定要悠着点，过量饮酒，轻则伤身，重则丢命。

（二）心跳骤停的分类

根据心电图表现和心脏活动情况，心跳骤停可分为以下四种类型。

（1）心室颤动：是指心室肌发生快速、不协调、不规则的颤动。心电图表现为 QRS 波群消失，出现大小不等、形态各异的颤动波，频率为 200 ~400 次/分（图 4 –1）。

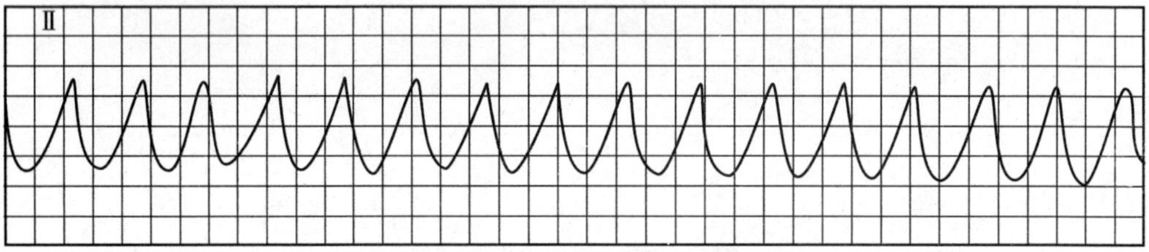

图 4 –1　心室颤动心电图波形

（2）无脉性室性心动过速：是指心室率增加，频率通常为 100 ~250 次/分，心律基本规则，但大动脉没有搏动。心电图可见 3 个或 3 个以上的室性期前收缩连续出现，QRS 波群形态畸形，时限延长，ST –T 波方向与 QRS 波群主波方向相反。

（3）无脉性电活动：指心脏有持续的电活动，但已失去排血功能，往往测不到脉搏。心电图表现为间断出现畸形的 QRS 波群。

（4）停搏：指心肌完全失去机械收缩能力，心电图呈一直线。

直通护考

判断心跳骤停，下列哪项辅助检查最可靠（　　）

A. 测血压　　B. 心电图　　C. X 线胸片

D. 脑电图　　E. 超声心动图

答案：B

二、心跳骤停的临床表现与判断

（一）临床表现

心跳骤停是临床死亡的标志，常突然起病，多无先兆症状。心跳骤停后，血流运行立即停止，脑血流量急剧减少，可引起明显的循环系统和神经系统症状。主要临床表现有：

（1）意识丧失或全身短暂性抽搐。

（2）心音消失、脉搏摸不到、血压测不出。

（3）呼吸断续、呈叹息样或短促痉挛性呼吸，随后呼吸停止。

（4）面色苍白或发绀。

（5）瞳孔散大、固定。

（二）判断

心跳骤停时，出现较早而且最可靠的临床征象是意识丧失伴大动脉搏动消失。成人通常是检查颈动脉搏动，以一手示指及中指触摸颈动脉（在喉结平面、胸锁乳突肌前缘的凹陷处）。如意识突然丧失，动脉搏动亦消失，即可判断为心跳骤停，应立即实施抢救。

> **考点提示**
>
> 掌握心跳骤停的临床表现。

第二节　心肺脑复苏

> **知识链接**
>
> **心肺脑复苏之父**
>
> 美国医生彼得·沙发（Peter. Safar），是敲响“心肺脑复苏”洪钟的人，被世人尊称为“心肺脑复苏之父”，是当代急救医学泰斗。他曾经说过：“世界正以极大的期望注视着中国，以便了解这个已经能够建立生机勃勃和组织良好社会体系的人口最多的国家将如何发展现代急救和复苏医学的潜力，并与传统的医学相结合。”他特别提到，中国与美国的社会情况不一样，在中国可以利用政府权威、社团努力，来大力开展CPR的普及工作，使大多数人受益。

心肺复苏（CPR）即应用胸外按压或其他方式形成暂时的人工循环并恢复心脏的自主搏动和自主血液循环，用人工呼吸代替自主呼吸并恢复自主呼吸的目的，达到恢复意识和挽救患者生命的目的，是针对心跳、呼吸停止所采取的抢救措施。最初针对心跳、呼吸骤停而采取的口对口人工呼吸和胸外按压，称为心肺复苏，其中在现场接受CPR且存活者中约10%～40%遗留有明显的永久性脑损害，因而引起了人们对脑保护和脑复苏的重视。故将CPR扩展为心肺脑复苏（CPCR）。

一、基础生命支持

基础生命支持（BLS）是CPR中的第一个阶段，又称初期复苏处理或现场急救。目的是向心、脑及全身重要器官供氧，通过迅速建立有效的人工循环，使其得到保护。

知识链接

CPR 的发展史

CPR 包括快速电除颤转复心室颤动以及使用血管活性药物来重新恢复自主循环等急救技术。

近代 CPR 技术是在 20 世纪 50 年代后期到 60 年代初期这段时间发展起来的。虽然口对口人工呼吸早在 1740 年起就被许多典籍记载（通常是用来帮助失去呼吸的新生儿），但是在 20 世纪 50 年代以前，人工呼吸法并未被广泛采用。直到 1956 年，James Elam 医师和 Peter Safar 医师发明了现代口对口人工呼吸的方法，并首先被军方采用。自 1891 年起，陆续有医师发现对病人进行胸外按压可以成功复苏。1960 年，Jude 医师、Kouwenhoven 医师和 Knickerbocke 医师三人发现胸腔压缩可以达到小量的人工循环，随后，口对口人工呼吸和胸外按压的组合，成为目前流程的雏形。CPR“所需的一切只是一双手”。

心肺脑复苏的基础生命支持包括三个步骤：开放气道（airway，A）、重建呼吸（breathing，B）和重建循环（circulation，C），常称为 ABC 三步骤。而《2010 美国心脏协会心肺脑复苏及心血管急救指南》指出更合理的心肺脑复苏基本程序是 C、A、B，分别指胸外按压、开放气道、人工呼吸。

（一）心跳骤停的识别和判断

1. 判断病人反应 应在 10 秒时间内完成，采取轻拍或摇动患者双肩的方法，并尽可能大声呼叫病人：“喂，你怎么了?”判断患者有无反应，同时应快速检查病人有无呼吸，若发现病人有颈部损伤时切勿轻易搬动。

2. 启动急救反应系统 若患者无反应，在院外立即拨打“120”，如在院内应呼叫其他医护人员并立即启动急救反应系统。迅速将患者置于复苏体位，即取去枕仰卧位，使病人头、颈部与躯干保持在同一轴面上，不得扭曲，并将双上肢放置在身体两侧，解开衣领，暴露病人胸壁。

（二）重建循环

其目的旨在为冠状动脉、脑和其他重要脏器提供血液灌注，通常指用人为的方法增加病人胸腔内的压力或通过直接挤压心脏而产生血液流动。

1. 判断大动脉搏动 检查大动脉搏动，时间不超过 10 秒。成人检查颈动脉，即示指和中指并拢，从病人的喉结部位向旁滑移 2 ~ 3cm，在胸锁乳突肌的内侧可触摸到病人颈动脉。儿童可检查其股动脉。

2. 胸外按压 人工胸外心脏按压是复苏术最基本和首选的方法，必须尽早进行。

（1）确定按压部位　成人按压部位在胸部正中，胸骨的下半部，两乳头连线之间的胸骨处；儿童按压部位在胸骨中下 1/2 的位置；婴儿按压部位在两乳头连线之间的胸骨稍下方处。

（2）方法　操作者在患者一侧，一只手的掌根部放在按压部位，另一只手叠加在其上，两手指交叉紧扣，手肘伸直，利用上半身的力量垂直向下用力，快速按压，频率为100次/分，胸骨下陷至少达5cm，按压与放松的时间基本一致，以保证胸廓能得到充分的回弹。按压与通气的比值为30:2，操作过程中应尽量减少中断的时间，并控制在10秒内，同时应保证按压方法准确。

（3）观察 按压期间应注意观察病情变化，如能触摸到病人大动脉搏动，口唇、甲床及皮肤颜色由苍白或青紫转为红润，瞳孔由大变小，血压达60mmHg或以上，有眼球活动、睫毛反射与对光反射，说明复苏有效。

考点提示

掌握胸外心脏按压的方法及观察要点。

知识链接

培训第一目击者

世界公认的黄金抢救时间是4分钟，而急救人员很难保证在接到求救电话后的4分钟内赶到病人身边，因此一旦发生意外，第一目击者就是直接抢救者。

据统计，现在全世界每年有350万人死于工业事故，50万人死于交通事故。在我国，由于城市交通拥堵和急救环节薄弱，导致许多意外事故、突发事故，造成猝死病人增多、交通事故死亡率直线上升，伤者以及急症患者的生存率大幅度降低。其中，百姓普遍缺少必要的急救常识和基本的生存救助能力，尤其是第一目击者的作用不能发挥，加重惨剧的发生，而发达国家每3至5人中就有1名急救员。

普及救护知识和技能，培训更多"第一目击者"，做到科学地先"救"后"送"，能最大限度地挽救伤员生命，减轻伤残。

（三）开放气道

1. 仰面抬颏/颌法 方法是救护者一手置于病人前额，手掌后压使病人头后仰，另一手的手指放在病人颏部的下方，将颏部向前抬起。适用于头和颈部没有创伤的病人（图4-2）。

2. 仰头抬颈法 方法是救护者一手托抬病人颈部，另一手以小鱼际下按前额，使其头后仰。

3. 托下颌法 方法是救护者双手分别放置在病人头部两侧，将拇指放在下颏处，其余四指握紧病人的下颌角，注意用力应向前、向上托起病人的下颌。对于疑似有头、颈部创伤的病人，此法比较安全。

（四）人工呼吸

对于没有呼吸或不能正常呼吸的病人，通过用人工的方法（手法或机械）借助外力来推动病人肺、膈及胸廓的运动，以保证二氧化碳排出机体及病人对氧气的需求。

1. 口对口人工呼吸 方法是施救者用按于前额的手，用拇指与食指捏闭病人的鼻孔，并深吸一口气，张开口紧贴病人口部，使病人口周封闭，然后用力吹气，使病人胸廓扩张，一次吹气毕，应立即脱离病人口部，同时松开捏鼻孔的手，让病人胸廓依其弹性而回缩（图4－3）。

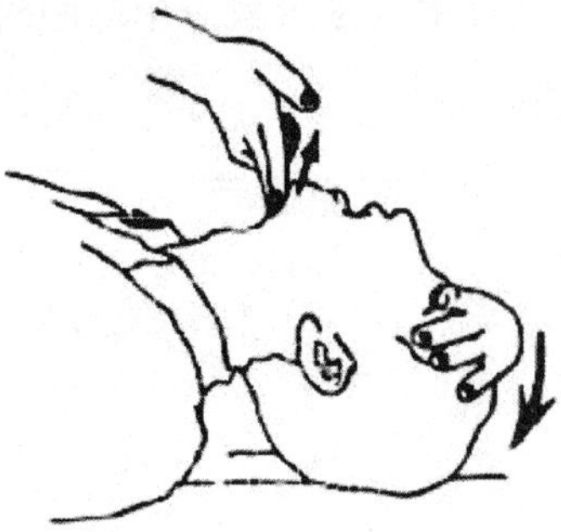

图4－2　仰面举颏法

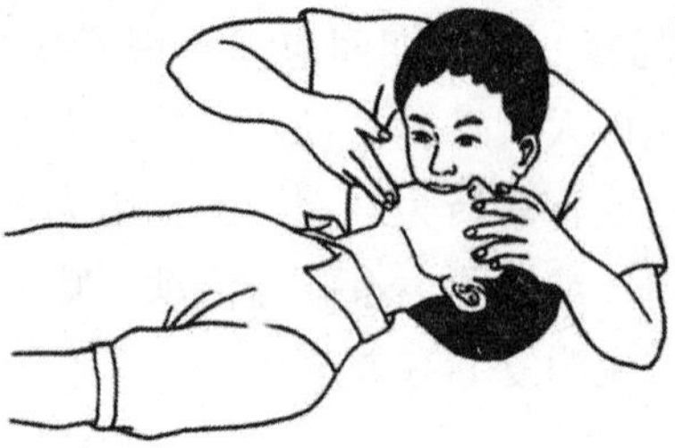

图4－3　口对口人工呼吸法

2. 口咽通气管或面罩　人工通气时，施救者将“S”形通气管放入到患者的口咽部，切不可强行放入，并用口含住“S”通气管的外口吹气即可。使用面罩者，让患者头后仰，口张开，将面罩覆盖于整个口和鼻部并固定好。

考点提示

掌握开放气道的三种方法。

直通护考

复苏的首要步骤是（　　）

A. 呼救　　B. 判断心脏是否停搏

C. 开放气道，保持呼吸道通畅　　D. 口对口人工呼吸

E. 胸外心脏按压

答案： E

（五）早期除颤

当病人发现心跳骤停时，发生的心律失常最常见的是无脉性室速或心室颤动，终止无脉性室速或心室颤动最迅速有效的方法是除颤术，尽可能在心肺复苏开始的3～4分钟内使用。首次电击的能量可选200J，若不成功，在30秒后重复，可提高电击能量到300J，第三次360J。电击除颤若能转为窦性心律，一般需要20～30秒，因此电击后仍应进行心肺脑复苏，直到能触及病人的颈动脉搏动。

二、进一步生命支持

进一步生命支持（ALS）是心跳骤停后5～10分钟的第二个处理阶段，又称二期复苏或高级生命维持。主要是在基础生命支持的基础上，应用辅助设备和药物，建立和维持有效的通气和血液循环，识别、治疗心律失常，建立有效的静脉通路，改善并保持心肺功能及治疗原发病。一般在医疗单位中进行，ALS也应尽早开始。

（一）明确诊断

尽可能迅速地进行心电监护和必要的血流动力学监测，明确引起心跳骤停的原因，并采取相应的治疗措施。

（二）控制气道

心肺脑复苏时急救人员可采用口咽气道、鼻咽气道、气管内插管、环甲膜穿刺或经皮气管切开术等方法，保持呼吸道通畅，纠正缺氧。

（三）氧疗和人工通气

对心跳骤停患者，心肺脑复苏时，如果有氧气，可给予高浓度或100%氧气。心肺脑复苏时，可选择以下人工通气方法：

1. 球囊－面罩通气法 是提供正压通气的最常用方法。但此方法容易产生胃胀气及其他并发症，如反流、吸入性肺炎等。

2. 机械通气 可以增加或代替患者自主通气，保证足够的供氧，改善气体交换。是目前临床上唯一确切的、最有效的人工通气方法（详见第八章第一节简易呼吸器与人工呼吸机的使用）。

（四）循环支持

1. 心电、血压监测 尽早连接心电监护仪或除颤仪，心电示波装置或心电图机进行持续心电监测，以便及时发现心律失常，并采取相应的急救措施。

2. 药物的应用

（1）肾上腺素 为心肺脑复苏的首选药物。肾上腺素能兴奋α－肾上腺素受体，可使外周血管收缩，升高血压，增加冠状动脉和心、脑的血流量；能兴奋β－肾上腺素受体，增强心肌收缩力。其用法是首次剂量1mg，静脉注射。若无效，每隔3～5分钟可重复静脉给药1～3mg。

（2）利多卡因 此药可降低心肌的应激性，对室颤及顽固性心律失常有效。其用法是初始剂量为1～1.5mg/kg，静脉注射，最大剂量不超过3mg/kg。

（3）阿托品 属于副交感神经拮抗剂，能解除迷走神经对心脏的抑制作用，可用于因迷走神经反射刺激及缓慢性心律失常所致的心跳骤停者。其用法为首次静脉推注0.5mg，可每隔3～5分钟重复一次，最大剂量不超过3mg。

（4）碳酸氢钠 早期不应过分积极补充碳酸氢钠，当病人心跳骤停或复苏时间过长，出现代谢性酸中毒、高钾血症时，可适当补充碳酸氢钠。其用法是初始剂量1mmol/kg（5%碳酸氢钠100ml＝60mmol），静脉滴注。复苏后应根据血气分析结果、动脉血pH值和二氧化碳分压来决定用量。

3. 药物的病情观察 在对病人进行心肺脑复苏的过程中，要密切注意观察病人用药后的反应和副作用。

> **考点提示**
>
> 掌握心肺脑复苏的首选药物及常规用量。

三、延续生命支持

心跳骤停后因缺血缺氧，最易受损的是脑组织。由于脑组织的耗氧量高，能量储备有限，因此，脑组织对缺氧很敏感。在正常体温下，心脏停搏3～4分钟，即可造成“不可逆转”的脑损害，所以，有效的脑复苏措施必须尽早实施。由此可见，延续生命支持（PLS）的重点是脑复苏、脑保护及复苏后疾病的防治。

（一）脑复苏

脑复苏是进行心肺复苏的目的，是防治脑缺血缺氧、减轻脑水肿、保护脑细胞、恢复脑功能的重要措施。

1. 维持血压 病人在缺氧状态下，因脑血流的自主调节功能丧失而依赖脑灌注压，故应维持正常或稍高水平的血压，降低增高的颅内压，以保证良好的脑灌注，保护脑细胞。

2. 低温脑保护 体温可降至32～35℃水平，因降温可防止脑水肿、降低颅内压和恢复中枢神经细胞的功能。脑组织温度可降至28℃，争取尽早使用冰帽保护大脑。停止降温时应让体温自动缓慢上升，不可快速复温。

3. 药物的应用

（1）脱水药 利用渗透性利尿的作用，在降温和维持血压的基础上，以减轻脑水肿和降低颅内压，促进大脑功能的恢复。常用20%甘露醇、50%葡萄糖、呋塞米等。

（2）冬眠药物 可消除低温引起的寒战、解除血管痉挛、改善血流灌注、辅助物理降温。常选用冬眠1号（哌替啶100mg、异丙嗪50mg、氯丙嗪50mg）。

（3）高压氧（HBO）治疗 作用原理：高压氧的“压力效应”通过增加血氧含量及其弥散功能，增加脑组织的氧分压，从而改善大脑缺氧、降低颅内压，应用时间越早越好，待病情稳定后应及时进行高压氧治疗。

（4）其他 促进早期脑血流灌注、巴比妥酸盐类药物、钙离子通道阻滞剂、氧自由基清除剂及铁离子螯合剂、抗凝剂等。

（二）维持循环功能

心搏恢复后，要针对不同情况合理使用血管活性药物、强心药物及利尿剂，注意控制输液量与速度，减轻心脏负荷，维持循环功能。

（三）维持呼吸功能

自主循环恢复后，心跳骤停患者可存在不同程度的肺功能障碍。因此，在继续进行有效的人工通气、监测动脉血气分析结果和促进自主呼吸的同时，还应加强气道管理，防治肺部并发症及注意观察血流动力学的变化。

> **考点提示**
>
> 掌握脑复苏药物应用的要点。

直通护考

一位成年男子走在街上，突然一手抱胸，呻吟一声并立即倒下，失去意识。经下列哪种情况处理，急救成功机会最大（　　）

A. 立即由专业人员现场给予人工呼吸

B. 立即由非专业人员现场行胸外心脏按压

C. 五分钟内给予心肺脑复苏术和电击除颤

D. 10 分钟内将病人送至最近医院

E. 立即拨打“120”电话，在救护车内进行抢救

答案：C

第三节　复苏后的监测与护理

心跳骤停后病人出现的多方面问题涉及重症、心脏、神经等多学科的综合治疗。复苏成功后，病情尚未稳定，需严密监护，若稍有疏忽或处理不当，就有可能会导致心跳、呼吸再度停止而死亡。因此，复苏后的监测与护理尤为重要。

一、纠正酸中毒和电解质紊乱

酸中毒可破坏血脑屏障、加重脑循环障碍、诱发和加重脑水肿，常是心肺复苏后循环、呼吸功能不稳定，发生心律失常和低血压的重要因素，也是脑复苏失败的主要原因。因此，复苏后需严密监测病人的生命体征、血气分析及生化指标，及时纠正酸中毒和电解质紊乱。

（一）呼吸性酸中毒

主要通过呼吸支持，建立有效的人工呼吸来纠正。

（二）代谢性酸中毒

纠正方法包括呼吸支持和碱性药物的应用。

（三）电解质紊乱

根据监测结果，适当应用利尿剂。

二、循环系统的监护

1. 血压、心率和动脉压的监测　每 15 分钟测量一次，直至平稳。

2. 心电监护　复苏后应给予心电持续监护，密切观察心电变化，若发生心律失常，应及时给予处理。

3. 中心静脉压的测定　依据中心静脉压的测定结果了解低血压的原因、调整输液用量并指导用药。

4. 循环血量的观察 通过观察皮肤、口唇、指（趾）甲的颜色、温度等，评估末梢循环血量是否充盈。

三、呼吸系统的监护

（1）加强呼吸道管理，及时清除呼吸道分泌物，做好气道湿化。

（2）定时翻身、拍背、吸痰，合理应用抗生素，预防肺部感染。

（3）根据病情变化合理调节人工呼吸机参数与氧流量，预防并发症。

四、密切观察病人的症状和体征

密切观察病人的意识状态、瞳孔变化、神经反射、生理功能等，发现异常，及时处理，防止呼吸衰竭或脑功能损伤。

五、肾功能监护

使用血管收缩药物时应每小时测尿量 1 次，每 8 小时结算出入量，每 24 小时总计，观察尿的颜色及比重，适时采集各种标本并进行监测，预防肾衰竭。

六、防治继发感染

心跳骤停的患者经抢救后，机体免疫力下降，容易感染。因此，在护理过程中，应保证病室的环境卫生符合要求，规范无菌操作，加强基础护理，防止并发症。

目标检测

选择题

1. 人工呼吸的方法，下列哪项是错误的（　　）

A. 首先必须通畅气道　　B. 吹气时不要按压胸廓

C. 吹气时捏紧病人鼻孔　　D. 首次吹气 2 次

E. 按压频率成人 8 ~ 10 次/分钟

2. 关于胸外心脏按压术哪项是错误的（　　）

A. 单人复苏时按压与通气比是 30:2　　B. 双人复苏时按压与通气比是 30:2

C. 成人按压深度 4 ~ 5cm　　D. 按压应平稳不能间断

E. 按压部位在胸骨下

3. 判断病人有无脉搏下列哪项是正确的（　　）

A. 同时触摸双侧颈动脉　　B. 颈动脉触摸时，不要用力过大

C. 检查时间不得短于 10 秒　　D. 不能触摸股动脉

E. 颈动脉搏动点在胸锁乳突肌外缘

4. 简易人工呼吸器 1 次可挤压入肺的空气量为（　　）

A. 100 ~ 200ml　　B. 300 ~ 400ml　　C. 500 ~ 1000ml
D. 1200 ~ 1500ml　　E. 1800 ~ 2000ml

5. 心跳骤停时的心电活动2/3是（　　）
A. 室颤　　B. 房颤　　C. 心电机械分离
D. 室上速　　E. 室速

6. 病人心肺复苏后，脑复苏的主要措施是（　　）
A. 维持有效的循环　　B. 确保呼吸道通畅
C. 降温和脱水疗法　　D. 加强基础护理
E. 治疗原发疾病

7. 成人胸外心脏按压的操作，下列哪项是错误的（　　）
A. 病人仰卧背部垫板
B. 急救者用手掌根部按压
C. 按压部位在病人心尖区
D. 使胸骨下半段及其相邻的软骨下降 4 ~ 5cm
E. 按压要有节律，每分钟 100 次

8. 简单而迅速地确定心跳骤停的指标是（　　）
A. 呼吸停止　　B. 血压下降　　C. 瞳孔散大
D. 意识消失，无大动脉搏动　　E. 呼之不应

9. 胸外心脏按压的位置是（　　）
A. 剑突下　　B. 胸骨左旁第四肋间
C. 左锁骨中线第四肋间　　D. 胸骨正中线下半段
E. 上胸部

10. 胸外心脏按压时，每分钟按压次数为（　　）
A. 50 次　　B. 80 次　　C. 100 次　　D. 120 次　　E. 130 次

11. 张某，6岁，在公园玩耍时不慎溺水窒息，急救的首要步骤是（　　）
A. 加压给氧　　B. 挤压简易呼吸器
C. 清除呼吸道异物　　D. 肌内注射呼吸兴奋剂
E. 口对口人工呼吸

12. 患者李某在野外作业时发生触电，对其诊断是否心跳停止，最迅速有效的方法是（　　）
A. 听心音　　B. 观察心尖搏动　　C. 测血压
D. 做心电图　　E. 摸颈动脉搏动

13. 低温脑保护时，是病人体温保持在（　　）为宜
A. 20 ~ 25℃　　B. 32 ~ 35℃　　C. 30 ~ 37℃
D. 20 ~ 30℃　　E. 18 ~ 25℃

14. 判断是否出现心跳骤停成人最常触摸的动脉是（　　）
A. 颈动脉　　B. 股动脉　　C. 肱动脉

D. 桡动脉　　E. 足背动脉

15. 成人双人复苏按压与呼吸的比例是（　　）

A. 15:2　　B. 5:1　　C. 30:2

D. 5:2　　E. 15:1

（徐琼辉）

第五章 急性中毒

学习目标

知识目标

1. 掌握各种毒物中毒的临床表现、救治原则和护理措施。
2. 熟悉常用解毒药物的药理作用及临床表现。
3. 了解各种毒物中毒的病因及中毒机制。

技能目标

1. 能根据毒物的种类选择相应的洗胃液，做好洗胃的护理。
2. 能正确评估各种毒物中毒患者的病情，判断患者中毒的程度，做好急救护理措施及病情的观察。

第一节 概 述

某些物质进入体内，损害人体某些组织和器官的组织结构或生理功能，从而引起一系列的症状体征称为中毒。引起中毒的外来物质称为毒物。毒物的毒性较剧或短时间内大量、突然地进入人体而造成组织、器官器质性或功能性损害称为急性中毒。毒物少量、持续进入人体，蓄积到一定量时所引起的中毒称为慢性中毒。

一、毒物的分类

根据来源和用途将毒物分为工业性毒物、药物、农药和有毒动、植物。

二、病因

（一）职业性中毒

在生产过程中，不注意劳动保护或违反安全防护制度，密切接触有毒原料、辅料、中间产物或成品而发生的中毒。在保管、运输、使用过程中，劳动保护不到位，也可发生中毒。

（二）生活性中毒

误食或意外接触有毒物质，用药过量、谋害、自杀等情况下，过量毒物进入人体内可引起中毒。

（三）毒物的体内过程

毒物的体内过程是指毒物的吸收、分布、代谢和排泄的过程。

1. 吸收 毒物主要经过皮肤黏膜、呼吸道、消化道、血管等途径进入人体内。

（1）经皮肤黏膜吸收 皮肤对毒物的吸收较慢，多数毒物不能经健康的皮肤吸收，但以下几种情况可能导致毒物经皮肤吸收。脂溶性毒物，如有机磷、苯类，因其能穿透皮肤的脂质层而导致皮肤吸收；腐蚀性毒物，如强酸、强碱，能造成皮肤直接损伤；局部皮肤有损伤；高湿、高温环境，皮肤多汗，则吸收增加。

（2）经呼吸道吸收 肺泡表面面积大，肺泡毛细血管壁薄，供血丰富，所以有毒气体、烟雾和气态溶胶易经过肺泡吸收且直接作用于各种组织器官，毒性作用出现早而严重，如烟、雾、蒸气、一氧化碳等。毒物经肺部吸收的速度比胃吸收的速度快20倍，仅次于静脉注射吸收的速度。经呼吸道吸收式毒物是进入人体最方便、最迅速，也是毒性作用发挥最快的一种途径。

（3）经消化道吸收 液态、固态毒物多经消化道途径进入人体，如有机磷杀虫药、安眠药、乙醇等。胃和小肠是主要的吸收部位。脂溶性毒物以扩散方式透过胃肠黏膜吸收，少数毒物以主动转运方式在肠内被吸收。影响毒物吸收的主要因素有胃肠内pH、毒物的脂溶性及其他电离的难易程度等，此外还有胃内容物的量、胃排空时间、肠蠕动速度等。生活性中毒大多经消化道进入，是临床最为多见的一种中毒类型。

考点提示

经呼吸道吸收毒物是进入人体最方便、最迅速、毒性作用发挥最快的一种途径。

（4）经血管吸收 部分毒品可经静脉直接进入人体。

2. 分布 毒物经各种途径进入血液循环后，通过淋巴、血液分布于全身的体液和组织，到达毒物作用部位而引起中毒表现。影响毒物体内分布的主要因素有毒物分子本身的化学特性（如水溶性或脂溶性）、有毒物质与血浆蛋白的结合能力、毒物与组织的亲和能力及毒物通过某些生理屏障（血脑屏障、胎盘屏障）的能力。

3. 代谢 毒物在体内代谢的过程主要是肝脏通过氧化、还原、水解、结合等作用进行。影响代谢的因素包括年龄、性别、毒物进入人体内的途径、剂量、肝脏的解毒能力等。一般来说，大多数毒物经过代谢后毒性降低，但有个别毒物经氧化后，毒性反而成倍增加。如对硫磷氧化成对氧磷，对胆碱酶的抑制作用比前者强300倍。

4. 排泄 肾脏是主要排泄途径，气体和易挥发的毒物吸收后，一部分以原形经呼吸道排出。很多重金属如铅、汞、砷等以及生物碱可经过消化道排泄，少量经过皮肤、汗液等排出。部分毒物在体内排出缓慢，蓄积在体内可能导致慢性中毒。

考点提示

毒物主要通过肝脏进行体内代谢。

三、中毒机制

1. 局部刺激、腐蚀作用 强酸、强碱可吸收组织中的水分，与蛋白质或脂肪结合，导致细胞变性、坏死。

2. 缺氧 不同的毒物可通过不同的作用方式导致组织缺氧。刺激性气体如氯气、二氧化硫等可引起喉头水肿、支气管痉挛、肺炎或肺水肿，妨碍肺泡的气体交换而引起缺氧；窒息性气体如一氧化碳、硫化氢、氰化物等可阻碍氧的吸收、转运或利用；过量药物如巴比妥类药物、乙醚等可控制或抑制麻痹呼吸中枢。

3. 麻醉作用 有机溶剂和吸入性麻醉剂如苯类和乙醚有强嗜脂性，通过血－脑脊液屏障，进入脑内而抑制脑功能。

4. 抑制酶的活性 部分毒物或其代谢产物可通过抑制酶的活力而产生毒性作用，如有机磷农药抑制胆碱酯酶；氰化物抑制细胞色素氧化酶；重金属抑制含硫基酶。

5. 干扰细胞膜和细胞器的生理功能 四氯化碳在体内代谢产生三氯甲烷自由基，使肝细胞膜中的不饱和脂肪酸发生脂质过氧化，导致线粒体、内质网变性，肝细胞死亡。

6. 受体竞争 阿托品通过竞争性阻断胆碱能受体发挥毒性作用。

四、护理评估

（一）病史

急性中毒临床表现复杂，多数症状缺乏特异性，因此接触史对于确诊具有重要意义，重点咨询职业史和中毒史。

（1）神志清楚者可询问患者本人，神志不清或企图自杀者应向患者的家属、同事、亲友或现场目击者了解情况。

（2）怀疑职业性中毒者，应详细询问职业史包括工种、工龄、接触毒物种类、时间、工作环境及防护措施，以及在相同的工作条件下，其他人员有无发病等。

（3）生活性中毒者，应详细了解患者的居住环境、既往病史、精神状态、长期服用药物种类，现场病人身边有无药瓶、药袋、呕吐物、特殊气味及发病时服用何种毒物、剂量、时间等。

（4）如怀疑食物中毒者，应询问餐饮种类、进餐时间、进餐地点及同餐进食者有无类似症状发生，并注意搜集剩余食物、呕吐物或胃内容物送检。

（5）怀疑一氧化碳中毒者，需了解室内炉火、烟囱、煤气的通风情况及当时室内其他人员情况。

（二）临床表现

各种中毒的症状和体征取决于各种毒物的毒理作用、进入机体的途径、剂量和机体的反应性。

1. 皮肤黏膜症状

（1）皮肤黏膜灼伤：主要见于强酸、强碱等引起的腐蚀性损害和结痂，如糜烂、溃疡、痂皮等，但不同毒物呈现不同特征，如硫酸烧伤痂皮呈黑色，硝酸烧伤呈黄色，盐酸烧伤呈棕色，过氧乙酸呈无色等；

（2）桃红色：见于一氧化碳、氰化物中毒；

（3）黄疸：见于四氯化碳、鱼胆、毒蕈中毒损害肝脏；

（4）发绀：有机溶剂、麻醉药、刺激性气体、亚硝酸盐中毒均引起氧和血红蛋白不足。

2. 眼部症状

（1）瞳孔扩大：乙醇、阿托品、毒蕈及曼陀罗中毒；

（2）瞳孔缩小：有机磷农药、毒扁豆碱、吗啡、氨基甲酸酯类中毒；

（3）视觉神经炎：有机磷、甲醇、苯丙胺中毒。

3. 神经系统症状

（1）中毒性脑病：见于各种安眠药与镇静药、一氧化碳、有机磷农药及窒息性毒物等引起的不同程度的意识障碍、抽搐、精神症状等；

（2）中毒性周围神经病：见于铅、三氧化二砷、蛇毒等中毒引起的脑神经麻痹和多发性神经炎。

4. 呼吸系统症状

（1）呼吸气味：见于挥发性强的有机溶剂，如氢化物有苦杏仁味、有机磷杀虫药有大蒜味，乙醇有酒精味；

（2）呼吸加快：见于水杨酸类、甲醇、马钱子、樟脑等毒物中毒引起脑水肿、肺水肿时，亦可表现为呼吸加快；

（3）呼吸减慢：见于镇静催眠药、吗啡中毒，也可见于中毒性脑水肿。

直通护考

氰化物中毒时，病人的呼吸气味可呈（　　）

A. 烂苹果味　　B. 蒜臭味　　C. 腥臭味

D. 酒味　　E. 苦杏仁味

答案：E

5. 循环系统症状

（1）心律失常：洋地黄、奎尼丁、拟肾上腺素、氨茶碱、三环类抗抑郁药等可引起心律失常；

（2）休克：三氧化二砷中毒可引起剧烈吐泻；强酸、强碱引起血浆渗出；巴比妥等毒物抑制血管舒缩中枢；吐根碱、砷中毒引起心肌损害；

（3）心跳骤停：毒物直接损害心肌如有机磷中毒、洋地黄类、普鲁卡因胺等；窒息毒物中毒引起缺氧；可溶性钡盐、棉酚中毒可致严重低钾血症。

6. 泌尿系统症状

（1）肾小管坏死：见于升汞、四氯化碳、头孢菌素类、氨基糖苷类抗生素、蛇毒等中毒；

（2）肾缺血：产生休克的毒物；

（3）肾小管堵塞：磺胺结晶、砷化氢中毒等。

7. 血液系统症状

（1）溶血性贫血：表现为贫血和黄疸，见于苯胺、硝基苯、砷化氢中毒；

（2）白细胞减少和再生障碍性贫血：见于苯巴比妥类、磺胺类、解热镇痛剂、抗肿瘤药、氯霉素等中毒；

（3）出血：见于阿司匹林、氯霉素、氢氯噻嗪、抗肿瘤药等引起的血小板异常；肝素、双香豆素、蛇毒引起的凝血障碍。

8. 消化系统症状

（1）口腔炎：见于汞蒸气、有机汞化合物等腐蚀性毒物引起的口腔黏膜糜烂、齿龈肿胀、出血等；

（2）急性肠胃炎：见于引起呕吐、腹泻的食物中毒；

（3）肝脏受损：见于剧毒四氯化碳中毒。

（三）辅助检查

1. 毒物检测 是诊断中毒最为客观的方法，其特异性强，应尽快采集剩余毒物、药物、食物及毒物标本如呕吐物、唾液、胃内容物、血液、尿液、大便及其他可疑物品送检。

2. 其他检查 包括血液学检查（如胆碱酯酶活性、碳氧血红蛋白测定）、血气分析、血清电解质、血糖、肝功、心电图、X 线检查。

（四）估计病情严重程度

（1）病人一般情况 如神志状态、生命体征、皮肤色泽等。

（2）毒物的品种和剂量等。

（3）有无严重并发症 下列任何一项临床表现均看作病情危重的信号：深度昏迷；血压高或低；体温过高或过低；呼吸功能衰竭；肺水肿；吸入性肺炎；严重心律失常；癫痫发作；少尿或肾功能衰竭；黄疸或中毒性肝损害；溶血性贫血或出血倾向。

> **考点提示**
>
> 急性中毒病人病情危重的指征。

五、救治原则

急性中毒的救治原则是：立即切断毒源，迅速处理危及生命的情况；有效清除毒素；及时应用特效解毒药；对症支持治疗。

> **考点提示**
>
> 急性中毒病人的救治原则及处理措施。

直通护考

抢救经呼吸道吸入的急性中毒，首要采取的措施是（ ）

A. 清除尚未吸收的毒物　　B. 排出已吸收的毒物

C. 使用解毒剂　　D. 对症治疗

E. 立即脱离现场及急救

答案：E

（一）立即终止接触毒物

1. 迅速脱离有毒环境 在评估环境安全的情况下，对吸入性中毒者，应迅速将病人搬离有毒环境，并解开衣扣；对接触性中毒者，立即将病人搬离中毒现场，用敷料除去肉眼可见的毒物。

2. 维持基本生命体征 评估患者心跳、呼吸骤停，应立即进行心肺脑复苏。呼吸道梗阻者应立即清理呼吸道分泌物，保持呼吸道通畅。条件许可时可尽早采用气管插管、给氧和呼吸机治疗。并迅速建立静脉通路，纠正酸电解质紊乱。

（二）清除尚未吸收的毒物

根据毒物侵入途径不同采取相应的措施。

1. 吸入性中毒的急救 对呼吸道吸入的毒物，如一氧化碳、各种毒气等，应将患者立即脱离现场，移至空气清新安全的地方，解开衣领、平卧、保暖、保持呼吸道通畅，及时清除呼吸道分泌物，有条件者尽快吸氧，昏迷者防止舌后坠。

2. 接触性中毒的急救

（1）皮肤污染中毒：立即将患者移离中毒现场，迅速脱去被污染的衣物，用敷料除去肉眼可见的毒物，并用大量微温清水或肥皂水清洗体表，特别注意毛发、甲缝和皮肤皱褶等部位的清洗。皮肤接触腐蚀性毒物者，清洗时间要求达到 15 ~ 30 分钟，并选择适当的中性液或解毒液冲洗，如有机磷中毒（敌百虫除外），可用肥皂水或弱碱水冲洗；碱性毒物用 3% ~5% 醋酸、食醋等冲洗，然后再用清水冲洗。

（2）眼睛污染中毒：毒物污染眼内必须用大量清水或等渗生理盐水冲洗至少 5 分钟，并滴入相应中和剂，如碱性毒物用 3% 的硼酸液，酸性毒物用 2% 碳酸氢钠冲洗，然后滴入抗生素眼药水，涂抗生素软膏（图 5 －1）。

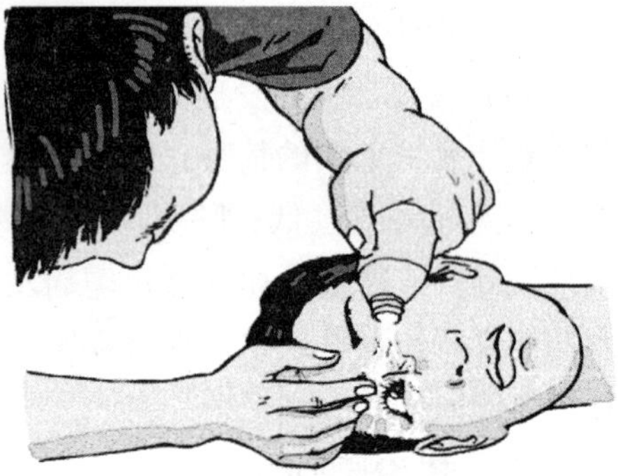

图 5 －1 眼部毒物污染的处理

（3）伤口污染中毒：立即在伤口近心端结扎止血带，彻底清创，并用肥皂水洗净，伤口处理用吸乳器吸吮毒物；紧急情况下用口吸，必要时在伤口处做十字切开再吸吮，超过 24 小时不再排毒。

直通护考

经皮肤黏膜吸收而中毒的病人，下列清洗皮肤的措施，哪项有错误（　　）

A. 用清水冲洗

B. 有机磷农药中毒的病人用肥皂水反复洗

C. 用酒精擦洗

D. 有机磷农药污染眼睛的用 2% 碳酸氢钠清洗

E. 用醋酸或食醋冲洗

答案： C

3. 食入性中毒的急救 毒物经消化道进入人体，可采取催吐、洗胃、导泻、灌肠、使用吸附剂等方法清除胃肠道尚未吸收的毒物。

考点提示

接触性中毒的急救措施。

（1）催吐 是尽早排除胃内毒物的最好方法。适应证：所有中毒早期，口服毒物的神志清醒患者。禁忌证：腐蚀性毒物中毒（强酸、强碱）；昏迷、惊厥；原有食管胃底静脉曲张、主动脉瘤、消化性溃疡；年老体弱、妊娠、高血压、冠心病、休克等。方法：机械催吐是最简单易行的方法，用压舌板、匙柄或指甲不长的手指等刺激咽后壁或压迫舌后根，使之呕吐，注意动作要轻柔，避免损伤咽部。对食物过稠不易吐出者，为使毒物排出更彻底，可嘱病人快速喝入适量温水或盐水，以促使呕吐，直至吐出液体变清为止。药物催吐：首选吐根糖浆15～20ml加入200ml口服，15～30分钟即发生呕吐；也可用阿扑吗啡0.1mg/kg皮下注射，3～5分钟后即呕吐，注射后注意观察病人生命体征等病情变化情况。体位：患者呕吐时应采取左侧卧位，头部放低，面向左侧，臀部略抬高；幼儿则应俯卧位，头向下，臀部略抬高，以防止呕吐物被吸入气管发生窒息或吸入性肺炎。

（2）洗胃 适应证：除腐蚀性毒物中毒外所有服毒病人。对昏迷、惊厥患者洗胃时应注意保护呼吸道，避免发生误吸。禁忌证：强腐蚀剂中毒，有可能引起食管及胃穿孔；正在抽搐、大量呕血者；原有食管胃底静脉曲张或上消化道大出血病史者。洗胃时间选择：一般在服毒后6小时内洗胃最有效。以下情况尽管服毒超过6小时者，仍需洗胃。毒量大或毒物多；抗胆碱能药物及有机磷酸酯类毒物致胃排空延长；砷、酚或带肠衣的药片中毒致毒物小颗粒嵌入胃皱襞内；服毒后曾大量进食牛乳及蛋清者等。

考点提示

催吐的方法、适应证及禁忌证。

（3）常用洗胃液的选择 常用洗胃液可根据毒物的种类不同来选择。润滑剂：吞服强腐蚀剂者，服用牛奶、蛋清、米汤、植物油等；溶剂：吸入汽油。煤油等有机溶剂时，用液体石蜡150～200ml，先使其溶解，后洗胃；吸附剂活性炭为广谱解毒剂，一般用20～30g加水200ml，由胃管内注入；解毒剂：通过与体内毒物作用，使其失去毒性。根据毒物种类不同，选用1∶5000高锰酸钾溶液或2%碳酸氢钠溶液；中和剂：吞服强酸时可采用强碱，如镁乳、氢氧化铝凝胶等中和，不能用碳酸氢钠，可反应生成二氧化碳，使胃膨胀，造成胃穿孔的危险；强碱用强酸如稀醋、果汁等；沉淀剂：有些解毒剂可与毒物作用生成溶解度低、毒性小的物质。如生理盐水与硝酸银作用生成氟化银等（表5－1）。

表5－1 常用洗胃液及其适应证

洗胃液	适应证	注意点
清水（微温）或等渗生理盐水	各种砷、硝酸银、溴化物及原因不明的中毒	儿童宜用生理盐水
1∶50000高锰酸钾	安眠药、砷化物、氰化物、有机毒物	1605中毒禁用
0.3%过氧化氢溶液	阿片类、氰化物、高锰酸钾、士的宁	

续表

洗胃液	适应证	注意点
2% ~4%碳酸氢钠	有机磷农药、苯、汞、香蕉水	敌百虫及强酸禁用
1% ~2%醋酸、食醋	碱性物质中毒	
生理盐水、温开水、2%碳酸氢钠	乙醇及甲醇	
鸡蛋清、牛奶、豆浆、米汤	腐蚀性毒物、硫酸铜	
液体石蜡	硫黄	口服液体石蜡后再用清水洗胃
10%活性炭	河豚毒、生物碱	

（4）洗胃方法：常用胃管洗胃法。神志清醒者取坐位，危重病人协助取平卧位，头偏向一侧。正确掌握洗胃技术，操作轻巧迅速，不得过分用力；灌洗前尽量抽尽胃内容物，并留取标本送检；每次灌洗液 300 ~500ml，反复灌洗直至洗出液和灌洗液颜色相同为止，一般灌洗总量约为 25000 ~50000ml。洗胃液温度为 25 ~38℃；洗胃时严格遵循先出后入、快进快出、出入基本平衡的原则，洗胃中应严密切观察病人反应，防止窒息或胃内容物反流至气管内，一旦病人发生惊厥或窒息立即停止操作。洗胃完毕胃管宜保留一定时间，不宜立即拔出，以利再次洗胃。尤其是有机磷中毒者，胃管应保留 24 小时以上，便于反复洗胃。在催吐或洗胃后尽快给病人口服硫酸钠 12g，以加速毒物从肠内排出；腐蚀性毒物中毒者给予口服蛋清、米汤、面粉糊等。

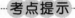

考点提示

洗胃的适应证及禁忌证。

直通护考

急性中毒者洗胃的原则是（　　）

A. 快进慢出　　B. 先出后入　　C. 密切观察

D. 出多入少　　E. 对症处理

答案：B

4. 导泻与灌肠

（1）导泻：常用25%硫酸钠30 ~60ml 或50%硫酸镁40 ~80ml 口服或经胃管注入。当毒物已引起严重腹泻时，不必再导泻。

知识链接

导泻的禁忌

一般不用油类泻药，以免促进脂溶性毒物的吸收。严重脱水及口服强腐蚀性毒物的病人禁止导泻。硫酸镁若吸收过多，对中枢神经系统有抑制作用，肾功能不全、呼吸抑制或昏迷病人及磷化锌和有机磷中毒晚期者都不宜使用。

（2）灌肠：适用于口服中毒超过6小时以上，导泻未发生作用者。对抑制肠蠕动的毒物（如苯巴比妥类和吗啡）及金属类所致中毒尤为重要。灌肠方法包括温盐水、清水、1%微温肥皂水约5000ml或生理盐水做高位连续灌肠，以达到最有效地清除肠道内毒物的目的。

直通护考

清除进入人体内尚未吸收的毒物，下列哪一项不正确（　　）

A. 吞服腐蚀性毒物者不应催吐
B. 昏迷患者插管洗胃可导致吸入性肺炎
C. 清洗皮肤宜用肥皂水或温水
D. 清除肠道内毒物宜用硫酸镁或蓖麻油导泻
E. 清除眼部宜用清水彻底冲洗

答案：D

（三）促进已吸收的毒物排泄

1. 利尿

（1）大量补液：每小时200～400ml，液体以5%～10%葡萄糖溶液和5%葡萄糖盐水交替持续滴注，根据患者情况适当补钾，同时静注呋塞米20～40mg；

（2）碱化尿液：5%碳酸氢钠和利尿剂合用，以加速弱碱性化合物（如巴比妥类、水杨酸类）的排出；

（3）酸化尿液：改变尿pH，应用维生素C 8g/d，促使有些毒物加速排出；

（4）渗透利尿：用20%甘露醇等渗性利尿剂200～300ml/h快速静脉滴注，以增加排毒解毒作用，同时适用于肺水肿、脑水肿的中毒病人。

知识链接

高压氧治疗的作用

1. 迅速纠正机体缺氧状态　可增加血氧含量，提高血氧分压，增加血浆中的物理溶解氧，可治疗心脑血管疾病，脑血管意外，心肺复苏后的急性脑功能障碍，一氧化碳中毒等各种毒物中毒。

2. 有效改善微循环　提高血氧弥散能力，使氧的有效弥散径加大，组织内氧含量和储氧量增加，可治疗伴有微循环障碍的疾病，如烧伤、冻伤、挤压伤、休克等。

3. 防止各类水肿　高压氧对血管有收缩作用，故可降低血管通透性、减少血管组织液渗出、减轻水肿，如治疗脑水肿，降低颅内压30%～40%，治疗肢体肿胀创面渗出的体液丢失等。

4. 促进侧支循环的建立　增加血脑屏障的通透性促进有害气体的排出，可治疗由缺氧导致的一系列疾病，如心梗、缺血性脑病等。

5. 加速组织细胞血管的再生和修复，特别是缺血缺氧组织。

6. 抑制厌氧菌的生长、繁殖和产生毒素的能力，是气性坏疽的特效疗法。

2. 吸氧 一氧化碳中毒时，给予吸氧，可促使碳氧血红蛋白解离，加速一氧化碳排出。高压氧治疗是一氧化碳中毒的特效疗法。

3. 透析 包括腹膜透析、血液透析、血液灌流等，对镇静催眠药、抗生素、生物碱等中毒有效，特别是对肾功能衰退、血压低、呼吸抑制的病人具有抢救指征。一般在中毒后12小时内进行，如若时间过长，则不易获救，亦可将血液透析与腹膜透析联合使用。

4. 血液或血浆置换 是指将人体内含有毒素或毒物的血液或血浆引入特制的血浆交换装置分离出来弃掉，并补充正常的血液或血浆，借以清除病人血浆中的有害物质，减轻脏器的损害。对蛇毒、蕈中毒及砷中毒等溶血毒物中毒疗效更佳，但其操作复杂，代价较高。

知识链接

血液灌流（HP）

HP是使血液流过装有活性炭或树脂的灌流柱，毒物被吸附后，血液再输回病人体内的方法。此法能吸附脂溶性或与蛋白质结合的化合物，清除毒物，是目前常用的中毒抢救措施。应注意，血液灌流的并发症较多，因血液的正常成分如血小板、白细胞、凝血因子、葡萄糖、钙离子也能被吸附排出，因此使用时需要认真监测和进行必要的补充。

（四）应用特殊解毒剂

对于部分毒物中毒，在排毒的同时，积极采用有效拮抗剂和特效解毒剂（表5－2）。

表5－2 常用特效解毒药及适应证

特效解毒剂	适应证
解磷定、氯磷定	有机磷农药中毒
阿托品	有机磷农药中毒
维生素 K_1（先静脉注射再肌内注射）	地鼠中毒
纳洛酮（肌注或静注）	阿片类、吗啡
亚甲蓝	亚硝酸盐
抗毒血清	肉毒，蛇毒
二巯丙醇	汞、砷、锑
亚硝酸钠	急性氰化物中毒
吸氧、高压氧	急性一氧化碳中毒

1. 金属解毒剂 此类药物多属于螯合剂。依地酸二钠钙用于铅中毒；二巯丙醇可用于砷、汞、金、锑中毒，有严重肝病者慎用。

2. 高铁血红蛋白症解毒剂 小剂量亚甲蓝用于治疗亚硝酸盐、苯胺、硝基苯等中毒引起的高铁血红蛋白症；大剂量可产生高铁血红蛋白血症，用于治疗氰化物中毒。需注意的是药液外渗时易引起组织坏死。

3. 氰化物解毒剂 一般采用亚硝酸盐－硫代硫酸钠疗法。用法：立即吸入亚硝酸异戊酯，继而3%亚硝酸钠溶液缓慢静脉注射，随即用50%硫代硫酸钠缓慢静脉注射。

4. 有机磷农药解毒剂 如阿托品、碘解磷定、氯解磷定等。

5. 中枢神经抑制药解毒剂 纳洛酮是阿片受体拮抗剂，对麻醉镇痛药引起的呼吸抑制有特异拮抗作用，对急性酒精中毒有催醒作用；氟马西尼是苯二氮䓬类中毒的拮抗药。

（五）对症治疗

1. 高压氧治疗，如急性一氧化碳中毒、氰化物中毒、急性硫化氢、急性中毒性脑病、急性刺激性气体中毒所致肺水肿。

2. 保持呼吸道通畅，维持呼吸及循环功能。

3. 给予必要的营养支持。

4. 合理选用抗生素预防感染。

5. 对症治疗，低血压者给予补液，应用血管活性药物；心律失常者纠正心律失常，加强心电监护；心跳骤停者给予心肺脑复苏；急性呼吸衰竭者给予呼吸机辅助呼吸、氧疗、应用呼吸兴奋剂；中毒性脑病者积极纠正脑水肿，用甘露醇、地塞米松静滴、呋塞米静推，头部降温、高压氧治疗；急性肾功能衰竭者采取血液透析机腹膜透析。

六、护理措施

1. 迅速恢复与维持病人的生命体征 保持呼吸道通畅、及时清除呼吸道分泌物；给予氧气吸入；保暖；快速建立有效的静脉通路；对心跳骤停者立即行心肺脑复苏术。

2. 快速脱离中毒环境，对症处理 经呼吸道吸入毒物者，立即脱离现场、加强通气，给予氧疗；经消化道摄入毒物者，合理给予催吐、导泻、洗胃、灌肠；经皮黏膜沾染毒物者，给予清水彻底洗净。

3. 备好拮抗解毒药物和其他急救药品、物品

4. 密切观察病情

（1）观察患者生命体征的变化，详细记录24小时出入量。

（2）观察中毒程度、病程特征、做好特护记录。

（3）观察呕吐物、排泄物的颜色及性状，必要时留取标本送检。

（4）保持呼吸道通畅，及时清除呼吸道分泌物，给予氧气吸入，必要时行气管插管。

（5）做好心电监护，以便及早发现心脏损害，及时进行处理。

（6）维持水、电解质平衡，护理人员应严密观察患者的24小时出入量，发现异常，及时报告医生给予适量补液及对症支持。

5. 其他护理 急性中毒病人应卧床休息、保暖；病情许可时，尽量鼓励患者进食，给予高蛋白、高碳水化合物、高维生素的无渣饮食；口服腐蚀性毒物者加强口腔护理，密切观察口腔黏膜的变化；神志不清、惊厥者应由专人护理；对于服毒自杀且清醒者不可独居一室，室内锐器需严加保管，以防病人再度自杀，同时加强对病人家属的心理安慰和疏导。

第二节　有机磷杀虫药中毒

一、概述

有机磷杀虫剂大多数属于有机磷酸酯或硫代磷酸酯类化合物，对人畜均有毒性，是目前应用最广泛的农药。大多属于剧毒或高毒类，其性状多呈油状或结晶状，色泽呈淡黄色至棕色，稍有挥发性，有大蒜样臭味。除敌百虫外，一般难溶于水，不易溶于多种有机溶剂中，在碱性条件下易分解失效，但敌百虫遇碱则变成毒性更强的敌敌畏。

（一）分类

（1）剧毒类：$LD_{50} < 10mg/kg$，如甲拌磷（3911）、内吸磷（1059）、速灭磷、对硫磷（1605）等；

（2）高毒类：$LD_{50}10 \sim 100mg/kg$，如敌敌畏、氧化乐果、甲胺磷等；

（3）中毒类：$LD_{50}100 \sim 1000mg/kg$，如敌百虫、乙硫磷、乐果等；

（4）低毒类：$LD_{50}1000 \sim 5000mg/kg$，如碘硫磷、马拉硫磷、辛硫磷、氯硫磷等。

直通护考

下列临床表现中最有利于有机磷农药中毒诊断的是（　　）

A. 紫绀　　B. 昏迷　　C. 气急　　D. 蒜臭　　E. 腹泻

答案：D

（二）毒物的吸收和代谢

有机磷农药主要经消化道、呼吸道、皮肤和黏膜吸收。吸收后，迅速分布于全身各脏器，尤其以肝脏浓度最高，其次为肾、肺、脾等，肌肉和脑内最少。主要经肝脏代谢。有机磷在体内主要经历分解和氧化两过程，一般氧化后毒性增强，分解产物毒性降低，如对硫磷氧化后形成对氧磷，对胆碱酯酶的抑制作用要比前者强300倍；内吸磷氧化后形成亚砜，其抑制胆碱酯酶的能力增加5倍。有机磷农药最终大部分由肾脏排出，小部分由粪便排出，排泄较快，均能在24小时内通过肾由尿排出，48小时后完全排出体外，体内无累积作用。

二、中毒机制

考点提示

有机磷农药的中毒机制。

主要是抑制体内胆碱酯酶的活性。正常情况下，胆碱能神经兴奋所释放的递质－乙酰胆碱被胆碱酯酶水解为乙酸及胆碱而失去活性。有机硫酸脂的结构近似乙酰胆碱，进入人体后与体内胆碱酯酶迅速结合成磷酰化胆碱酯酶，使胆碱酯酶失去水解乙酰胆碱的能力，导致组织中的乙酰胆碱过量蓄积，引起胆碱能神经功能紊乱出现先兴奋后抑制的一系列神经系统症状。如毒蕈碱样、烟碱样和中枢神经系统症状，严重者可昏迷甚至因呼吸衰竭而死亡。

直通护考

有机磷农药中毒的发病机制主要是有机磷抑制了（　　）

A. 胆碱酯酶　　B. 6－磷酸葡萄糖脱氢酶

C. 细胞色素氧化酶　　D. 糜蛋白酶

E. 乳酸脱氢酶

答案：A

三、护理评估

（一）病史

了解患者有无口服、喷洒或其他方式有机磷杀虫药接触史，以及毒物的种类、剂量、中毒途径、时间和经过，观察患者身体污染部位或呕吐物的气味等。

（二）临床表现

急性有机磷中毒发病时间与毒物的种类、剂量和侵入途径密切相关。吸入中毒者可在30分钟内发病；经皮肤吸收中毒者，一般在接触毒物2～6小时后发病，大量口服毒物者多在10分钟至2小时内发病。

（1）主要症状

毒蕈样症状：出现最早，系乙酰胆碱蓄积，胆碱能神经节后纤维所致，出现平滑肌痉挛和腺体分泌增加，心血管系统抑制的表现。临床表现有瞳孔缩小，恶心、呕吐、腹痛、腹泻、多汗、全身湿冷、流涎、流涕、心率减慢、支气管痉挛、分泌物增加、呼吸困难、肺水肿、大小便失禁等。严重者可出现肺水肿。这类症状与毒蕈碱样作用相似，可用阿托品对抗。

烟碱样症状：乙酰胆碱在横纹肌神经肌肉接头处过度蓄积和刺激，临床表现有面、眼睑、舌、四肢和全身横纹肌发生纤维颤动，甚至全身肌肉发生强直性痉挛。患者常有肌束颤动、牙关禁闭、抽搐、全身紧束压迫感，而后发生肌力减退和瘫痪，呼吸机麻痹引起周围性呼吸衰竭，此类症状不能用阿托品对抗。

考点提示

有机磷农药中毒的临床表现。

中枢神经系统症状：受乙酰胆碱刺激后主要表现为头痛头晕、乏力、共济失调、烦躁不安、意识模糊、谵妄、抽搐、昏迷等，部分发生呼吸、循环衰竭。

（2）急性中毒程度分级　轻度中毒：以毒蕈

碱样症状为主，血胆碱酯酶活力降为70%～50%；中度中毒：出现典型毒蕈样症状和烟碱样症状，血胆碱酯酶活力为50%～30%；重度中毒：除毒蕈样症状和烟碱样症状外，表现为中枢神经系统症状和呼吸衰竭，如脑水肿、肺水肿、抽搐、昏迷等。血胆碱酯酶活力<30%以下。

知识链接

毒蕈中毒

毒蕈又称毒蘑菇。毒蕈中毒常由采食毒性较小但烹调不当的蕈类或误食外观与无毒蕈相似的毒蕈所致。一般人以不随便采摘、食用野蕈为妥。中毒时临床表现为：胃肠炎型、神经精神型、溶血型和肝炎型。以后者最为严重，常可导致多系统器官衰竭。中毒时主要救治原则为：清除毒物、应用解毒药、对症支持治疗等。

（3）并发症

迟发性神经病变：个别病人在急性中毒症状消失后2～3周可发生迟发性神经病变，主要累及肢体末端，且发生下肢瘫痪、四肢肌肉萎缩等神经系统表现。

中间型综合征：在急性中毒症状缓解后迟发性神经病变发病前，一般在急性中毒24～96小时突然出现呼吸困难并进行性加重等以呼吸麻痹为主的表现，称为“中间型综合征”。

中毒后“反跳”现象：某些有机磷杀虫药如乐果和马拉硫磷口服中毒，经急救后临床症状好转，可在数日至1周后突然再次昏迷，甚至发生肺水肿或死亡，此为中毒后“反跳”现象，这与残留在皮肤、毛发和胃肠道的有机磷重吸收或解毒药停用过早或减量过快等原因有关。

直通护考

有机磷农药中毒病人迟发性神经损害的主要临床表现是（　　）

A. 下肢瘫痪　　B. 去大脑皮质状态

C. 下肢感觉异常　　D. 癫痫

E. 周围神经病变

答案：A

（4）实验室检查

全血胆碱酯酶（CHE）活力测定：是临床诊断有机磷中毒的特异性指标，胆碱酯酶活性下降到正常人的70%以下即有意义。

尿中有有机磷分解产物的测定：此类分解物的测定有助于中毒的诊断。如对硫磷和甲基对硫磷在体内氧化分解生成对硝基酚由尿排出；敌百虫中毒时尿中检测出三氯乙醇。

其他检查：胃内容物、大便中有机磷检测。

四、救治原则

（一）迅速清除毒物

立即将患者撤离中毒现场，迅速脱去污染衣服，用清水或肥皂水清洗污染的皮肤、毛发、指甲及皮肤皱折部位；口服中毒者用清水、2% 碳酸氢钠溶液（敌百虫忌用）或 1:5000 高锰酸钾溶液（对硫磷忌用）反复洗胃，直到洗清为止，然后再用硫酸钠导泻；眼部污染除敌百虫污染必须用清水冲洗外，其他均可先用 2% 碳酸氢钠溶液冲洗，再用生理盐水彻底冲洗，至少持续 10 分钟，洗后滴入 1% 阿托品 1 ~2 滴。

（二）应用特效解毒剂

1. 抗胆碱药 代表药物为阿托品，能与乙酰胆碱争夺胆碱能受体，缓解毒蕈碱样症状，兴奋呼吸中枢。抢救治疗中阿托品应早期、足量、反复给药，剂量可根据病情 10 ~30 分钟或 1 ~2 小时给药一次，直到阿托品化为止。阿托品化的临床表现包括：①瞳孔较前散大（不超过 5mm）；②颜面潮红；③口干及皮肤干燥；④轻度躁动不安、心率增快（100 ~200 次/分）；⑤肺内湿啰音消失，此时即应减少阿托品剂量或逐渐停药。

2. 胆碱酯酶复能剂 常用的药物有碘解磷定、氯解磷定。胆碱酯酶复能剂对已老化的胆碱酯酶无复活作用。有机磷和血胆碱酯酶结合，在 72 小时内即可形成不能复活的老化酶，故胆碱酯酶复能剂应早期、足量使用，持续时间一般不超过 72 小时。复能剂足量的指标是用药后烟碱样症状消失，全血胆碱酯酶活力恢复至正常的 50% 甚至 60% 以上。轻度中毒可单独应用胆碱酯酶复能剂，中度以上中毒，必须联合使用阿托品和氯解磷定，两种药物合用时，阿托品剂量应减少。

3. 解磷注射液 是一种含有抗胆碱剂和复方制剂的复方注射液，它既对毒蕈样、烟碱样和中枢神经系统症状有较好的对抗作用，又对失活的胆碱酯酶有较强的复活作用。起效快，作用时间久，因有多种配方，其用法也有所不同，主要有以下 3 种。轻度中毒：首次剂量为 1 ~2ml；中度中毒：首次剂量为 2 ~4ml，必要时可重复使用 2ml；重度中毒：首次剂量为 4 ~6ml，必要时可重复用药 2 ~4ml。一般采用肌内注射，必要时静脉注射。

> **考点提示**
>
> “阿托品化”的临床表现。

（三）对症治疗 根据不同的并发症及时采取正确的治疗

（1）呼吸衰竭：为有机磷中毒的主要症状，以维持呼吸功能为重点，如保持呼吸道通畅、给氧、机械辅助呼吸等。

（2）肺水肿：应用阿托品。

（3）脑水肿：应用脱水剂等。

五、护理措施

（一）迅速清除毒物

脱去被洗出液或呕吐物污染的衣服并密封好，反复清洗污染的皮肤及头发，更换污染的床单、被套，切断一切可能的毒源。

（二）保持呼吸道通畅

及时有效地清除呼吸道分泌物，必要时行气管插管。

（三）洗胃护理

（1）洗胃时间要早、彻底并反复进行，直到洗出的胃液无农药味并澄清为止。

（2）选择适当的洗胃液，常选用1%～2%碳酸氢钠溶液（敌百虫中毒禁用）、1∶5000高锰酸钾溶液（对硫磷忌用）、0.45%盐水洗胃。

（3）敌百虫中毒时应选用清水洗胃，对硫磷、内吸磷、乐果等忌用高锰酸钾溶液洗胃。

（4）洗胃过程中应密切观察生命体征的变化，如有呼吸、心跳骤停，应立即停止洗胃并进行抢救。

考点提示

洗胃护理的要点。

（四）药物护理

（1）应用胆碱酯酶复能剂的观察与护理：早期用药，抢救过程中边洗胃边应用特效解毒剂。首次应足量给药；合并用药，轻度中毒可单用复能剂，中度以上中毒必须以复能剂与阿托品并用，两者可取长补短，取得较好较快的疗效，但两者并用时，阿托品的剂量应减少，复能剂宜选用一种，不宜两种或两种以上联合应用，以免发生阿托品中毒；碘解磷定药液刺激强，注射时应防止药液外漏。若漏于皮下可引起剧痛及麻木感，应确定针头在血管内方可注射给药，不宜肌注给药；注意副作用，复能剂如应用过量、注射过快或未经稀释，均可产生中毒，抑制胆碱酯酶，发生呼吸抑制，故用药时应稀释后缓慢静推或静滴。

（2）应用阿托品的观察与护理：阿托品应早期、足量、快速、反复给药，直到“阿托品化”后逐渐减量或延长间隔时间；大量使用低浓度阿托品时，会引起抽搐、昏迷及溶血性黄疸等。因此，治疗中应密切观察神经系统、皮肤情况、瞳孔大小及体温、心率的变化，注意区分“阿托品化”与阿托品中毒（表5－3）。

表5－3　阿托品化与阿托品中毒的主要区别

	阿托品化	阿托品中毒
神经系统	神志清楚或模糊	谵妄、躁动、幻觉、昏迷、抽搐
皮肤	颜面潮红、干燥	紫红、干燥
瞳孔	由小扩大后不再缩小	极度散大
体温	正常或轻度升高	高热，＞40℃
心率	≤120次/分，脉搏快而有力	心动过速，甚至发生室颤

（3）应用解磷注射液的观察与护理：用药过程中，注意观察不良反应如口干、面红、瞳孔扩大，心率增快等；过量或误用可出现头昏、头痛、烦躁不安和尿潴留等症状。一般停药即可缓解，无特殊处理，必要时可注射镇静剂。

> **考点提示**
>
> “阿托品化”与阿托品中毒的区别。

（五）密切观察患者的病情

观察患者的生命体征变化，如脉搏、血压、体温、意识、皮肤黏膜、呼吸频率、瞳孔的情况并做好记录。应特别注意观察神志与瞳孔的变化，有助于准确判断病情。瞳孔缩小为有机磷中毒病人的特征之一。

（六）心理护理

了解引起中毒的具体原因，根据不同的心理特点予以心理指导。对精神异常或有自杀倾向的病人，护理人员应端正态度，去除厌烦情绪，以诚恳的态度为病人提供情感上的帮助，打消病人自杀的念头。

（七）饮食护理

中、重度中毒病人一般需禁食1～3天，待病情稳定、意识清醒后可口服蛋清或温流质以保护胃黏膜，禁食刺激性及含油脂多的食物。昏迷病人应根据病情鼻饲饮食，补充维生素和无机盐，供给足够的优质蛋白质。

（八）口腔护理

使用阿托品的患者应做好口腔护理，每日1～2次，以消除口腔异味，使病人感到舒适，预防感染。清醒病人可让其用水漱口湿润口腔或口含清洁冰块，以增加爽快感，口唇干裂者涂石蜡油或甘油。

第三节　急性镇静催眠药物中毒

一、概述

镇静催眠药是中枢神经系统抑制药，具有镇静和催眠作用，小剂量使用可使病人处于安静或嗜睡状态，大剂量可麻醉全身，包括延脑中枢。一次服用大剂量可导致中枢神经系统抑制等一系列急性中毒表现，甚至造成死亡。

（一）苯二氮䓬类

地西泮（安定）、艾司唑仑（舒乐安定）、氯氮䓬（利眠宁）、阿普唑仑（佳乐定）、三唑仑等。

（二）巴比妥类

巴比妥、苯巴比妥（鲁米那）、异戊巴比妥、硫喷妥钠等。

（三）非巴比妥非苯二氮䓬类

甲喹酮（安眠酮）、水合氯醛、格鲁米特（导眠能）、甲丙氨酯（眠尔通）。

（四）吩噻嗪类（抗精神病药）

氯丙嗪、奋乃静、硫利达嗪（甲硫达嗪）、三氟拉嗪。

二、中毒机制

（一）苯二氮䓬类

目前研究认为苯二氮䓬类与苯二氮䓬受体结合后可加强γ-氨基丁酸（GABA）与GABA受体结合的亲和力，使与GABA受体偶联的氯离子通道开放频率增加而增强GABA对突触后的抑制功能。

（二）巴比妥类

与苯二氮䓬类作用机制相似，但两者的作用部位不同。苯二氮䓬类主要选择性作用于边缘系统，影响情绪和记忆力。巴比妥类主要抑制网状结构上行激活系统，且随剂量增加抑制作用相继加深，由镇静、催眠、麻醉以至延脑中枢麻痹。

（三）非巴比妥类非苯二氮䓬类

对中枢神经系统的作用机制与巴比妥类药物相似。

（四）吩噻嗪类药物

抑制中枢神经系统多巴胺受体，减少邻苯二酚胺的生成。主要作用于网状结构，减轻焦虑紧张、幻觉等精神症状。

三、护理评估

（一）病史

有应用催眠镇静药物史，了解用药物种类、剂量、用药时间、途径和用药习惯，服药前后是否有饮酒史及病人有无情绪激动等。

（二）临床表现

中毒症状轻重与服药的种类、剂量、治疗时间及原来机体健康状况有关。

1. 苯二氮䓬类 中枢神经系统抑制较轻，主要表现为嗜睡、头晕、言语不清、意识模糊、共济失调。很少出现长时间深度昏迷、休克和呼吸抑制等严重症状。

2. 巴比妥类中毒 中毒表现与服药剂量有关。①轻度中毒，服药量为催眠剂量的2～5倍，出现嗜睡、判断力及定向力障碍、步态不稳、言语不清、眼球震颤，生命体征正常。各种反射存在。②中度中毒，服药量为催眠剂量的5～10倍，出现昏睡或浅昏迷，眼球震颤、腱反射消失、呼吸浅慢、血压正常、角膜反射及咽反射正常。③重度中毒，服药量为催眠剂量的10～20倍，出现深昏迷，呼吸浅慢甚至停止，血压下降，体温不升，可并发脑水肿、肺水肿及急性肾功能衰竭。

3. 非巴比妥类非苯二氮䓬类中毒 ①水合氯醛中毒：心、肝、肾功能损害，可有心律失常，局部刺激性，口服时胃部烧灼感。②格鲁米特中毒：意识障碍出现周期性波动，如瞳孔散大等。③甲喹酮中毒：呼吸抑制现象明显，出现锥体束征。如抽搐、肌张力增强、腱反射亢进等。④甲丙氨酯中毒：表现为血压下降。

4. 吩噻嗪类药物中毒 最常见表现为锥体功能障碍，如：①震颤麻痹综合征；②不能静坐；③急性肌张力障碍反应，如吞咽困难、牙关紧闭等；④大剂量中毒后易发生血压下降、呼吸抑制，全身抽搐则少见。

直通护考

巴比妥类急性中毒时死亡的主要原因是（　　）

A. 心跳骤停　　B. 肾功能衰竭
C. 惊厥　　D. 延脑呼吸中枢麻痹
E. 吸入性肺炎

答案： D

（三）辅助检查

（1）血液、尿液或胃液中药物浓度测定，以协助诊断。

（2）血液生化检查，如血糖、尿素氮、肌酐、电解质等。

（3）动脉血气分析。

考点提示

镇静催眠药物中毒的临床表现。

（四）病情危重指标

出现昏迷、气道阻塞、呼吸衰竭、休克、肺炎等预示病情危重。

四、救治原则

（一）迅速清除毒物

1. 洗胃 口服中毒早期给予1:5000高锰酸钾溶液或用温水洗胃，服药量大者超过6小时仍需洗胃。

2. 应用活性炭或导泻剂 首次用活性炭50～100g，用2倍水配成混悬液口服或胃管内注入，同时给予硫酸钠导泻，一般不用硫酸镁导泻。

3. 碱化尿液、利尿 可选用4%～5%碳酸氢钠100～200ml，静脉点滴，用呋塞米利尿，其对吩噻嗪类中毒无效。

直通护考

巴比妥类药物中毒时为加速从肾脏排出，应采用（　　）

A. 静滴生理盐水　　B. 静滴碳酸氢钠
C. 静滴5%葡萄糖溶液　　D. 静滴甘露醇
E. 静滴平衡盐

答案： B

4. 血液透析、血液灌流 对苯二氮䓬类无效。对苯巴比妥类和吩噻嗪类有效，危重病人可考虑应用。

（二）应用特效解毒剂

苯二氮䓬类镇静催眠剂中毒可选氟马西尼（安易醒）拮抗，用法为0.2mg缓慢静脉注射，必要时重复给药，总量可达2mg。巴比妥类中毒目前无特效解毒剂。

（三）应用中枢神经系统兴奋药

一般不主张，但对深昏迷或呼吸抑制的重症病人可适量应用。①贝美格（美解眠）：50～100mg加入5%～10%葡萄糖液100～200ml中静脉点滴，根据病人的反应与病情决定再次用药的剂量或停药。②尼可刹米（可拉明）、洛贝林：多用于伴有呼吸中枢抑制，呼吸衰竭的病人。③纳洛酮：有助于促醒，可拮抗内源性非肽类物质。用法为0.4～0.8mg肌内或静脉注射，必要时重复。

（四）维持呼吸系统

保持呼吸道通畅，及时清除呼吸道分泌物。给予吸氧，呼吸衰竭者行人工气管插管或人工呼吸，应用机械辅助呼吸。

（五）对症治疗

深昏迷或抽搐者，给予脱水剂减轻脑水肿；出现中毒性肝损害伴黄疸者，给予保肝和皮质激素治疗；震颤麻痹综合征选用苯海索（安坦）等，若有肌肉痉挛及肌张力障碍，可用苯海拉明25～50mg口服或20～40mg肌注。

知识链接

震颤麻痹

震颤麻痹又叫帕金森病，多发生于中老年人，是中枢神经系统变性疾病，病理改变主要位于黑质、苍白球及纹状体内。丘脑底核、延髓、丘脑下部、导水管周围及第3脑室周围的灰质和大脑皮层亦可偶然受侵。肉眼可见黑质有明显的色素消失，脑室可轻度扩大，在显微镜下可见神经细胞消失，黑质色素细胞中的黑色素消失，伴有神经胶质增生，肌强直、震颤和运动减少是本病的主要特征，起病多缓慢，逐渐加剧。震颤最先出现于肢体的远端，多由一侧上肢的远端（手指）开始，然后逐渐扩展到同侧下肢及对侧上下肢，最后累及下颌、口唇、舌头及头部。

五、护理措施

（一）选择合适的体位

一般取平卧位，仰卧位时头偏向一侧，可防止呕吐或痰液阻塞气道。

（二）严密观察病情

监测生命体征，观察患者意识、瞳孔大小、对光反射、角膜反射等，观察药物的疗效及副作用。

（三）保持呼吸道通畅

及时清除口腔或气管内分泌物，并给予持续氧气吸入，必要时给予气管插管或气管切开以开放气道。

（四）饮食治疗

给予高热量、高蛋白、易消化的流质饮食，昏迷患者超过3～5天，病人营养不易维持者，可由鼻饲补充营养和水分。

（五）心理护理

对服药自杀者，避免让其独处一室，撤去身边的危险物品，防止再度自杀。

第四节　急性一氧化碳中毒

一、概述

急性一氧化碳中毒又称煤气中毒，是由于人体短时间内吸入大量一氧化碳而造成脑及全身组织缺氧，最终导致脑水肿和中毒性脑病。一氧化碳（CO）是一种无色、无味、无臭、无刺激性的气体，所以称之为“沉默的杀手”，比重为0.967，几乎不溶于水，易溶于氨水，多产生于含碳物质不完全燃烧时，在空气中燃烧呈蓝色火焰，与空气混合达12.5%时，有爆炸的危险，人体吸入气中CO含量超过0.01%时，即有急性中毒的危险，中毒途径有工业中毒与生活中毒两种。

（一）工业中毒

炼钢、炼焦、烧窑等工业生产中，高炉煤气和发生炉含CO 30%～35%，水煤气含CO 30%～40%，炉门关闭不严或管道泄漏及煤矿瓦斯爆炸时都有大量CO产生，容易发生一氧化碳中毒。

（二）生活中毒

煤炉产生的气体中CO含量高达6%～30%。室内门窗紧闭，火炉无烟囱，烟囱堵塞、漏气、倒风以及在通风不良的浴室内使用燃气加热器淋浴，密闭空调车内滞留时间过长等都可发生CO中毒。失火现场空气中CO浓度可高达10%，也可发生中毒。

二、中毒机制

CO中毒主要引起组织缺氧。CO吸入体内后，85%与血液中红细胞的血红蛋白（Hb）结合，形成稳定的碳氧血红蛋白（COHb）。CO与Hb的亲和力比氧与Hb的亲和力大240倍，COHb不能携带氧，且不易解离，是氧合血红蛋白（O_2Hb）解离度的1/3600。又由于血中CO使氧解离曲线左移，造成组织缺氧。中枢神经系统对缺氧最为敏感，故首先受累。脑内小血管麻痹、扩张。脑内三磷腺苷在无氧情况下迅速耗尽，钠离子蓄积于细胞内，严重者有脑水肿，继发脑血管病变及皮质或基底节的局灶性缺血性坏死以及广泛的脱髓鞘病变，致使少数病人发生迟发性脑病。

三、护理评估

（一）病史

注意了解中毒时所处的环境、停留时间以及突发昏迷情况。注意询问职业性中毒如从事炼铁、烧窑及冶炼工作，矿井采掘或爆破、瓦斯爆炸时可产生大量一氧化碳，如果防护不当，容易发生中毒。工业生产煤气违反操作规程时均可引起中毒；生活中家庭用煤气、煤炉，通风不良或意外事故，也可发生一氧化碳中毒。

（二）临床表现

中毒症状的轻重与吸入一氧化碳的浓度和吸入时间的长短成正比，也与个体的健康状况及人体对一氧化碳的敏感性有关。如妊娠、嗜酒、贫血、营养不良、慢性心血管疾病或呼吸道疾病等均可加重中毒的程度。

1. 轻度中毒 血液 COHb 浓度为 10% ~20%。有头痛、眩晕、乏力、恶心、呕吐、眼花、心悸、耳鸣等。吸入新鲜空气后，症状能迅速缓解。

2. 中度中毒 血液 COHb 浓度为 30% ~40%。上述症状加重，并出现呼吸及脉搏增快、烦躁不安、步态不稳、颜面潮红、口唇呈樱桃红色、嗜睡、瞳孔对光反应迟钝等浅昏迷的表现，经积极抢救，吸氧后意识可恢复，一般不留后遗症。

3. 重度中毒 血液 COHb 浓度大于 50%。病人呈现深昏迷，各种反射消失，常并发脑水肿、肺水肿、心肌损害、心律失常、惊厥、皮肤、黏膜苍白或青紫，胸肩部和四肢可出现水泡和红肿，严重者呼吸、循环衰竭而死亡。经抢救后往往留有后遗症，如迟发性脑病（去大脑皮质综合征）及神经精神并发症等。

> **考点提示**
>
> 掌握急性一氧化碳中毒的临床表现。

（三）并发症

迟发性脑病，重度一氧化碳中毒病人意识障碍恢复后，经过 2 ~6 天的“假愈期”，可出现下列临床表现之一：①精神意识障碍，呈痴呆、谵妄或去大脑皮质状态。一般急性痴呆者占 86%，行为紊乱为首发表现，还可能有精神错乱；②锥体外系神经障碍，出现震颤麻痹综合征；③锥体系神经损害，如偏瘫、病理反射阳性或大小便失禁等；④大脑皮质局灶性功能障碍，如失语、失明或继发性癫痫，此为中毒性迟发性脑病，约占重度中毒的 50% 左右，多在急性中毒后 1 ~2 周内发生，80% 病人的发病过程是中毒昏迷——中间清醒——迟发性脑病，20% 左右无中间清醒期，与继发性脑血管病变及皮质或基底节的局灶性软化或坏死有关，部分有可逆性。

（四）辅助检查

1. 血液碳氧血红蛋白测定 轻度中毒时碳氧血红蛋白浓度为 10% ~20%，中度为 30% ~40%，重度在 50% 以上。

2. 心电图检查 重度中毒者心肌缺氧，出现 ST 段及 T 波改变、心律失常等。

3. 脑电图检查 中、重度中毒者可见异常脑电波。可见弥漫性不规则性慢波、双额低幅慢波及平坦波。

4. 头部 CT 检查 脑水肿时可见脑部有病理性密度减低区。

（五）病情危重指标

一氧化碳中毒病人出现昏迷、抽搐、心律失常、心力衰竭、肺水肿等预示病情危重。

四、救治原则

（一）迅速脱离中毒环境

将病人脱离有毒现场，安置在空气流通的地方，松解衣扣，注意保暖，轻症病人经吸入新鲜空气，保持呼吸道通畅。如发生呼吸心跳骤停，应立即进行心肺脑复苏。

（二）迅速纠正缺氧

氧疗是一氧化碳中毒最有效的治疗方法。有条件者应积极采用高压氧治疗，可以减少神经、精神后遗症和降低病死率。高压氧还可引起血管收缩，减轻组织水肿，对防治肺水肿有利。高压氧治疗应早期应用，最好在中毒后 4 小时进行，轻度中毒治疗 5～7 次，中度中毒 10～20 次，重度中毒 20～30 次。中毒后 36 小时再用高压氧治疗，收效不大。对危重病例亦可考虑换血疗法。

直通护考

一氧化碳中毒最有效的治疗方法是什么？（　　）

A. 氧疗　　B. 吸入新鲜空气　　C. 洗胃

D. 血液透析　　E. 心肺复苏

答案： A

（三）防治脑水肿，促进脑细胞代谢

严重中毒后 2～4 小时，即可出现脑水肿，24～48 小时达高峰，并可持续多天。可快速静滴 20% 甘露醇 250ml，6～8 小时一次。亦可用呋塞米、依他尼酸快速利尿。可适量补充能量合剂、细胞色素 C、胞磷胆碱、脑活素等药物，以促进脑细胞代谢。

（四）对症治疗

昏迷者应保持呼吸道通畅，必要时行气管插管或气管切开防止继发感染；高热抽搐者，可采用头部降温，亚低温疗法及止痉药物；呼吸障碍者应用呼吸兴奋剂，急性中毒病人从昏迷中苏醒后，应做咽拭子、血、尿培养，如有后发症状，给予相应的治疗，严防神经系统和心脏后遗症的发生，纠正休克、代谢性酸中毒、水与电解质代谢失衡，防治迟发性脑病。

直通护考

1. 在抢救CO中毒患者时，为尽快纠正缺氧应首先（　　）

A. 迅速离开现场　B. 吸氧　C. 注射激素

D. 高压氧治疗　E. 输血

答案：A

2. 确诊CO中毒最主要的依据是（　　）

A. 空气中CO的浓度　B. 与CO接触的时间

C. 血液中碳氧血红蛋白的有无　D. 昏迷的程度

E. 缺氧的程度

答案：C

五、护理措施

（一）加强病情观察

（1）生命体征的观察，重点是呼吸和体温。高热和抽搐者应密切观察，防止坠床和自伤。

（2）二是瞳孔大小、出入液量、液体滴速等的观察，防治脑水肿。

（3）是神经功能的观察，防止受伤和皮肤损害。

（二）纠正缺氧

应尽快用鼻导管或面罩给以高流量吸氧，对重度中毒者有条件时可行高压氧舱治疗，以增加血液中含氧量，加速碳氧血红蛋白解离，迅速排出一氧化碳，纠正组织缺氧，并可降低脑细胞通透性、降低颅内压、防治脑水肿。重症病人及早采用高压氧治疗。

（三）一般护理

（1）重度中毒昏迷并高热和抽搐者应给予以头部降温为主的冬眠疗法。降温和解痉的同时应注意保暖，防止自伤和坠伤。昏迷病人经抢救苏醒后应绝对卧床休息，观察2周，避免精神刺激。

（2）准确记录出入量，注意液体的选择与滴速。防治脑水肿、肺水肿及水、电解质代谢紊乱等并发症发生。

（3）注意观察病人神经系统的表现及皮肤、肢体受压部位损害情况，如有无急性痴呆性木僵、癫痫、失语、惊厥、肢体瘫痪等。

（四）并发症预防及护理

预防肺部继发感染，注意保暖，保持呼吸道通畅，及时清除口腔及咽部分泌物及呕吐物，防止吸入窒息，合理使用抗生素。对皮肤出现水肿、水泡者，应抬高患肢，减少受压，可用无菌注射器抽液后包扎，注意防止因营养和循环障碍而继发皮肤损伤及感染。加强皮肤护理，保持清洁、干燥、预防发生压疮。

（五）健康教育

加强预防CO中毒的宣传，居室内火炉要安装烟囱，室内结构要严密，室外要通风良好。厂矿使用煤气或产生煤气的车间、厂房要加强通风，加强对CO的监测报警设施。进入高浓度CO环境内执行紧急任务时，要戴好特制的CO防毒面具，系好安全带。出院时留有后遗症者应鼓励病人继续治疗，如痴呆或智力障碍者应嘱其家属悉心照顾，并教会家属对病人进行语言和肢体锻炼的方法。

考点提示

掌握急性一氧化碳中毒的救护要点。

（徐兆丹）

第五节　急性酒精中毒

一、概述

酒精，又称乙醇，是无色、易燃、易挥发的液体，具有醇香气味，能与水或其他有机溶剂混溶。一次饮入过量的酒精或酒类饮料导致中枢神经系统由兴奋转为抑制的状态称急性酒精（乙醇）中毒。各种酒类饮料中均含有不同浓度的乙醇，其中，白酒中含量最高，可达40%～60%，葡萄酒10%～25%，啤酒3%～5%。大多数成人致死量为纯酒精250～500ml。乙醇吸收后迅速分布于全身，10%以原形从肺、肾排出，90%在肝脏代谢、分解，先后被转化为乙醛、乙酸后最终代谢为二氧化碳和水。当过量酒精进入人体时立即在体内蓄积进入大脑。

直通护考

急性酒精中毒昏迷期最主要的死因是（　　）

A. 共济失调　B. 休克　C. 脑水肿

D. 呼吸麻痹　E. 循环衰竭

答案：B

二、中毒机制

（一）中枢神经系统抑制作用

乙醇具有脂溶性，可透过大脑神经细胞膜，作用于膜上某些酶而影响脑细胞功能。乙醇对中枢神经系统的作用呈剂量依赖性。

小剂量可产生兴奋效应。大剂量乙醇作用于小脑，引起共济失调，作用于网状结构，引起昏睡和昏迷；高浓度乙醇抑制延髓血管运动中枢和呼吸中枢，引起呼吸、循环功能衰竭。

（二）代谢紊乱

使血乳酸增多，酮体蓄积，出现代谢性酸中毒以及糖异生受阻，引起低血糖。

三、护理评估

（一）病史

有过量饮酒史，了解饮酒的种类、摄入量、饮酒的时间、是否同时服用镇静催眠药物和情绪是否激动。

（二）临床表现

与饮酒量及个人耐受性有关。临床大致分为三期（图5-2）。

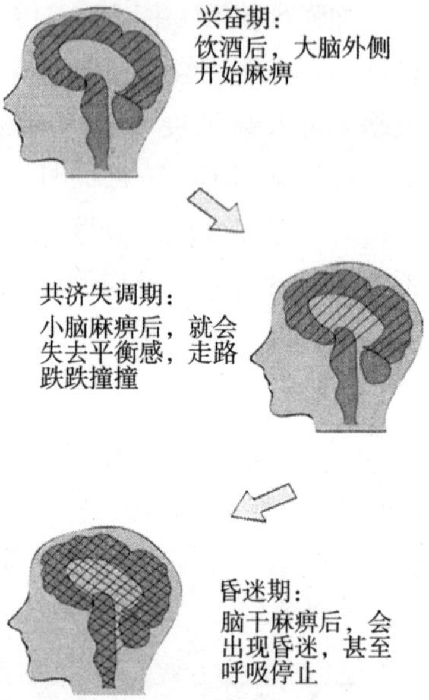
兴奋期：
饮酒后，大脑外侧开始麻痹
共济失调期：
小脑麻痹后，就会失去平衡感，走路跌跌撞撞
昏迷期：
脑干麻痹后，会出现昏迷，甚至呼吸停止
图5-2　急性酒精中毒的临床分期

1. 兴奋期　血乙醇浓度达到11mmol/L，表现为头痛、欣快、兴奋；血乙醇浓度达到16mmol/L，表现为颜面潮红或苍白，呼出气带酒味，言语增多，情绪不稳定，可有粗鲁行为或攻击行为，也可沉默，静息。

2. 共济失调期　血乙醇浓度达到33mmol/L，表现为肌肉运动不协调、步履蹒跚、动作笨拙、语无伦次，出现明显共济失调。乙醇浓度达到43mmol/L，出现恶心、呕吐、困倦。

3. 昏迷期　当血乙醇浓度达到54mmol/L，表现为昏睡、瞳孔散大，体温降低。乙醇浓度达到87mmol/L，表现为深昏迷，心跳加快、血压下降、呼吸缓慢而有鼾音，严重者出现呼吸循环衰竭而危及生命。

（三）实验室检查

1. 血清乙醇浓度　与急性酒精中毒时呼出气中乙醇浓度相当。

2. 动脉血气分析　急性中毒时出现代谢性酸中毒。

3. 血清电解质　出现低血钾、低血钙、低血镁。

（四）病情危重指标

有饮酒史者，出现中枢神经系统抑制症状，呼气有酒味，结合血清或呼气中乙醇浓度测定可判断。

> **考点提示**
>
> 急性酒精中毒的临床分期。

四、救治原则

（一）对症支持

轻症病人无须治疗，卧床休息，注意保暖，可自行恢复。兴奋躁动者必要时加以约束，共济失调者应严格限制活动以免发生外伤，如摔伤、撞伤等。对烦躁不安或过度兴奋者，可用小剂量地西泮，禁用吗啡、氯丙嗪及苯巴比妥类镇静药。

（二）清除毒物

常用催吐、洗胃、导泻等方法迅速切断毒源，严重中毒者采用血液透析，以促使乙醇排出。合理应用解毒剂，静脉注射50%葡萄糖100ml，肌注维生素B_1、维生素B_6各100mg，可加速乙醇在体内氧化。

（三）昏迷病人

重点是维持各脏器功能。

（1）保持呼吸道通畅，给予吸氧，必要时配合给予气管插管及机械通气。

（2）维持循环功能，建立静脉通路，静脉输入5%葡萄糖盐水溶液，观察血压、脉搏变化。

（3）维持正常体温，保暖；维持水、电解质和酸碱平衡，动脉血气分析，及时调整用药。

（4）保护大脑功能，给予纳洛酮0.4～0.8mg缓慢静注，有助于缩短昏迷时间，必要时重复给药。

直通护考

急性酒精中毒昏迷患者为保护大脑功能常用的药物是（　　）

A. 纳洛酮　　B. 维生素B_1　　C. 维生素B_6

D. 5%葡萄糖盐水溶液　　E. 吗啡

答案：A

五、护理措施

（1）对一般醉酒者，经卧床休息、保暖、给予温开水等可自行恢复。

（2）维持循环功能，心电血压监护，密切观察病情，观察患者基本生命体征。

（3）建立静脉通路，维持水、电解质及酸碱平衡。静脉滴注50%葡萄糖100ml和胰岛素10～20U，肌注维生素B_1，维生素B_6各100mg。

（4）对大量饮用高浓度乙醇1小时内未呕吐且神志清醒者，可催吐，必要时用温水或1%的碳酸氢钠溶液洗胃。

（5）对处于严重抑制状态而昏迷的病人应用解毒药物：盐酸纳洛酮。

（6）昏迷患者注意保持呼吸道通畅，协助病人取头低左侧卧位，防止呕吐物误吸，必要时配合给予气管插管、机械通气；意识昏迷、躁动、抽搐患者做好安全护理。

考点提示

急性酒精中毒病人的护理措施。

目标检测

选择题

1. 中毒时导致嘴巴呈樱桃红的毒物是（　　）

A. 一氧化碳　　B. 肉毒　　C. 有机磷农药

D. 蛇毒　　E. 阿托品

2. 某人冬季用煤球取暖，但因烟囱阻塞而煤气中毒，病人处于昏迷状态，大小便失禁，抢救时的首要措施是（　　）

A. 急救车送医院　　B. 立即吸氧　　C. 输液

D. 移离现场　　E. 就地人工呼吸

3. 病人呼吸中有大蒜味应考虑（　　）

A. 尿毒症　　B. 酮症酸中毒　　C. 有机磷农药中毒

D. 肺癌　　E. 支气管感染

4. 对原因不明的中毒患者使用的洗胃液是（　　）

A. 茶水　　B. 清水或 0.9% 氯化钠注射液

C. 1:5000 高锰酸钾溶液　　D. 1% ~2% 醋酸

E. 2% ~4% 碳酸氢钠

5. 下列哪项不是阿托品化的指标（　　）

A. 颜面潮红　　B. 体温正常或轻度升高

C. 心率≤120 次/分　　D. 瞳孔轻度扩大、意识模糊

E. 皮肤干燥

6. 急性一氧化碳最有价值的诊断标准是（　　）

A. 血 COHb 浓度　　B. 血气分析　　C. 脑电图

D. 血电解质　　E. CT

7. 清除进入人体尚未排出的毒物，下列不正确的一项是（　　）

A. 吞服腐蚀性毒物不宜催吐

B. 昏迷患者插管洗胃可导致吸入性肺炎

C. 清洗皮肤应用肥皂水和温水

D. 清洗肠道内毒物应用硫酸镁或蓖麻油导泻

E. 清洗眼部宜用清水彻底清洗

8. 下列哪种患者可催吐进行治疗（　　）

A. 昏迷　　B. 胃底静脉曲张

C. 惊厥　　D. 强酸强碱中毒

E. 口服敌敌畏且神志清醒者

9. 在不知毒物的性质及名称的情况下，护士正确的处理方法是（　　）

A. 请家属立即查清毒物名称后进行洗胃
B. 抽出胃内容物送检再清水洗胃
C. 用生理盐水清洁灌肠减少毒物吸收
D. 鼻饲牛奶或蛋清水，保护胃黏膜
E. 紧急洗胃，待清醒后催吐法排除毒物

10. 中毒的一般处理方法不包括（　　）
A. 清除未吸收的毒物　　B. 加速药物排泄，减少药物吸收
C. 对昏迷病人进行催吐　　D. 使用特殊解毒剂
E. 心肺脑复苏

11. 加速已经进入肠道毒物的排泄方法不包括（　　）
A. 洗胃　　B. 导泻　　C. 灌肠　　D. 利尿　　E. 血液净化

12. 特殊解毒剂使用时应注意（　　）
A. 抓紧时间，越早使用越好
B. 不宜太早使用，应先观察病情
C. 注意剂量，剂量越大越好
D. 为避免引起解毒剂中毒，应减少解毒剂使用
E. 了解解毒剂的适应证和禁忌证，根据不同情况使用

13. 巴比妥类药物中毒的重度表现（　　）
A. 病人嗜睡，对外界尚有一定反应
B. 病人深睡，对外界几乎没有反应
C. 病人昏迷，瞳孔对光有反射，有呼吸循环障碍
D. 病人昏迷，反射存在或消失，且有呼吸循环障碍
E. 病人昏迷，反射消失，且有呼吸循环障碍

14. 苯二氮䓬类严重中毒可表现为（　　）
A. 嗜睡　　B. 眩晕　　C. 昏迷
D. 头痛　　E. 口干

15. 苯二氮䓬类药物中毒的特异性治疗药物是（　　）
A. 氟马西尼　　B. 去甲肾上腺素　　C. 纳洛酮
D. 醒脑静　　E. 回苏灵

16. 下列用于抢救苯妥英钠中毒的措施，错误的是（　　）
A. 催吐，洗胃，用硫酸镁导泻　　B. 静滴 10% 葡萄糖加以排泄
C. 有呼吸抑制者注射烯丙吗啡　　D. 有心动过速者使用阿托品
E. 选用维生素 B_6 治疗造血系统障碍

17. 有机磷农药中毒的症状（　　）
A. 毒蕈碱样症状
B. 烟碱样症状
C. 毒蕈碱样和烟碱样症状

D. 中枢神经系统症状

E. 毒蕈碱样和烟碱样症状以及中枢神经系统症状

18. 氨基甲酸酯类中毒的首选药物是（　　）

A. 碘解磷定　　B. 氯磷定　　C. 糖皮质激素

D. 毒扁豆碱　　E. 东莨菪碱

19. 中毒后不能使用高锰酸钾溶液洗胃的是（　　）

A. 杀虫脒　　B. 对硫磷　　C. 磷化锌

D. 解磷定　　E. 盐酸吗啡

20. 严重急性酒精中毒者的透析指征是（　　）

A. 血乙醇含量达到108mmol/L　　B. 伴有酸中毒者

C. 同时服用甲醇者　　D. 同时服用其他可疑药物

E. 以上都是

21. 乙醇中毒兴奋躁动不安时可使用（　　）

A. 地西泮　　B. 苯甲酸咖啡因

C. 苯巴比妥　　D. 呋塞米

E. 阿托品

（顾会琴）

第六章 环境及理化因素

学习目标

知识目标

1. 掌握中暑、淹溺和电击伤患者的病情评估、现场与院内救治原则。

2. 熟悉发生中暑的病因、淹溺的分类、电击伤的危害因素以及诊断中暑、淹溺和电击伤所需做的辅助检查。

3. 了解中暑、淹溺和电击伤的心理－社会状况。

技能目标

1. 对中暑的患者能够给予合理的紧急救护措施。

2. 能够正确运用所学手法对淹溺患者进行救护。

3. 针对不同情况电击伤的患者能够给予正确的护理措施。

人类所处的环境中，存在许多危害身心健康的因素，即使健康的人遭环境及理化因素损伤也会很快出现危及生命的病理生理变化。本章中介绍的中暑、淹溺、电击伤均是环境及理化因素损伤，也是院前急救和临床急诊中的常见病和多发病。

第一节 中暑

中暑是指人体处于高温环境下，体温调节中枢功能障碍、汗腺功能衰竭、体热平衡失调、水及电解质丧失过多而引起以中枢神经和循环障碍为主要表现的急性疾病。人体在正常情况下体温受下丘脑控制，使体内散热与产热趋于平衡，将体温维持在37℃左右。当周围环境温、湿度升高到一定程度而体内热调节不当时易引起中枢神经系统兴奋，机体产热增加而散热减少，对热的适应能力下降就会因代谢紊乱而发生中暑。

一、护理评估

（一）健康史

询问患者在高温环境下是否有突然高热、皮肤干燥、无汗、头晕、眼花的症状。

（二）身体状况

1. 先兆中暑 在高温环境下工作一段时间后，出现大汗、口渴、头晕、头痛、注意力不集中、眼花、耳鸣、胸闷、心悸、恶心、四肢无力、体温正常或略升高，不超过38℃。如脱离高温环境，转移到阴凉通风处，补充水、盐，短时间即可恢复。

2. 轻度中暑 除上述先兆中暑症状加重外，体温上升至38℃以上，出现面色潮红、心悸、皮肤灼热、胸闷等表现；或出现面色苍白、四肢湿冷、血压下降、脉搏细速、意识改变等周围循环衰竭表现。如进行及时有效的处理，于数小时内可恢复。

3. 重度中暑 包括热痉挛、热衰竭和热射病三型。

（1）热痉挛 多见于健康青壮年。在高温环境下工作导致大量出汗后肌肉痉挛性、对称性和阵发性疼痛，持续约3分钟后缓解，常在活动停止后发生。多发生在四肢肌肉、咀嚼肌、腹直肌，最常见于腓肠肌，也可发生于肠道平滑肌，无明显体温升高。

（2）热衰竭 此型最多见，多见于老年人、儿童和慢性疾病患者。表现为多汗、疲乏、无力、眩晕、恶心、呕吐、头痛等。可有明显脱水征，如心动过速、直立性低血压或晕厥，可出现呼吸增快、肌痉挛，体温基本正常，可轻度升高。

（3）热射病 是一种致命性急症，主要表现为高热（直肠温度≥41℃）和神志障碍。同时有无汗、呼吸浅快、脉搏细数达140次/分，血压正常或降低。早期受影响的器官依次为脑、肝、肾和心脏，严重者可发生休克、肺水肿、脑水肿、DIC、MODS甚至死亡。

直通护考

中暑最常见的类型为（ ）

A. 热射病 B. 劳力型热射病 C. 热衰竭

D. 热痉挛 E. 非劳力型热射病

答案：C

（三）心理-社会状况

考点提示

中暑的分型及临床表现。

热痉挛导致的肌肉痉挛性疼痛，热射病出现的高热、头痛、呕吐常常使病人出现精神紧张、烦躁不安。中暑会损伤肝、肾功能，严重者可能会发生急性肾衰竭，患者会担心以后的生活质量以及家庭的经济状况问题。

（四）辅助检查

中暑时，应及时行生化检查、血常规及尿常规检查。生化检查热痉挛、热衰竭、热射病均可出现高钠、低氯和低钾血症，尿素氮及血肌酐增高；血常规检查热射病可有中性粒细胞增高，应与合并感染相鉴别。尿常规可有不同程度的蛋白尿、血尿、管型尿改变。严重病例常出现肝、肾、胰和横纹肌损害的实验室改变。有凝血功能异常时，应考虑DIC。尿液分析有助于发现横纹肌溶解和急性肾衰竭。

（五）治疗要点

急救原则为尽快使患者脱离高温环境、迅速降温，纠正水、电解质和酸碱平衡紊乱，保护重要脏器功能，防治循环衰竭。

1. 现场治疗要点

（1）脱离高温环境　迅速将患者转移到通风好的阴凉处或安置在20～25℃房间内，帮助患者解开或脱去外衣，平卧休息。

（2）降温　用冷水反复擦拭全身，并观察用冷处皮肤情况，直至体温低于38℃；可应用扇子、电风扇或空调帮助降温。

（3）口服补液　饮用清凉饮料或淡盐水。

（4）给予口服药物降温　体温持续在38℃以上者可口服水杨酸类解热药物，如阿司匹林、吲哚美辛等。

2. 医院内治疗要点

（1）迅速降温是抢救重度中暑的关键，降温速度决定患者预后。通常应在1小时内使直肠温度将至38℃左右。

（2）物理降温可采用环境降温、体表降温和体内降温。

①环境降温：将患者安置在阴凉的房间内；使用电风扇，有条件者可将患者安置在20～25℃空调房间内。

②体表降温：在全身大血管处放置冰袋；冰水浴，患者采取半卧位浸浴在4℃冰水中，按摩四肢皮肤，使血管扩张，以利于散热；酒精擦浴，用40%～50%酒精拍拭全身皮肤，使血管扩张，血液循环增快，皮肤散热增多从而达到降温的效果。

③体内降温：用4～10℃的5%葡萄糖氯化钠1000ml经中心静脉注入患者体内；用4～10℃0.9%氯化钠注射液200ml来灌肠或是注入患者胃内。

（3）药物降温必须与物理降温同时使用。重症患者可用：①氯丙嗪25～50mg稀释在4℃的5%葡萄糖氯化钠500ml内，快速静脉滴注完毕，低血压患者禁用；②山莨菪碱10～20mg稀释在5%葡萄糖氯化钠500ml内，静脉滴注可改善循环，防止弥散性血管内凝血（DIC）的发生；③人工冬眠疗法：氯丙嗪25mg+异丙嗪25mg+哌替啶50mg，从莫菲滴管内滴入，1小时后无反应，可重复使用一次，注意观察呼吸、血压的变化。

（4）改善周围循环并防治水电解质紊乱及酸碱平衡：发生早期循环衰竭的患者，可酌情输入5%葡萄糖氯化钠1500～2000ml，输注过程中速度不宜过快，并加强观察，以防患者发生心力衰竭。纠正酸中毒，可酌情静脉滴入5%碳酸氢钠200～250ml。

（5）积极防治急性肾功能衰竭：凡怀疑有急性肾功能衰竭患者，应保持尿量在30ml/h以上，必要时应用呋塞米20mg静脉注射。

（6）适当应用抗生素预防感染。

考点提示

中暑病人的现场及医院内急救措施。

二、护理诊断

1. 体温过高　与长时间处于高温状态、体温调节中枢功能障碍有关。

2. 活动无耐力　与疲乏和虚弱有关。

3. 潜在并发症　休克、水及电解质及酸碱平衡紊乱、急性肾功能衰竭。

4. 有皮肤受损的危险 与患者出汗多，长期卧床有关。

5. 疼痛 与热痉挛发生肌肉痉挛性、对称性、阵发性疼痛有关。

三、护理措施

1. 紧急护理措施 昏迷患者要保持呼吸道通畅，及时清除呼吸道分泌物，充分供氧，必要时准备机械通气治疗。发生心力衰竭患者应给予患者半卧位，患者血压过低应给予取平卧位，头偏向一侧。

2. 保持有效降温

（1）环境降温 将患者安置在20～25℃空调房间内，以利散热。

（2）体表降温 采用冰帽、冰袋进行头部降温，可在腹股沟、颈动脉、腋窝等处放置冰袋。放置冰袋的位置应正确，及时更换，避免在同一部位长时间接触，防止发生皮肤冻伤。全身降温可采用冰毯、冰水或酒精擦拭、冰水浴等方法。

知识链接

冰毯降温的作用

冰毯降温是急危重病人中高热患者重要的治疗措施之一。通过持续控温系统的降温治疗，可使持续高热、超高热患者达到理想安全的降温效果，尤其对脑复苏患者与急性脑缺血患者，可减少其脑细胞耗氧和缺氧性水肿，从而提高复苏成功率及减轻脑功能损害。

考点提示

中暑患者实施降温时的注意要点。

（3）体内中心降温：适用于重度中暑、体外降温无效者。用4～10℃的5%葡萄糖氯化钠1000ml经中心静脉注入患者体内，也可以用4～10℃0.9%氯化钠注射液200ml来灌肠或是注入患者胃内。开始滴注速度应稍慢，30～40滴/分，患者适应低温后再增快速度，但应密切观察，以免发生急性肺水肿。有条件者可用低温透析（10℃）进行血液透析。

3. 密切观察患者病情变化

（1）降温效果的观察 ①降温过程中应密切监测肛温，每15～30分钟测量一次，根据肛温变化调整降温措施，避免出现虚脱或休克，尤其是老年、体弱病人应注意；②观察末梢循环情况，如患者高热而四肢末梢厥冷、发绀，提示病情加重，经治疗后体温下降、四肢末梢转暖、发绀减轻或消失，则提示治疗有效，无论何种降温方法，只要体温降至肛温38℃左右即可考虑终止降温，防止体温再度回升；③如有呼吸抑制、深昏迷、血压下降则停用药物降温。

（2）监测患者脉搏、呼吸、血压、神志变化和皮肤出汗情况，防止虚脱、衰竭发生。

直通护考

为中暑患者降温，温度降至（　　）可终止降温。

A. 肛温38℃　B. 肛温37℃　C. 腋温38℃

D. 腋温37℃　E. 肛温37.5℃

答案： A

（3）并发症的监测　①监测尿量、尿色、尿比重，保持尿量在30ml/h以上，以观察肾功能状况，深茶色尿和肌肉触痛往往提示横纹肌溶解；②密切监测血压、心率，有条件者可测量中心静脉压、肺动脉楔压、心排出量以及体外循环阻力指数等，防治休克，并且指导合适补液以防止补液过量而引起肺水肿，降温时，血压应维持收缩压90mmHg以上，注意有无心律失常出现，必要时及时处理；③监测动脉血气、神志、瞳孔、脉搏、呼吸的变化，中暑高热患者，动脉血气结果应予以校正；④严密监测凝血酶原时间、凝血活酶时间、血小板计数和纤维蛋白原，以防DIC；⑤监测水、电解质失衡。

4. 加强基础护理，防止并发症　①口腔护理：高热患者应加强口腔护理，以防发生感染与溃疡；②皮肤护理：高热大汗者应及时更换衣裤及被褥，注意保持皮肤清洁，定时翻身，防止压疮发生；③高热惊厥护理：应将患者置于保护床内，防止坠床和碰伤，惊厥时注意防止舌咬伤，床边应备开口器与舌钳，必要时使用保护性约束；④饮食护理：高热患者病人饮食以清淡为宜，给细软、易消化、高热量、高维生素、高蛋白、低脂肪饮食，鼓励患者多饮水，多吃新鲜蔬菜和水果。

四、健康指导

1. 避免长时间在室外高温环境下工作，在室内高温环境下工作，应保持室内通风。如有需要在高温环境下工作者，应该循序渐进，不可一次工作时间过长，工作时可口服盐清凉饮料或淡盐水，平时也可随身携带清热解暑的饮品或药物，如藿香正气水、清凉油等。

2. 平时工作时可以多饮水，避免因高热引起水、电解质紊乱。

3. 老年人、小孩和有慢性疾病的人群应避免在高温环境下活动。

第二节　淹　溺

淹溺是指人淹没于水或其他液体中，由于液体、污泥、杂草等物体堵塞呼吸道和肺泡，引起窒息和缺氧，使机体处于危急状态。发生淹溺常见的原因有缺乏游泳能力意外落水；在游泳过程中受冷水刺激发生肢体抽搐或被植物缠绕等造成淹溺；在浅水区跳水，头部撞击硬物，发生颅脑外伤而导致淹溺；患有心血管、心脏、癫痫或其他不能胜任游泳疾病而急性发作导致淹溺。淹溺多见于儿童、青少年和老年人。

人淹没于水中，根据人的本能反应就会拼命挣扎，避免水进入呼吸道。但由于长时间缺氧，被迫深呼吸，从而使大量的水进入到呼吸道和肺泡，阻碍气体交换，加重缺氧和二氧化碳潴留，造成代谢性酸中毒、高碳酸血症。根据发生机制，淹溺可分为两类：湿性淹溺和干性淹溺。湿性淹溺是指人入水后，因缺氧而被迫深呼吸，喉部肌肉松弛，吸入大量水分，阻塞呼吸道和肺泡发生窒息。干性淹溺是指人入水后受刺激（惊慌、恐惧、骤然寒冷等），引起喉痉挛导致窒息，呼吸道和肺泡很少或无水吸入。根据浸没的介质不同，分为淡水淹溺和海水淹溺两种类型（表6-1）。

表6-1 海水淹溺与淡水淹溺的病理改变特点比较

	海水淹溺	淡水淹溺
血容量	减少	增加
血液性状	血液浓缩	血液稀释
红细胞损害	很少	大量
血浆电解质变化	高血钠、高血钙、高血镁	低钠血症、低氯血症、高钾血症和低蛋白血症

一、护理评估

（一）健康史

应向淹溺者的陪同人员详细了解淹溺发生的时间、地点和水源性质，以利于急救。注意检查淹溺者头部有无硬物撞击痕迹，以便及时地诊治颅脑外伤。

（二）身体状况

临床个体差异表现与淹溺者溺水时间长短、吸入水量、吸入水的性质及器官损害有关。具体各系统表现如下。

1. 呼吸系统 剧烈咳嗽、胸痛、呼吸困难、咳粉红色泡沫样痰、呼吸表浅、急促或停止。肺部可闻及干、湿性啰音，偶尔有喘鸣音。

2. 神经系统 近乎淹溺者常出现精神状态改变，烦躁不安、抽搐、昏迷、肌张力增加、牙关紧闭，可出现异常反射。

知识链接

抽搐

游泳及水下作业者突然发生的肌肉痉挛性收缩称抽搐，俗称抽筋。这种情况并不十分罕见，临床表现为某处肌肉突发性痉挛，局部肌肉发硬并有剧痛。导致抽筋的原因多为水凉、疲劳、过度呼吸（呼吸性碱中毒）、服用某些药物以及体内某些物质不足（如钙不足等）等。比较常见的抽筋部位为小腿肚（腓肠肌痉挛），其他部位如手指、脚趾、大腿、上臂等也时有发生。

3. 循环系统 脉细速或不能触及，心律不齐、心音微弱或消失，血压不稳定，危重症出现房颤甚至心室停搏。

4. 消化系统 海水淹溺者明显有口渴的症状，上腹明显饱胀感，胃内充满水，呈扩张状态。

5. 运动系统 少数病人患者合并骨折或其他的外伤。

6. 泌尿系统 尿液混浊呈橘红色或红色，可出现少尿或无尿，严重者合并肾功能不全。

直通护考

下列不是淹溺患者的表现的是（　　）

A. 呼吸困难　　B. 烦躁不安　　C. 昏迷

D. 胸痛　　E. 肌张力低

答案： E

（三）心理－社会状况

淹溺者常因发病较急，且因出现呼吸困难而紧张、恐惧，并为以后是否会留下后遗症而担心。淹溺者从此也会惧怕与水有关的事物，害怕周围人群提起溺水的相关信息。对于自杀淹溺的患者可能会有抵触情绪，不配合治疗。

（四）辅助检查

1. 血、尿检查 淹溺者常有白细胞和中性粒细胞增高，淡水淹溺者可出现血液稀释或红细胞溶解，血钠、血氯下降，血钾升高。海水淹溺者出现血液浓缩，血氯、血钾增高，血钾变化不明显。

2. 心电图检查 常有窦性心动过速、非特异性 ST 段和 T 波改变，病情严重时出现室性心律失常、完全性心脏传导阻滞。

3. 动脉血气分析 约 75% 病例有明显混合型酸中毒，几乎所有患者都有不同程度低氧血症。

4. X 线检查 胸片常显示斑片状浸润，有时出现典型肺水肿征象。

（五）治疗要点

迅速将淹溺者救出，尽快对淹溺者进行有效通气，实施心肺脑复苏。

1. 现场治疗要点

（1）迅速将淹溺者救出　施救者应镇静，尽快脱去衣裤，尤其要脱去鞋靴，迅速游到淹溺者的附近。抢救者应从淹溺者背后，一手托着他的头颈，将面部托出水面，或抓住腋窝仰游，将淹溺者救上岸。（图 6－1）

（2）通畅气道　立即清除淹溺者口鼻中的污泥、杂草，有义齿者取下义齿，将舌头拉出，避免舌后坠堵塞呼吸道。松解衣领、腰带、内衣和领带，确保呼吸道通畅。

（3）倒水处理　迅速倾倒出呼吸道、胃内积水，应注意避免因倒水时间过长而延误心肺脑复苏抢救措施的执行。倒水时应将淹溺者的头胸部保持下垂，以利于积水的

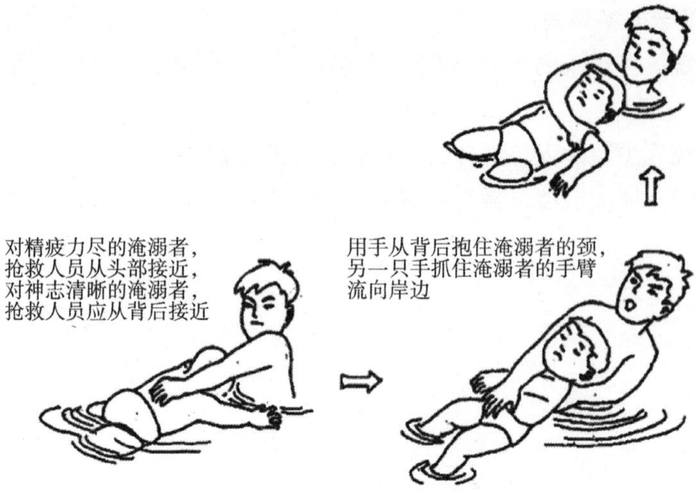
对精疲力尽的淹溺者，
抢救人员从头部接近，
对神志清晰的淹溺者，
抢救人员应从背后接近
用手从背后抱住淹溺者的颈，
另一只手抓住淹溺者的手臂
流向岸边

图6－1　水中救淹溺者的方法

倒出。具体方法如下。

①膝顶法：急救者一腿跪地，另一腿屈膝，将淹溺者腹部横置于急救者屈膝的大腿上，使头部下垂，然后用手平压背部，将水倒出。(图6－2)

②肩顶法：急救者抱住淹溺者的双腿，将其腹部放在急救者的肩部，使头胸部下垂，抖动淹溺者，以倒出积水。(图6－3)

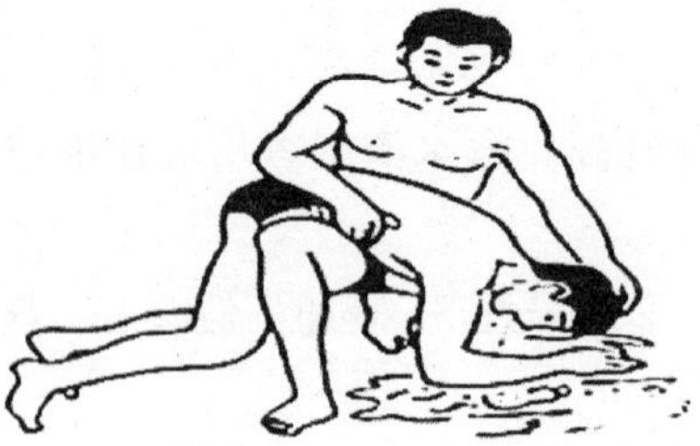

图6－2　膝顶法

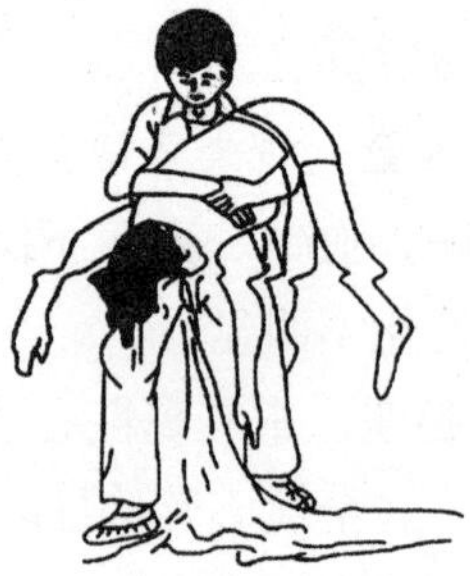

图6－3　肩顶法

③抱腹法：急救者从淹溺者背后双手抱住其腰腹部，使淹溺者背部在上，头胸部下垂，抖动淹溺者，以倒出积水。(图6－4)

(4) 心肺脑复苏　心肺脑复苏是淹溺抢救工作中最重要的措施，清理呼吸道后应尽快实施。

(5) 迅速转运　迅速转送至医院，途中不中断救护。

2. 医院内治疗要点

(1) 迅速将病人安置于抢救室内，换下湿衣裤，盖被子保暖。

(2) 维持呼吸功能　心搏恢复后，仍然需要继续进行有效的人工通气、及时的血气分析监测。对人工通气无效者，应行气管插管或者是气管切开，给予高流量吸氧。必要时给予机械辅助通气。

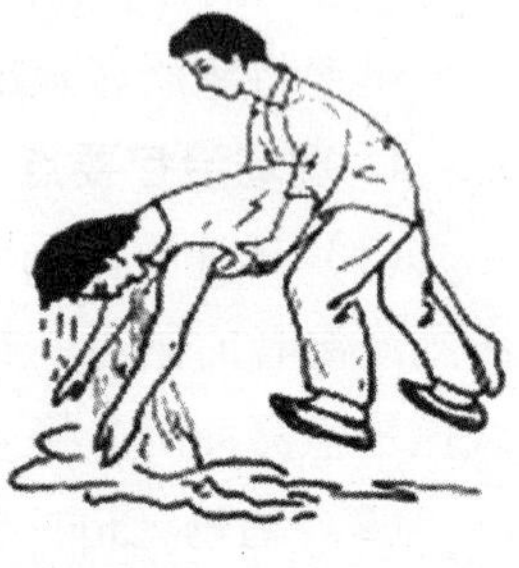

图6－4　抱腹法

（3）维持循环功能　患者心跳恢复后，常有血压不稳定或低血压状态，应注意监测有无低血容量，可将中心静脉压（CVP）、动脉压和尿量三者结合起来分析指导输液治疗，正确掌握输液的量和速度。

（4）低体温冷水淹溺者及时复温对预后非常重要。可酌情采用体外或体内复温措施。

（5）对症处理　①纠正低血容量、水电解质和酸碱失衡：淡水淹溺者，应适当限制水入量，适量补充氯化钠溶液、浓缩血浆和白蛋白。海水淹溺者，由于大量体液渗入肺组织，血容量偏低，需及时补充液体，可用葡萄糖溶液、低分子右旋糖酐、血浆，严格控制氯化钠溶液，注意纠正高钾血症及酸中毒。②肺水肿处理：在采取加压吸氧同时，用40%～50%的乙醇湿化吸氧。③防止脑水肿：使用大剂量皮质激素和脱水剂。如有抽搐可用地西泮、苯巴比妥或水合氯醛等镇静剂。④防治肺部感染：如淹溺时的沙子、泥土、杂草等吸入气管，易发生肺部感染，应给予抗生素；⑤及时保护肝肾功能，使用促进脑功能恢复的药物；⑥注意其他并发症的处理，如各类骨折、外伤等。

二、护理诊断

1. 气体交换受损　与患者溺水后呼吸道异物有关。

2. 体温过低　与患者溺水时间有关。

3. 潜在并发症　溺水后易发生肺水肿、脑水肿、急性肾衰竭。

4. 有感染的危险　患者溺水后肺部误吸易发生肺部感染。

三、护理措施

1. 密切观察病情变化

（1）严密观察病人的神志、呼吸频率、深度，判断呼吸困难程度。观察有无咳痰，痰的颜色、性质，听诊肺部啰音及心率、心律，测量血压、脉搏。

（2）注意监测尿的颜色、量、性质，准确记录尿量。

2. 保持呼吸道通畅　及时清除呼吸道的分泌物，必要时行气管插管或气管切开，机械辅助吸痰。

3. 输液护理　对淡水淹溺者，应严格控制输液速度，从小剂量、低速度开始，防止短时间内进入大量液体，加重血液稀释和肺水肿。对海水淹溺者出现血液浓缩症状应及时按医嘱输入5%葡萄糖和血浆液体等，切忌输入0.9%氯化钠注射液。

4. 复温护理　复温方式包括：①被动复温，覆盖保暖毯或将患者置于温暖环境。②主动复温，应用加热装置如热水袋、热辐射等方法进行体外复温，有条件者可采用体内复温法，如采用加温加湿给氧、加温静脉输液（43℃）等方法。复温速度要求稳定、安全，重度低温患者复温速度应加快。

5. 做好心理准备　消除患者的焦虑与恐惧心理，解释治疗措施的目的，使其能积极配合。对自杀淹溺的患者应尊重其隐私，注意引导他们正

> **考点提示**
>
> 淹溺患者的护理措施。

确对待人生、事业、他人等，提高其心理承受能力，同时做好其家属的思想工作，协同帮助患者消除自杀念头。

四、健康指导

1. 平时应该学习溺水的救生技能，小孩游泳时应该在正规游泳场所，并在家长或救生员的监护下进行。

2. 在发生溺水时应该沉着冷静，避免惶恐慌乱，积极寻求周围人员的救助。

3. 在下水游泳之前做好热身运动，防止在水下发生肌肉痉挛性收缩。

4. 下水游泳时应该穿戴救生衣或救生圈。

5. 积极面对人生，怀着积极向上的态度生活。遇到不顺心的事情不要轻易想着自杀，应多跟身边的亲朋好友交流沟通。

第三节 电击伤

电击伤俗称触电，是指一定量的电流通过人体引起全身或局部的组织损伤和功能障碍，甚至发生心跳呼吸骤停。电击伤常见的原因是人体直接接触电源，或在高压电和超高压电场中，电流或静电电荷经空气或其他介质电击人体。

人体作为导电体，在接触电流时，即成为电路中的一部分。电击通过产热和电化学作用引起人体器官生理功能障碍（如抽搐、心室颤动、呼吸中枢麻痹或呼吸停止等）和组织损伤。电击伤对人体的危害与接触电压高低、电流强弱、电流类型、频率高低、通电时间、接触部位、电流方向和所处环境的气象条件都有密切关系。

一、护理评估

（一）健康史

对触电者必须注意向陪护人员询问触电时间、电源情况、地点，以利于急救。具有直接或间接接触带电物质的病史也须问诊。

（二）身体状况

1. 全身症状 全身症状的表现轻重与影响电损伤程度的因素密切相关。

（1）轻型 触电后，轻者表现为痛性肌肉收缩、惊慌、面色苍白、四肢软弱、表情呆滞，呼吸及心跳加速，头痛、头晕、心悸等，皮肤灼伤处疼痛。敏感的病人可发生晕厥、短暂意识丧失，一般很快可恢复。

（2）重型 高压电击伤时，常发生神志丧失，心跳呼吸骤停。有些患者可转入“假死”状态：心跳、呼吸极其微弱或暂停，心电图可呈心室颤动状态，经积极治疗，一般可恢复。昏迷或心跳呼吸骤停，如不及时复苏则会发生死亡。心室颤动是低压电电击伤后常见的表现，也是伤者致死的主要原因。组织损伤区或体表烧伤处丢失大量液体时，可出现低血容量性休克。低血压，水、电解质紊乱和严重的肌球蛋白尿可引起急性肾衰竭。电击时因肌肉剧烈的机械暴力，可致关节脱位和骨折。

2. 局部表现 高压电引起电烧伤的典型特点：①烧伤面积不大，但可深达肌肉、血管、神经和骨骼，有“口小底大，外浅内深”的特征；②有一处进口和多处出口；③肌肉组织常呈夹心性坏死；④电流可造成电流可造成血管壁变性、坏死或血管栓塞，从而引起继发性出血或组织的继发性坏死。

3. 并发症 可有短期精神异常、心律失常、肢体瘫痪、继发性出血或血供障碍、局部组织坏死并继发感染，弥散性血管内凝血、急性肾功能障碍、内脏破裂或穿孔、永久性失明或耳聋等。孕妇电击后常出现死胎、流产。

> **考点提示**
>
> 电击伤的全身及局部表现。

（三）心理-社会状况

患者常因发病突然而精神紧张、恐惧。恢复后常烦躁不安，可能是因为留下的后遗症导致，而使患者产生焦虑、悲观失望的心理反应。如患者生命不存在威胁，可能会担心自己有截肢或瘫痪的可能。

（四）辅助检查

早期可出现肌酸磷酸酶（CPK）及其同工酶（CK-MB）、乳酸脱氢酸（LDH）、丙氨酸转氨酶（ACT）的活性增高。尿液检查可见血红蛋白尿或肌红蛋白尿。心电图检查可出现传导阻滞或房性、室性期前收缩等心律失常。

（五）治疗要点

救护的原则为迅速脱离电源，分秒必争地实施有效的心肺脑复苏及心电监护。

1. 现场治疗要点

（1）迅速脱离电源 根据触电现场情况，采取最安全、最迅速的办法脱离电源。具体的方法包括以下4点。

①切断电源：拔除电源插头或拉开电源闸刀。

②挑开电线：应用绝缘物或干燥的木棒、竹竿、扁担等将电线挑开。

③拉开触电者：急救者可穿胶鞋，站在木凳上，用干燥的绳子、围巾或干衣服等拧成条状套在触电者身上拉开触电者。

④切断电源：如在野外或远离电源闸以及存在电磁场效应的触电现场，施救者不能接近触电者，不便将电源挑开时，可用干燥绝缘的木柄刀、斧或锄头等物将电源斩断中断电流，并妥善处理残端。

（2）轻型触电者 就地观察及休息1~2小时，以减轻心脏负荷，促进恢复。

（3）重型触电者 对心跳骤停或呼吸停止者，应立即行心肺脑复苏术，不能轻易终止复苏。

（4）防止感染 保护好烧伤创面，防止感染。

2. 医院内治疗要点

（1）维持有效呼吸 呼吸停止者应立即气管插管，给予呼吸机辅助呼吸。及时清除气道内的分泌物，同时，建立心电监护，进行有效的心肺脑复苏。

（2）纠正心律失常　电击伤常引起心肌损害和发生心律失常。严重的心律失常是心室颤动，心室颤动者应尽早给予除颤。

（3）补液　低血容量性休克和组织严重电烧伤的患者，应迅速予以静脉补液，补液量较同等面积烧伤者多。

（4）创面处理　局部电烧伤与创面处理相同。积极清除电击烧伤创面的坏死组织，有利于预防感染和创面污染。由于深部组织的损伤、坏死，伤口常需开放治疗。

（5）筋膜松解术和截肢　肢体受高压电热灼伤，大块软组织灼伤引起的局部水肿和小血管血栓形成，可使电灼伤远端肢体发生缺血性坏死，因而有时需要进行筋膜松解术，减轻灼伤部位周围压力，改善肢体远端血液循环，严重时可能需要截肢处理。

（6）其他对症处理　抗休克，预防感染，纠正水和电解质紊乱，防治脑水肿、急性肾衰竭、应激性溃疡等。

考点提示

发现电击伤者应如何实施救护。

二、护理诊断

1. 潜在并发症　短期精神异常、心律失常、肢体瘫痪、继发性出血或血供障碍、局部组织坏死。

2. 感染的危险　与伤引起组织损伤或坏死有关。

3. 组织灌注不足　低血容量性休克。

4. 知识缺乏　缺少安全用电知识。

5. 气体交换受损　电击伤易发生心跳呼吸骤停。

三、护理措施

1. 严密观察生命体征　测量呼吸、脉搏、血压及体温，注意判断有无呼吸抑制及窒息发生；注意患者的神志变化，对清醒患者应给予心理护理安慰，消除其恐惧心理。

2. 用药护理　尽快建立静脉通路，按医嘱给予输液，恢复循环容量。应用抗生素预防和控制电击伤损害深部组织后所造成的厌氧菌感染，注射破伤风抗毒素预防破伤风发生。

3. 并发伤的护理　因触电后弹离电源或自高空跌下，常伴有颅脑伤、气胸、血胸、内脏破裂、四肢与骨盆骨折等，应注意患者有无其他合并伤存在。搬运患者过程中应注意有无头、颈部损伤和其他严重创伤，颈部损伤者要给予颈托保护，可疑脊柱骨折患者应注意保护脊柱，使用硬板床。

4. 准确记录尿量　对严重肾功能损害或脑水肿损害使用利尿剂和脱水剂，准确记录尿量，尿的颜色、性质。

5. 加强基础护理　病情严重者注意口腔护理、皮肤护理，预防口腔炎和压疮的发生。保持患者局部伤口敷料的清洁、干燥、防止脱落。

直通护考

护理电击伤的患者错误的是（　　）

A. 密切观察患者生命体征

B. 准确记录患者的尿量

C. 搬运颈椎损伤的患者应注意保护颈椎

D. 加强伤口的换药

E. 做好基础护理

答案： D

知识链接

安全用电小常识

1. 用电线路及电气设备绝缘良好，灯头、插座、开关等的带电部分绝对不能外露，以防触电。

2. 不要乱拉接电线，以防触电或发生火灾。

3. 不要站在潮湿的地面上移动带电物体或用潮湿抹布擦拭带电的家用电器，以防触电。

4. 保险丝选用要合理，切忌用铜丝、铝丝或铁丝代替，以防发生火灾。

5. 检修或调换灯头，即使开关断开，也切记用手直接接触，以防触电。

6. 所使用的家用电器如电冰箱、电冰柜、洗衣机等，应按产品使用要求，装有接地线的插座。

四、健康指导

1. 平时应该注意用电安全，家庭应使用安全插座，避免用湿手或湿毛巾触摸插座。

2. 家庭需安装电源或电插座时应该请专业人员，不要自行安装。

3. 发现身边有触电人员时应沉着冷静，注意保护自己，避免用手直接接触触电者，应该切断电源，用绝缘物如干燥的木棒、竹竿、扁担等将电线挑开。

目标检测

A1 型题

1. 不可用于体表降温的部位是（　　）

A. 腹股沟　　B. 颈动脉　　C. 腋窝

D. 股动脉　　E. 腹部

2. 下列可用于冰浴的患者是（　　）
A. 老年人　B. 新生儿　C. 休克
D. 青壮年　E. 心力衰竭
3. 热衰竭的临床表现中不正确的是（　　）
A. 多汗　B. 疲乏　C. 肌肉性痉挛
D. 眩晕　E. 恶心
4. 引起血液稀释的淹溺是（　　）
A. 干性淹溺　B. 淡水淹溺　C. 海水淹溺
D. 淹溺　E. 湿性淹溺
5. 下列对海水淹溺不对的是（　　）
A. 血容量降低　B. 血液浓缩　C. 高钠血症
D. 极少发生心律失常　E. 更容易发生肺水肿
6. 为淹溺患者实施现场救护的措施错误的是（　　）
A. 迅速将患者救出水面　B. 通畅气道
C. 大量输液　D. 倒水处理
E. 尽快实施心肺脑复苏
7. 电击伤主要损害（　　）
A. 心　B. 脑　C. 肝
D. 肾　E. 皮肤
8. 电击伤对人的致命作用是（　　）
A. 引起心室颤动　B. 诱发心室过速　C. 导致心室血流减慢
D. 造成心肌缺血　E. 急性肾损伤
9. 迅速脱离电源的措施错误的是（　　）
A. 切断电源　B. 挑开电源　C. 用手拉开触电者
D. 用木拉开触电者　E. 切断电线
10. 中暑患者的治疗，首选采取的措施是（　　）
A. 撤离高温环境　B. 立即静脉输液　C. 头部降温保护脑细胞
D. 立即冰水浸浴　E. 用氯丙嗪静注降温
11. 不符合低压电引起的烧伤特点的是（　　）
A. 创面小，呈椭圆形或圆形　B. 边缘规则整齐，分界清楚
C. 伤口多呈干性创面　D. 偶可见水泡
E. 创面呈焦黄或灰白色
12. 热射病“三联症”是指（　　）
A. 高热、无汗、意识障碍　B. 高热、烦躁、嗜睡
C. 高热、灼热、无汗　D. 高热、疲乏、眩晕
E. 高热、多汗、心动过速
13. 中暑高热患者的病室应保持室温在（　　）

A. 18～20℃　　B. 20～22℃　　C. 22～24℃
D. 20～25℃　　E. 18～22℃

A2 型题

1. 患者男，50 岁，某日在烈日下劳动 4 小时后感到头昏乏力，随后昏倒在地，神志不清，急送医院，头颅 CT 检查未见异常。查体 41℃，心率 135 次/分，律齐，血压 90/60mmHg，深昏迷，双下肢阵发性抽搐，大、小便失禁。该患者属于中暑的哪一类型（　　）

A. 热射病　　B. 热痉挛　　C. 热衰减
D. 先兆中暑　　E. 轻度中暑

2. 患者女，60 岁，诊断为热射病，患者神志处于昏迷状态。遵医嘱给予降温处理，以下哪项护理措施是错误的（　　）

A. 应密切监测肛温，每 15～30 分钟测量一次
B. 安置在 22℃空调房间
C. 大血管走行处放置冰袋
D. 在最短的时间内使肛温降至 35℃
E. 遵医嘱予氯丙嗪 25mg 稀释于 4℃葡萄糖氯化钠 500ml 静脉滴注。

（周　彩）

第七章 常见急重症护理

学习目标

知识目标

1. 掌握各种急重症的护理任务及措施。
2. 熟悉各种急重症的临床特点及就诊程序。
3. 了解各种急重症的常见原因。

技能目标

1. 能正确评估各种急重症病人的病情并观察其病情变化。
2. 能对各种急重症病人实施正确的急救护理。

急重症病人的病情复杂多样，常常会涉及多个脏器或系统的急性病变。因此，早期识别与判断病情，并采取有效的紧急救治和护理措施，对于提高病人抢救的成功率、降低患者的死亡率至关重要。本章将以可能危及病人生命的疾病症状作为切入点，介绍常见急重症病人的急救与护理。

第一节 严重呼吸困难

知识链接

呼吸系统的解剖简介及功能特点

呼吸系统包括鼻、咽、喉、气管、支气管和肺等器官。从气管至肺内的肺泡，是连续而反复分支的管道系统。呼吸系统可分为导气部和呼吸部。导气部从鼻腔开始直至肺内的终末细支气管，无气体交换功能，但具有保持气道畅通和净化吸入空气的重要作用。鼻还有嗅觉功能，鼻和喉等又与发音有关。呼吸部是从肺内的呼吸细支气管开始直至终端的肺泡，这部分管道都有肺泡，行使气体交换功能。此外，肺还参与机体多种物质的合成和代谢功能。正常人的呼吸自然不费力，但患有某些疾病时，病人就会感到空气不足或呼吸费力，表现为呼吸急促、张口用力呼吸、鼻翼翕动，严重者端坐呼吸（躺卧时喘不上气，只能坐着）、发绀（口唇青紫），这就是呼吸困难。

呼吸困难是指病人在主观上感觉“空气不足”或“呼吸费力”、胸闷，临床上以病人的呼吸频率、节律、深度的异常为主，且可见辅助呼吸肌参与呼吸，更为严重者可出现端坐呼吸、发绀等。

正常成人的呼吸频率为16～20次/分，小儿随年龄的增长，呼吸频率开始减慢；新生儿为40次/分，1岁小儿为25次/分。病人呼吸频率的增快或减慢，都提示病人可能发生呼吸功能障碍。

知识链接

呼吸频率与肺泡通气量的关系

肺泡通气量=(潮气量－无效腔气量)×呼吸频率。在一定范围内潮气量减少不明显，呼吸频率增快，肺泡通气量增加，反之，过快的呼吸频率，反而使肺泡通气量减少。

一、病因

（一）呼吸困难的病因

1. 上呼吸道疾病 咽后壁脓肿、扁桃体肿大、喉异物、喉水肿、喉癌等。

2. 支气管疾病 支气管炎、支气管哮喘、支气管扩张、支气管异物和肿瘤等所致的狭窄与梗阻。

3. 肺部疾病 慢性阻塞性肺部疾病（COPD）、各种肺炎、肺结核、肺淤血、肺不张、肺水肿、肺囊肿、肺梗死、肺癌、结节病、肺纤维化、急性呼吸窘迫综合征(ARDS)。

4. 胸膜疾病 自发性气胸、大量胸腔积液、严重胸膜粘连增厚、胸膜间质瘤等。

5. 胸壁疾病 胸廓畸形、胸壁炎症、结核、外伤、肋骨骨折、类风湿性脊柱炎、胸部呼吸机麻痹、硬皮病、重症肌无力、过度肥胖症等。

6. 纵隔疾病 纵隔炎症、气肿、疝、主动脉瘤、淋巴瘤、畸胎瘤、胸内甲状腺瘤、胸腺瘤等。

（二）呼吸困难的鉴别（表7－1）

表7－1 呼吸困难的鉴别

	器官系统	危重疾病	急性疾病	慢性疾病
	肺	气道阻塞	自发性气胸	胸腔积液
		肺栓塞	哮喘	肿瘤
		非心源性肺水肿	肺心病	肺炎
		过敏	肺炎	COPD
	心脏	急性肺水肿	胸膜炎	先天性心脏病
		心肌梗死	心包炎	心脏瓣膜病
		心肌病		

续表

	器官系统	危重疾病	急性疾病	慢性疾病
呼吸功能正常或增强的原发疾病	腹部		机械通气	妊娠
			低血压	腹水
		腹膜破裂引起的脓毒症		
			肠梗阻	
	精神性因素			高通气综合征
				躯体化障碍
				恐慌攻击
	内分泌代谢系统	中毒	肾功能衰竭	发热
		糖尿病酮症酸中毒	电解质紊乱	甲状腺疾病
			代谢性酸中毒	
	感染创伤	会厌炎	肺炎	肺炎
		张力性气胸	气胸、血气胸	肋骨骨折
		心包填塞	膈撕裂	
		连枷胸		
	血液系统	一氧化碳	贫血	
呼吸功能降低的原发性疾病	神经-肌肉性疾病	脑血管意外	多发性硬化	肌营养不良性侧索硬化
		颅内占位	吉兰-巴雷综合征	多肌炎
		有机磷杀虫药中毒	莱姆病	血卟啉病

知识链接

夜间阵发性呼吸困难的原因

急性左心衰竭时，常出现阵发性呼吸困难，多在夜间熟睡中发生，称夜间阵发性呼吸困难。这是因为：①睡眠时迷走神经兴奋性增高，致冠状动脉收缩，心肌供血减少，心功能降低，小支气管收缩，肺泡通气进一步减少；②仰卧位时肺活量减少，静脉回心血量增多，致原有肺淤血加重；③夜间呼吸中枢敏感性降低，对肺淤血所引起的轻度缺氧反应迟钝，当淤血程度加重缺氧明显时，才“唤醒”呼吸中枢做出应答反应。发作时，病人常于熟睡中突感胸闷憋气惊醒，被迫坐起。惊恐不安，伴有咳嗽，轻者数分钟至数十分钟后症状逐渐减轻、缓解；重者，高度气喘，颜面青紫、大汗，呼吸有哮鸣声，甚至咳大量浆液性血性痰，或粉红色泡沫样痰，听诊两肺底有较多湿性啰音，心率增快，呈奔马律。此种呼吸困难，又称“心源性哮喘”（cardiac asthma）。其原因在老年人多为高血压性心脏病、冠心病；青少年则多考虑风心病、心肌炎、心肌病、先天性心脏病。

二、护理评估

（一）健康史

1. 询问既往史 既往是否有咳嗽、咳痰、喘气等，既往有无心脏疾患，以及呼吸困难发作时是否与病人的活动度有关系。

2. 诱发因素 起病前病人有无受凉、粉尘吸入、气候发生变化、服用血管紧张素转换酶抑制剂或精神因素等。

3. 伴随症状 呼吸困难病人有无发热、胸痛、咳嗽、咳痰、烦躁不安、说话困难及咯血等表现。观察呼吸困难病人痰液的颜色、性质、量、气味及有无肉眼可见的异物等。

（二）身体状况

1. 咳嗽 呼吸困难的病人可表现出刺激性干咳伴有声嘶、发热，出现咳嗽伴胸痛、持续呈逐渐加重的刺激性咳嗽并伴有气促。常见于急性喉、气管和支气管炎、慢性阻塞性肺部疾病、肺炎等。

2. 咳痰 注意观察病人痰的性状、量及气味。呼吸困难的病人可出现大量黄脓痰、铁锈样痰、红棕色胶胨样痰、果酱样痰。常见于肺脓肿或支气管扩张、肺炎克雷伯杆菌感染、肺炎、阿米巴病、肺吸虫病等。

3. 咯血 痰中带血、咯鲜血，常见于肺结核、肺癌、急性支气管炎、肺炎和肺血栓栓塞症等。

4. 呼吸困难

（1）吸气性呼吸困难 表现为吸气费力、喘鸣，出现“三凹征”（吸气时胸骨、锁骨上窝及肋间隙凹陷），伴有高调吸气性哮鸣音。常见于喉部、气管、大支气管的狭窄与阻塞。

（2）呼气性呼吸困难 表现为呼气延长，伴有哮鸣音。常见于慢性支气管炎、支气管哮喘、慢性阻塞性肺气肿、弥漫性细支气管炎。

（3）混合性呼吸困难 患者吸气与呼气均费力，呼吸频率增快、深度变浅、呼吸音出现异常。常见于重症肺炎、肺水肿、气胸、肺间质纤维化、胸腔积液、ARDS。

（4）潮式呼吸 指病人呼吸由浅慢变为深快，再由深快转为浅慢，然后出现短暂的呼吸暂停，又开始重复上述的周期性变化，又称间停呼吸。

5. 胸痛 表现为隐痛、胸痛伴发热、胸痛伴咯血，常见于肺癌、肺结核、肺炎等。

直通护考

某慢性阻塞性肺气肿病人，剧烈咳嗽后突然出现右侧剧烈胸痛、呼吸困难加重，右胸叩诊鼓音。应考虑的并发症为（ ）

A. 慢性肺心病　B. 肺炎　C. 自发性气胸

D. 肺不张　E. 胸膜炎

答案：C

（三）咯血与呕血的鉴别（表7-2）

表7-2　咯血与呕血的鉴别

	咯血	呕血
出血前症状	喉部痒感、胸闷、咳嗽等	上腹不适、恶心、呕吐等
出血方式	咯出	呕出，可为喷射状
血液颜色	鲜红色	棕黑、暗红，有时鲜红
pH	碱性反应	酸性反应
血中混有物	痰液、泡沫	食物残渣、胃液
黑便	除非咽下，否则没有	有，可为柏油样便，呕血停止后仍继续数日
出血后痰性状	常有血痰数日	无痰
既往史	有肺或心脏病史，X线有肺部病变	有消化性溃疡或肝病史，X线胸片正常

（四）护理体检

考点提示

急性呼吸困难患者咯血和呕血的鉴别。

对于急性呼吸困难的患者，首先要注意观察患者有无体温升高、脉率增快、血压异常及意识障碍，对其体位、皮肤黏膜及胸部情况进行评估，观察有无口唇、甲床青紫伴鼻翼翕动，咳嗽时有无痛苦表情，有无呼吸速率、节律和深度的异常，胸廓两侧运动是否对称，是否有肺泡呼吸音改变、异常呼吸音及有无干、湿啰音等。

（五）辅助检查

1. 血气分析　为呼吸困难病人最常用的检查，可以了解病人氧分压、二氧化碳分压的高低以及pH的情况，从而判断病人是否存在呼吸衰竭和酸中毒，以及呼吸衰竭的类型、酸中毒的类型等情况。

2. 血氧饱和度　了解呼吸困难病人的缺氧情况。

3. X线胸片或胸部CT检查　了解呼吸困难病人肺部病变的范围和程度，明确病人是否存在感染、占位性病变及有无气胸等情况。

4. 心电图　初步了解病人心脏的情况，排除心肌梗死和心律失常的情况，且对临床诊断肺栓塞有临床参考意义。

5. 血常规　了解病人是否存在感染、贫血及其严重程度。

6. 特殊检查　如呼吸困难病人病情允许可做下列检查：①肺功能检查，可进一步明确呼吸困难类型。第一秒用力呼气容积（FEV1）<1L可提示严重COPD；②肺动脉造影，确诊或排除肺血栓栓塞症；③支气管激发试验或运动试验阳性、支气管舒张试验阳性、峰值呼气流速（PEF）昼夜波动率≥20%。以上三种检查凡有其一即可考虑为支气管哮喘急性发作。

三、护理措施

（一）紧急护理措施

1. 保持呼吸道畅通　由于呼吸困难的病人起病急且进展快，对于任何原因引起的呼吸困难均应以抢救病人的生命为首要原则，因而需要掌握有效的呼吸锻炼方法。

（1）腹式呼吸法 即膈肌运动锻炼。方法是病人平卧位、坐位或立位，两手分别放在胸部、腹部。吸气时用鼻吸入，腹壁尽量突出，膈肌收缩；呼气时腹部收紧，用口呼出。要求呼吸频率 7～9 次/分。呼吸过程中吸气是主动的，呼气是被动的（呼气时间延长并缩唇）。通过深而慢的腹式呼吸锻炼可降低呼吸频率，从而降低呼吸肌对氧及能量的消耗。

（2）缩唇呼吸法 呼气时将口唇略微缩小，慢慢将气体呼出，以延长呼气时间 2～3 倍，这样可以使在呼气相时增加口腔和气道压力，防止小气道过早塌陷，减少肺泡内残余过多的气体。通过练习减少呼吸频率，增加潮气量的呼吸运动，从而改善肺泡的有效通气量，有利于氧气的摄入和二氧化碳的排出。

2. 氧疗 对于呼吸困难的病人应根据病人的具体情况给予鼻导管、面罩或鼻罩吸氧，必要时给予床边气管插管或气管切开术。

3. 建立静脉通路 遵医嘱给予对症处理，并保证及时给药，并观察药物的不良反应。

4. 心电监护 密切监测病人的生命体征，注意对心律、心率、血压、呼吸、血氧饱和度、意识和瞳孔的观察。采集血标本，查病人动脉血气分析、肝肾功能、血常规等。

5. 取舒适体位 对于呼吸困难的病人应嘱其安静休息，取半坐卧位或端坐卧位，有意识障碍或出现休克病人取平卧位，且头偏向一侧，防止呕吐导致误吸，加重病人病情变化。

6. 备好急救物品 如患者呼吸困难的症状加重，应随时备好急救药品及物品，并做好建立人工气道（气管插管或气管切开）、行机械通气的准备和相关配合工作，备好吸引器及球囊面罩等。对怀疑传染性的呼吸系统疾病，应该切实做好自我防护，防止交叉感染和院内感染的发生，如戴口罩、手套、穿隔离衣等。

直通护考

袁某，女性，65 岁，因肺源性心脏病收入院。收集资料：病人口唇发绀、呼吸困难、纳差、口腔溃疡、焦虑。应首先执行的护理措施是（　　）

A. 与其交谈，解除焦虑　　B. 调节食谱，促进食欲

C. 通知家属来医院探望　　D. 行口腔护理促进溃疡愈合

E. 吸氧、缓解缺氧

答案：E

（二）用药护理

1. 维持血压 对于呼吸困难的病人，应遵医嘱根据病人病情变化给予多巴胺、多巴酚丁胺、肾上腺素等血管活性药物，给予抗休克、维持肺循环和体循环稳定的处理。

2. 解痉、平喘 一般选择 β_2 受体激动剂，如沙丁胺醇、特布他林和非诺特罗；茶碱类；糖皮质激素等。

3. 维持呼吸 对于应用呼吸兴奋剂的病人应保持呼吸道通畅，适当提高吸入氧气的浓度。应用呼吸兴奋剂时，静脉注射速度不宜过快，并注意观察病人的呼吸频率、节律、神志变化及动脉血气变化。同时应控制感染，对于有呼吸困难伴有肺部和呼吸系统的感染时，遵医嘱给予抗生素静脉滴注。

4. 止痛 当剧烈胸痛影响呼吸功能时，应遵医嘱给予止痛药物治疗。

5. 纠正酸中毒 呼吸困难的病人出现严重缺氧时，可引起酸中毒，应遵医嘱静脉滴注或者缓慢静脉注射5%碳酸氢钠，并根据血气分析的结果，及时调整用药。

（三）病情观察

1. 观察氧疗效果 呼吸困难病人在氧疗过程中，应注意观察病人氧疗的效果。如吸氧后呼吸困难开始缓解、发绀症状有所减轻、心率开始减慢，表示氧疗有效；如果出现意识障碍加深或者呼吸过度表浅或缓慢，应考虑可能为二氧化碳潴留加重，应及时根据医嘱调整病人的氧流量或调节呼吸机参数，保证呼吸困难病人的氧疗效果。

2. 密切监测呼吸功能和生命体征 注意监测呼吸困难病人心率、心律、血压及血氧饱和度的变化情况，注意有无血流动力学改变；观察病人呼吸频率、节律和深度的改变，并注意监测病人血氧饱和度和动脉血气分析的情况。

3. 留观和转诊 对于诊断明确的病人，可根据病人疾病特点转诊至相应的专科病房，对于暂时诊断不明确或经过治疗后，判定患者的病情无好转需要在急诊科留观或转至重症监护病房观察。

第二节　急性上消化道出血

上消化道出血是指屈氏韧带近端空肠上部位的出血，包括食管、胃、十二指肠、胰腺、胆道或胃空肠吻合术后的空肠等部位。急性上消化道出血是指在数小时内失血量占循环血量的20%或超过1000ml，其临床表现为呕血、黑便、常伴有急性周围循环衰竭。上消化道出血是临床上常见的危重病之一，迅速明确出血部位及病因，及时给予恰当的护理措施，是降低死亡率的关键，对疾病的预后有着重要意义。

一、病因

（一）上消化道疾病

1. 食道疾病 如食管各种理化因素的损伤，器械检查、异物及强酸、强碱或其他化学剂的损伤，反流性食管炎、食管癌、食管损伤等。

2. 胃十二指肠疾病 如消化性溃疡、急性胃黏膜损害、胃癌、急性糜烂出血性胃炎、胃黏膜脱垂与急性糜烂性十二指肠炎等。

3. 空肠疾病 胃肠吻合术后、空肠溃疡、空肠 Crohn 病等。

（二）门静脉高压引起的食道胃底静脉曲张破裂出血

（1）肝硬化引起的门静脉高压症；

（2）门静脉炎、门静脉血栓形成和特发性门静脉高压症。

（三）上消化道邻近器官或组织的疾病

（1）胆道出血：常见胆管及胆囊结石，胆道蛔虫病、肝癌、肝脓肿，肝总管术后引流管压迫所致的坏死。

（2）胰腺疾病累及十二指肠：如急性胰腺炎并发脓肿破裂，胰腺癌。

（3）主动脉瘤，肝或脾动脉瘤破入胃及十二指肠。

（四）全身性疾病

1. 应激性病变 常见有意外创伤，大面积烧伤，严重感染，大手术，休克、缺氧及长期大量使用激素后的病人，胃及上部肠道发生急性黏膜损伤形成单个或多发性溃疡，因而引起大出血。

2. 血管性疾病 动脉粥样硬化，过敏性紫癜。

3. 血液病 如再生障碍性贫血、血友病、白血病、弥散性血管内凝血及其他凝血机制障碍性疾病。

4. 急性感染 流行性出血热，钩虫病。

5. 肾脏疾病 慢性肾功能不全，尿毒症等。

二、护理评估

（一）健康史

（1）既往是否有消化性溃疡、病毒性肝炎或慢性酒精中毒病史；是否有肝、胆、胰等消化性疾病病史；是否有门静脉高压的临床表现。

（2）诱发因素：发病前是否酗酒或服用非甾体类抗炎药物，从而导致急性胃黏膜损害。

（3）伴随症状：观察有无恶心、呕吐、反酸、嗳气及上腹部不适等症状。

（4）观察：呕血的颜色及量。

（二）临床表现

1. 呕血与黑便 是上消化道出血的特征性表现。出血部位在食管或胃，多有呕血及黑便，而十二指肠出血多无呕血而仅有黑便。呕出血液的性状主要取决于出血量及在胃内滞留时间，如出血量大而在胃内滞留时间短则呕吐物呈鲜红色或暗红色；如出血量较少而在胃内滞留时间较长，由于血红蛋白受胃酸作用，形成酸化正铁血红素，使呕吐物呈咖啡渣样的棕褐色。黑便呈柏油样，黏稠发亮，系血红蛋白中铁经肠内硫化物作用而形成硫化铁所致，出血量大而且速度快时，血液在肠道内推进快，粪便可呈暗红或鲜红色。

2. 周围循环衰竭 急性上消化道出血失血量大于1000ml时，由于循环血量迅速减少，可致急性周围循环衰竭。患者可表现头昏、心慌、乏力、出汗、晕厥等。静脉回心血量不足，导致心排血量明显减少，严重时患者可出现脉搏细速、皮肤厥冷、面色苍白、烦躁不安或神志不清、血压下降、尿量减少及心率加快等。

3. 贫血 出血早期可无贫血，血红蛋白正常或略高，一般于出血3~4小时后才逐渐出现，贫血的程度不仅与出血量、出血速度有关，还与出血前有无贫血、出血后体液平衡状况有关。

4. 发热 多数患者在休克被控制后出现发热，一般低于38.5℃，可持续3~5天。

5. 氮质血症 上消化道出血后，大量血液进入肠道，其内蛋白成分被消化吸收入血，加之循环血量下降致肾血流量下降、肾小球滤过率低，而使血尿素氮升高，称肠源性氮质血症。一般于出血后数小时升高，24~48小时达高峰，多不超过14.3mmol/L（40mg/dl），3~4日后降至正常。对血尿素氮持续升高不降者，若活动性出血已停止，应考虑由于休克时间过长或原有肾脏病变基础而发生肾衰竭。

直通护考

患者男性，26岁。有胃溃疡病史5年，3天前大量饮酒后，上腹疼痛持续不缓解，服法莫替丁无效。8小时前突然疼痛消失，但自觉头晕、眼花、无力，继而呕吐暗红色血约1200ml。家人送入院途中又呕血约400ml。体检：脉搏120次/分，血压80/58mmHg。面色苍白、四肢湿冷、周身大汗、呼吸急促、烦躁不安。腹部平软，剑突下有轻压痛，肝、脾肋下未触及，肠鸣音亢进。鉴于目前患者情况考虑可能发生了（ ）

A. 继发感染　B. 低血糖　C. 休克

D. 氮质血症　E. 肝性脑病

答案：C

（三）出血程度的判定（表7-3）

表7-3 出血严重程度的临床分级

出血程度	血压（mmHg）	脉搏（次/分）	血红蛋白量（g/L）	出血量（ml）	临床表现
轻度失血	基本正常	基本正常	正常	<500（占全身血容量的10%~15%）	仅有头昏
中度失血	90/60~70/50	100左右	70~100	800~1000（占全身血容量的20%）	伴有面色苍白，眩晕、心烦、少尿等
重度失血	<70/50	>120	<70	>1500（占全身血容量的30%以上）	伴有四肢厥冷、神志恍惚、少尿或无尿

（四）出血是否停止

考点提示

上消化道出血的临床表现及出血程度的判定。

诊断明确的病人转诊至相应专科病房，暂时诊断不明确或经过治疗判断上消化道出血已经停止的患者在急诊科留观。判断上消化道出血是否停止可根据患者有无黑便、肠鸣音、血压及一般情况做出判断。

1. 黑便 如果患者大便黑色成形，表示出血已基本停止；如黑便次数增多，呈柏油样软便，则表示继续出血或再出血。

2. 肠鸣音 如患者肠鸣音正常，则表示出血基本停止，如患者肠鸣音亢进，则表示出血有继续的可能。

3. 血压 如患者经输血、补液后血压稳步上升，则表示出血基本停止，反之，则表示出血还在继续。

4. 辅助检查 如经过补液治疗患者的血红蛋白浓度、红细胞计数与红细胞比容继续下降，网织红细胞计数持续增高，或血尿素氮持续或再次升高，则表示出血还在继续。

（五）护理体检

对于急性上消化道出血患者，首先要注意观察患者面色及神志的变化，对其出血量进行评估，观察患者呕血和黑便的性状、次数及量，随时监测血压及尿量的变化，仔细对患者腹部进行视、触、叩、听的检查，了解心率、心律、心脏杂音、呼吸音及啰音等。

（六）辅助检查

1. 胃镜检查 是目前诊断上消化道出血的首选检查方法。在直视下顺序观察食管、胃、十二指肠球部直至降段，从而判断出血病变的部位、病因及出血情况，必要时取活检进一步明确诊断。

2. 血液检查 出血早期，血红蛋白浓度、红细胞计数与红细胞比容无明显变化，故血常规检查不能作为早期诊断的依据。一般在出血 3～4 小时后，组织液渗入血管内，使血液稀释而出现贫血。测定有助于评估出血量、有无活动性出血及治疗效果。

3. 肝、肾功能检查 肝功能检查可以判断患者是否有病毒性肝炎，有助于病因诊断。肾功能检查若血尿素氮持续升高，说明出血在继续。

4. 选择性内脏动脉造影检查 如胃镜检查无阳性发现者，一般从股动脉插入导管，选择性地做肠系膜上、下动脉和腹腔动脉插管，注入造影剂后连续照片，造影剂外溢之处为出血部位，因此有助于诊断，一般认为在出血活动期进行检查阳性率高。

5. CT、B 超检查 有助于肝硬化、胰腺癌、脾大及胆囊疾病的诊断。

三、护理措施

（一）一般护理措施

（1）保持环境安静，避免不良刺激，对特别紧张者给予镇静剂。

（2）嘱患者应卧床休息，头偏向一侧，保持呼吸道通畅，避免呕血时血液吸入引起窒息。

（3）活动性出血期间禁食；出血停止后可给予流食、半流质饮食或软食，少量多餐，避免过热，以防止再次出血。

（4）严密监测生命体征变化，如血压、脉搏、心率、尿量及神志变化，在大出血时，每 15～30 分钟测脉搏、血压，有条件者使用心电、血压监护仪进行监测，同时应注意呕血、黑便的情况。

（5）持续低流量吸氧。

（二）积极补充血容量

尽快建立有效的静脉输液通路，尽快补充血容量。补液时应遵循先盐后糖、先快后慢、先晶体后胶体、见尿补钾的原则。必要时输血，在配血过程中，可先输盐水或林格液，开始时输液宜快，当血压有所回升时，输液速度可减慢。肝硬化患者宜用新鲜血。

直通护考

患者女性，60岁，有溃疡病史10余年，突然出现呕血约500ml，伴有黑便，急诊入院。查体：神志清楚，血压100/60mmHg，心率110次/分。以下护理措施中正确的是（　　）

A. 平卧位，头部略抬高　　B. 三腔二囊管压迫止血

C. 暂时给予流质饮食　　D. 快速滴入血管加压素

E. 呕吐时头偏向一侧，防止误吸和窒息

答案：E

（三）止血措施

1. 药物止血

（1）血管加压素：为常用药物，作用是通过内脏血管的收缩作用，减少门静脉血流量，降低门静脉及其侧支循环的压力，从而控制食道、胃底静脉曲张破裂出血。临床推荐剂量是0.2U/min静脉滴注，根据治疗反应，可逐渐增加剂量至0.4U/min。但此剂量可引起腹痛、血压升高、心律失常、心绞痛及急性心肌梗死等不良反应。目前主张同时使用硝酸甘油，以减少不良反应。有冠心病、高血压、心力衰竭及孕妇禁忌使用血管加压素。

（2）抑制胃酸分泌药：对消化性溃疡和急性胃黏膜病变引起的出血，常规予H_2受体拮抗剂或质子泵抑制剂，急性出血期经静脉途径给药，常用西咪替丁200～400mg，每6小时一次；法莫替丁20mg，每12小时一次；奥美拉唑40mg，每12小时一次，可静脉滴注或推注。

（3）生长抑素：用于食管胃底静脉曲张破裂出血，可减少内脏血流量，使奇静脉血流量明显减少，止血效果好，几乎没有不良反应。目前临床应用14肽天然生长抑素，首次剂量250μg/h静脉滴注，继以250μg/h持续静脉滴注。

2. 三腔二囊管压迫止血　经鼻腔或口插入三腔二囊管，进入胃腔后先抽出胃内积血，然后注气入胃囊，使胃囊内压力维持在50～70mmHg，向外加压牵引，以压迫胃底，如未能止血，再向食道囊内注气，使囊内压力保持40mmHg左右，压迫食道曲张静脉，用三腔二囊管持续压迫时间不应超过24小时，否则会导致黏膜糜烂，三腔二囊

管压迫止血效果肯定，但缺点是患者痛苦大，并发症多，由于不能长期压迫，停用后早期再出血率高。鉴于近年药物治疗和内镜治疗的进步，目前不作为首选止血措施。

3. 内镜治疗　食管胃底静脉曲张破裂所致大出血，在内镜直视下注硬化剂至曲张的静脉，或用皮圈套扎曲张静脉，不但能达到止血目的，而且可有效防止再出血，是目前治疗食道胃底静脉曲张破裂出血的重要手段。消化性溃疡的持续出血或再出血可在内镜下寻找出血部位且喷洒止血药（如：凝血酶、1%去甲肾上腺素等）进行止血治疗。

知识链接

急诊胃镜止血法

急诊胃镜对于上消化道出血部位判断，病因诊断有很高的价值。文献报道急诊胃镜病因检出率为94.9%。镜下止血，作为上消化道出血治疗的有效方法，应用越来越广泛，已得到临床的普遍重视。采用此法止血，可明显使患者输血量减少，避免发生并发症。研究报道：在患者血压稳定的前提下，采用镜下止血成功率可达94.74%。

4. 手术治疗　内科治疗无效者，可根据不同的原因，给予不同的外科手术治疗。

直通护考

消化道出血伴休克时，首要的治疗措施是（　　）

A. 禁食　　B. 积极补充血容量

C. 胃镜止血　　D. 介入治疗

E. 气囊管压迫止血

答案：B

第三节　急性腹痛

急性腹痛是指由各种原因引起的腹腔内外脏器发生的急性病变，而出现腹部不适等一系列症状，是急诊科常见的临床症状之一，通常发生在起病后1周内。其共同特点是发病急、变化快、病情重。临床上其病因表现多样且复杂不易发现，常由内、外、妇、儿，甚至神经、精神等多个学科的疾病引起。

一、病因

（一）腹腔内脏器病变

1. 腹腔脏器阻塞或扭转　多常见于急性肠梗阻（包括肠套叠、肠扭转）、胆囊或胆道结石。

2. 腹腔脏器的急性炎症 如急性胃炎、阑尾炎、胆囊炎、自发性腹膜炎及腹腔内各种脓肿等。

3. 腹腔脏器破裂出血 如腹部外伤所致的肝、脾、肾等实质性脏器的破裂。

4. 腹腔脏器血管病变 多见于腹主动脉瘤、肠系膜动脉急性栓塞或血栓形成、肠系膜静脉血栓形成、急性门静脉或肝静脉血栓的形成。

5. 腹壁疾病及腹腔其他疾病 如腹壁的皮肤带状疱疹，急性胃扩张和痛经等均可引起腹痛。

（二）腹腔外脏器或全身性疾病

常见于胸部疾病、代谢及中毒疾病、变态反应性疾病、神经源性疾病所致的腹痛。

知识链接

急性腹痛具有临床诊断意义的伴随症状

急性腹痛伴随下列症状，提示有诊断意义：①伴黄疸，可见于急性肝、胆道疾病、胰腺疾病、急性溶血、大叶性肺炎等。②伴寒战、高热，可见于急性化脓性胆道炎症、腹腔脏器脓肿、大叶性肺炎、化脓性心包炎等。③血尿，常是泌尿系统疾病。④伴休克，常见于急性腹腔内出血、急性梗阻性化脓性胆道炎症、绞窄性肠梗阻、消化性溃疡急性穿孔、急性胰腺炎、腹腔脏器急性扭转、急性心肌梗死、休克型肺炎等。

二、护理评估

（一）健康史

1. 评估腹痛的情况 腹痛发生的原因或诱因，起病的急骤或缓慢及持续的时间，腹痛发生的部位、性质和程度；腹痛是否与进食、活动、体位等因素有关；腹痛发生时有无恶心、呕吐、腹泻、呕血、便血、血尿、发热等伴随症状；急性腹痛的病人有无缓解疼痛的方法及是否存在精神紧张、焦虑不安等心理反应。

2. 了解病人既往史 询问病人或者家属有无腹部外伤及手术的病史，有无溃疡性疾病、阑尾炎等，有无心肺等胸部疾病的病史。尤其是女性应了解病人的月经史。

（二）身体状况

1. 全身情况 评估急性腹痛病人的生命体征、意识、瞳孔、体位、营养状况，以及有关疾病的相应体征，如腹痛伴黄疸者提示与胆道、胰腺疾病有关，腹痛伴休克者可能与腹腔脏器破裂、急性出血坏死性胰腺炎、急性胃肠穿孔、急性心肌梗死等疾病有关。

2. 腹部检查 观察病人的腹部外形，有无膨隆或凹陷；有无肠形、胃形及蠕动波；有无腹壁静脉显露及其分布与血流的方向。肠鸣音是否正常。腹壁紧张度，有无腹肌紧张、压痛、反跳痛，其部位、程度；肝脾是否肿大，其大小、硬度和表面情况；有无腹块；有无振水音。有无移动性浊音。检查时应先听诊肠鸣音、血管杂音，然后叩诊和触诊，以免触诊后引起肠鸣音变化。

3. 皮肤和黏膜　观察急性腹痛的病人有无蜘蛛痣、肝掌、皮肤黄染及出血倾向等肝胆疾病的表现。病人出现频繁呕吐或者腹泻的应注意观察有无皮肤干燥、弹性减退等失水征。

直通护考

十二指肠溃疡疼痛的特点是（　　）

A. 餐后即痛，持续2小时后缓解
B. 餐后1小时开始，持续2小时缓解
C. 餐后2小时开始，持续2小时缓解
D. 餐后3~4小时开始，进餐后缓解
E. 无规律性疼痛

答案：D

（三）护理体检

对于急性腹痛的患者，首先要注意疼痛的性质与程度，消化性溃疡穿孔常突然发生，呈剧烈的刀割样、烧灼样持续性中上腹痛。胆绞痛、肾绞痛、肠绞痛也相当剧烈，病人常呻吟不已，辗转不安。剑突下钻顶样痛是胆道蛔虫梗阻的特征。持续性广泛性剧烈腹痛见于急性弥漫性腹膜炎。胃肠危象表现为电击样剧烈绞痛。评估诱发加剧或缓解疼痛的因素，急性腹膜炎腹痛在静卧时减轻，腹壁加压或改变体位时加重。胆绞痛可因脂肪餐而诱发。暴食是急性胃扩张的诱因。暴力作用常是肝、脾破裂的原因。急性出血性坏死性肠炎多与饮食不洁有关。腹痛的部位常为病变的所在，胃痛位于中上腹部，肝胆疾患疼痛位于右上腹，急性阑尾炎疼痛常位于麦氏点，小肠绞痛位于脐周，结肠绞痛常位于下腹部，膀胱痛位于耻骨上部，急性下腹部痛也见于急性盆腔炎症。

直通护考

男，56岁，1天前右下腹有转移性腹痛，麦氏点有固定的压痛，现腹痛突然加剧，范围扩大，腹部有肌紧张。应考虑是（　　）

A. 单纯性阑尾炎
B. 化脓性阑尾炎
C. 坏疽性阑尾炎
D. 阑尾周围脓肿
E. 阑尾穿孔腹膜炎

答案：E

（四）辅助检查

1. 实验室检查

（1）粪便检查　包括用肉眼观察粪便的外观，以及显微镜下、细菌学和隐血试验等，对肠道感染与腹泻的病原学、寄生虫病原学和消化道的隐性出血有重要诊断价值。

（2）血液和尿液检查　①血、尿胆红素的检查可提示黄疸的性质；②肝功能试验如血清酶学、血清总蛋白、清蛋白和球蛋白及其比值、凝血酶原时间等适用于肝胆疾病的诊断；③血沉可反映炎症性肠病、肠结核或腹膜结核的活动性；④血清、尿液淀粉酶测定用于急性胰腺炎的诊断；⑤各型肝炎病毒标志物的测定用于确定病毒性肝炎的类型，以及对肿瘤标记物的检测等。

（3）十二指肠引流　对引流液进行显微镜和细菌学检查，用于胆道疾病的诊断。

（4）腹水检查　对于肝硬化、腹腔内细菌感染、腹膜结核及腹内癌肿等的鉴别有实用意义。

2. 影像学检查　B超、X线检查、电子计算机X线体层显像及正电子射线计算机体层显像。

3. 其他检查　内镜检查、活组织检查和脱落细胞检查。

知识链接

腹痛原因不明时不能盲目使用止痛药

女性，17岁，腹痛一周后到第一人民医院检查，发现左侧下腹部有一个炎性的肿块。入院时全身的症状很严重，且呼吸急促、心跳加快……为了明确病因，医生急诊给她做了剖腹探查术，手术中发现她的左下腹腔及盆腔有一巨大的脓肿并且向右边延伸，继续探查发现脓肿的根源在于急性阑尾炎阑尾穿孔所引起的阑尾脓肿、盆腔脓肿。最后，在做完脓肿清除加阑尾切除、盆腔引流手术后，医生询问才得知，此病人从腹痛开始起就吃止痛药，持续一周后，病人腹痛症状加重遂入院治疗。医院肝胆外科主任说，病人由于长时间吃止痛药掩盖了病情，以至于没有及时治疗，因而炎症扩散至整个腹腔，并告诫大家，在腹痛原因尚未查明时不能自行服用止痛药，应及时到医院正确就医。

三、护理措施

（一）紧急护理措施

1. 腹痛伴有休克严重者　应及时配合医生进行抢救，迅速建立静脉通路，及时补液纠正休克。

2. 意识不清　病人无法遵嘱配合，且有呕吐者，应将头偏向一侧，以防误吸。对于病因不明，且腹膜炎症状不严重者，且炎症已局限，应根据病情进展情况决定是否实施手术。

3. 病因明确　病人病情稳定者，应遵医嘱积极做好术前准备。对于病因未明确者，遵医嘱暂时实施非手术治疗措施；对于腹腔内病变严重者，如腹腔内有实质性脏器破裂出血、穿孔以及炎性坏死者，应立即行手术治疗。

4. 控制饮食及胃肠减压　对于病情较轻且无禁忌证者，可给予少量流质或半流质饮食。病因未明或病情严重者，必须禁食、禁水。

（二）用药护理

1. 补液护理 根据病人的病情，根据医嘱给予输液，补充电解质和能量，纠正体液失衡和酸碱平衡紊乱，并根据病情变化随时调整补液方案和输液的速度。

2. 给予抗生素控制感染 对于急性腹痛病人一般会选用经验性用药，宜采用广谱抗生素，主张联合用药，并积极治疗原发病；对症处理，对于腹痛病因明确者，可遵医嘱适当使用解痉镇痛药物，但使用后应严密观察腹痛及全身病情变化；病因不明时禁用镇痛药；对于高热者可给予物理或药物降温。

（三）病情观察

1. 严密观察生命体征及全身症状 包括病人的意识状态、体温、脉搏、呼吸、血压、血氧饱和度及瞳孔，观察全身情况及重要脏器功能，进行心电监测及相关血流动力学监测。

2. 观察病情进展及动态变化 注意急性腹痛病人的腹痛部位、程度、性质、持续时间及伴随症状（呕吐、腹胀、排便、发热、黄疸等），注意观察动态辅助检查结果。

3. 严密观察治疗效果 经积极非手术治疗后6～12小时，病人的症状和体征加重，且范围扩大，需再次进行手术治疗。

4. 明确诊断 对于诊断明确的病人转诊至相应的专科病房，而暂时诊断不明确或经过治疗判断病情尚不稳定者应在急诊科留观或转至重症监护病房。

知识链接

非药物性缓解疼痛的方法

对慢性疼痛，采取相应非药物性的方法能减轻病人的焦虑、紧张感，提高其疼痛阈值和对疼痛的控制感。具体方法如①行为疗法：指导式想象、深呼吸、冥想、音乐疗法、生物反馈等。②局部热疗法：除急腹症外，对疼痛局部可应用热水袋进行热敷，从而解除肌肉痉挛而达到止痛效果。③针灸止痛：根据不同疾病和疼痛部位选择针灸穴位。

第四节 急性胸痛

胸痛是由各种刺激因子，如缺血、炎症、缺氧、组织坏死、肿瘤浸润以及各种理化因素，刺激胸部的感觉神经纤维产生痛觉冲动，并传至大脑皮层的痛觉中枢所致。为临床最常见的急症之一，引起胸痛的原因很多，肺与胸膜疾病、纵隔疾病、胸壁疾病等均可引起胸痛。胸痛的临床危险性与胸痛的病因、性质密切相关，不同的病因使胸痛的危险性和预后大相径庭。因此，对胸痛的早期识别、正确诊断并拟定恰当的治疗护理对策，是减少并发症、降低死亡率的关键。

一、病因

（一）肺与胸膜疾病

肺组织与脏胸膜含痛觉感受器稀少，对各种刺激不敏感，而壁胸膜则相反。因而肺部的疾病只有影响到壁胸膜时才会引起胸痛，如肺炎、肺癌、肺结核及肺动脉栓塞等，所有的胸膜疾病起病初均可引起胸痛，如胸膜炎、气胸等，当胸膜腔内积液量较多以后，疼痛可减轻。

（二）心血管疾病

心绞痛、心肌梗死、主动脉瓣狭窄、肥厚性心肌病、心肌病、心肌炎、主动脉夹层、肺栓塞、急性心包炎等。

（三）纵隔疾病

纵隔炎、纵隔气肿、纵隔肿瘤等。

（四）胸壁疾病

胸壁包括胸部的皮肤、皮下组织、肌肉、神经、肋骨与肋软骨、胸骨、颈椎与胸椎等，这些组织的疾病均可引起胸痛，常见疾病如急性皮炎、皮下蜂窝组织炎、带状疱疹、肋间神经炎、肋软骨炎、流行性肌痛、肋骨骨折等。

（五）其他

反流性食管炎、弥漫性食管痉挛、贲门失弛缓症、食管癌、肝脓肿、脾破裂、脾梗死等。

二、护理评估

（一）健康史

（1）既往是否有冠心病、气胸、肺结核的病史，患者年龄、职业特点，是否检查或治疗，诊疗经过及效果如何。

（2）询问疼痛的部位、诱因、性质、持续时间、程度及有无外伤史、放射痛，并了解是否有伴随症状如呕吐、大汗、咳嗽、咳痰、呼吸困难、咯血等。

（3）诱发因素，让患者详细讲述胸痛发作过程，从中了解诱发胸痛的原因。

（4）缓解因素，要明确胸痛是否在休息时或含服硝酸甘油时缓解。

（5）要特别注意有无皮肤苍白、恶心、呕吐、大汗、血压下降。

（二）临床表现

1. 急性心肌梗死 多数心肌梗死患者在发病前数日至数周内有烦躁、气急、乏力、胸部不适、心绞痛、活动时心慌等前驱症状，其中以新发生心绞痛或原有心绞痛症状加重以及在休息时发生或轻微体力劳动即可诱发为最常见。心电图示ST段一过性明显抬高或压低，T段倒置或增高，如及时住院治疗，可使部分病人避免发生心肌梗死。心肌梗死的胸痛持续时间长，可持续30分钟，有时达数小时，程度较重，休息或舌下含服硝酸甘油不能缓解。患者多有大汗、恶心、呕吐、呃逆、烦躁不安、呼吸困难、气

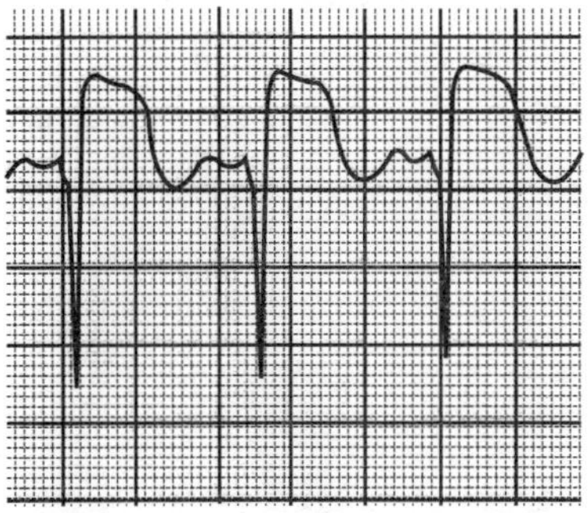

图7-1 病理性Q波与ST段抬高

促、下腹部痉挛、便急感或恐惧感等伴随症状。心电图是诊断急性心肌梗死的方法之一。特征性改变包括：①ST段抬高呈弓背向上型，在面向坏死区周围心肌损伤区的导联上出现；②出现病理性Q波，在面向透壁心肌坏死区的导联上出现；③T段倒置，在面向损伤区周围心肌缺血区的导联上出现。超急性期，心电图仅表现ST段变直和对称性的T波幅度增高。血清心肌坏死标志物如肌钙蛋白I或T及肌酸激酶（CK）和其同工酶(CK-MB)的升高对明确急性心肌梗死的诊断具有重要价值（图7-1）。

2. 主动脉夹层 疼痛一开始即很明显，表现为剧烈的、撕裂样胸骨后疼痛，沿着主动脉夹层分离方向蔓延（图7-2），并放射至肩胛间区、颈部、肩部、腰部及下肢。疼痛时常伴恶心、呕吐、大汗，两上肢的血压和脉搏可有明显差别，可有下肢暂时性瘫痪、偏瘫和主动脉关闭不全的表现。胸片可见纵隔增宽可提示该诊断（图7-3)，胸部CT扫描可确诊。值得注意的是当夹层蔓延至主动脉根部，累及冠状动脉时也可合并急性心肌梗死的临床表现。

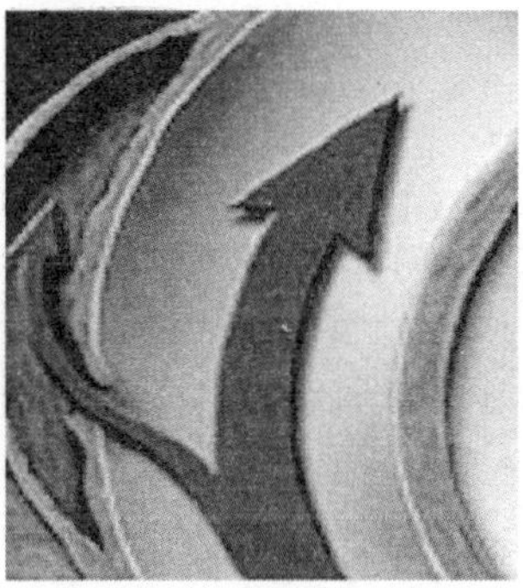

图7-2 动脉夹层示意图

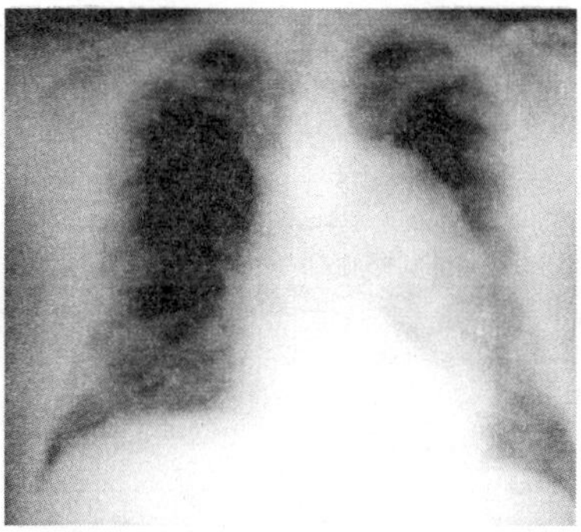

图7-3 主动脉夹层胸片示纵隔增宽

3. 急性肺动脉 栓塞胸痛、呼吸困难、休克的症状，易与急性心肌梗死相混淆。但有右心负荷急剧增加的表现如：咯血、发绀、颈静脉充盈、肝大、下肢水肿的表现。心电图出现Ⅰ导联S波加深，Ⅲ导联Q波显著，T波倒置，右胸导联T波倒置等改变(图7-4)。胸部平片可正常，但常出现肺不张、肋膈角变钝、患侧膈肌上抬。动脉血气分析见氧分压下降，D-二聚体检测大于500μg/ml为阳性，若为阴性可排除肺栓塞的诊断，选择性肺动脉造影或高分辨率螺旋CT胸部扫描可确定诊断。

4. 气胸 自发性气胸主要是由于胸膜下肺大泡破裂所致，多见于上叶顶部和下叶上部。患者突起一侧胸痛，撕裂样，并放射至肩部，可伴气促、呼吸困难、咳嗽但痰少、呼吸表浅。体格检查发现患侧膨隆，呼吸音消失提示诊断。胸片检查可确诊（图7-5）。

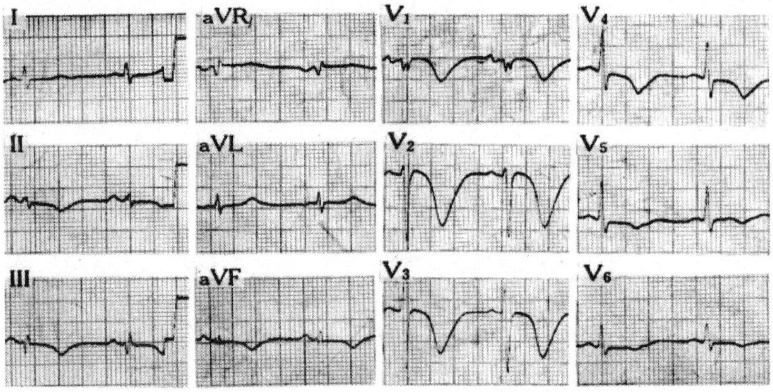

图 7－4　急性肺动脉栓塞心电图示

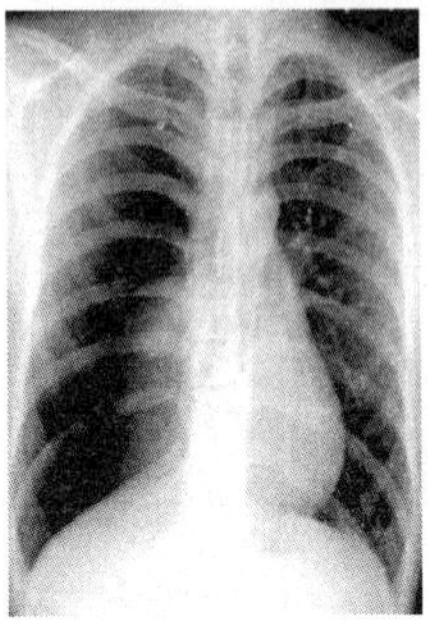

图 7－5　气胸病人的胸部 X 线表现

（三）胸痛的识别（表 7－4）

表 7－4　高危胸痛病人的识别要点

识别要点	可能诊断
剧烈、压榨性胸骨后疼痛，持续时间大于 30 分钟 胸痛的性质、频率、程度、近期改变 疼痛向颈部、下颌、肩部或上臂放射。伴呼吸困难、大汗淋漓 冠心病危险因素：吸烟、高血压、高血糖、高血脂、早发冠心病的家族史	急性冠脉综合征
胸痛、突发呼吸困难、咯血 其他：晕厥或近似晕厥；血压降低、颈静脉怒张、发绀	大块肺栓塞
突发撕裂样胸痛 双上肢血压与脉搏强度差别明显。	主动脉夹层
剧烈运动、胸部外伤后突发胸痛、呼吸困难 气管偏位，肺部叩诊患侧呈鼓音	气胸

直通护考

患者男性，62 岁，诊断为急性心肌梗死。本病最早、最突出的症状是（　　）

A. 烦躁不安　　B. 胸前区疼痛　　C. 胸前区憋闷

D. 疲乏无力　　E. 心率快

答案： B

（四）护理体检

对于急性胸痛患者，首先要注意观察患者的面部表情，评估胸痛的严重程度，血压测定特别重要。仔细心肺听诊、了解心率、心律、心脏杂音、呼吸音及啰音等。腹部检查对急性胸痛的鉴别诊断也有一定的帮助。

（五）辅助检查

1. 心电图检查 对于急性胸痛患者，应常规进行18导联心电图检查，必要时在短时间内重复检查，并仔细比较两次心电图表现有无差异。心电图ST段下移或上抬则提示心绞痛和急性心肌梗死或其他心脏疾病。

2. 血常规检查 若发现白细胞计数或中性粒细胞比例增高，提示可能患者体内有感染或存在炎症反应，有助于心包炎、心肌炎、胸膜炎、胰腺炎和胆囊炎的诊断。

3. 血生化检查 主要包括心肌损伤标志物和淀粉酶测定。血清损伤标志物升高可见于急性心肌梗死、急性心包炎和急性心肌炎，淀粉酶升高见于急性胰腺炎。

> **考点提示**
>
> 常见急性胸痛的临床表现。

4. 影像学检查 对原因不能立即确定的急性胸痛患者，且生命体征稳定，应常规性进行胸部X线检查，有助于肺部或胸膜疾病，如气胸、急性胸膜炎、肺栓塞及主动脉夹层等的诊断；超声检查有助于主动脉夹层、急性心包炎、胸腔积液、急性胰腺炎、急性胆囊炎和胆石症的诊断；胸部CT检查主要是用于高度怀疑主动脉夹层的患者。

三、护理措施

高危胸痛病人进入急诊抢救室后，护士应安置好病人体位，给予心理护理、吸氧、连接好心电监护仪，做好18导联心电图；对病人进行护理评估，重点在主诉、既往健康史、基本生命体征和简要的护理体检，对病情做出初步判断，征询医师实验室检查项目后进行血标本的采集并建立好静脉通路。遵医嘱给药并仔细观察药物的效应、不良反应及病人的病情变化，根据病情变化准备好急救药物及设备器材，做到随用即到。

（一）一般护理措施

（1）迅速安置好病人，立即给氧，氧流量为3～5L/min。

（2）尽快建立静脉通路并留取血标本。

（3）连接好多参数心电监护仪，密切监测生命体征，行心电图检查并动态观察。

（4）嘱患者绝对卧床休息，保持环境安静，避免紧张与情绪激动。

（二）特殊护理措施

1. 急性心肌梗死 立即开放梗死相关冠状动脉是急性心肌梗死最有效的急症处理，采用溶栓治疗或急诊冠脉介入治疗。止痛、抗血小板、抗凝、抗心肌缺血有助于稳定病情。并注意防治心力衰竭、休克和心律失常等并发症。①止痛吗啡3～5毫克/次，15分钟内可重复给药直到疼痛完全缓解或总量达15mg。②阿司匹林300mg一次嚼服以达到迅速吸收的目的，三天改为小剂量维持。③硝酸甘油0.5mg反复舌下含服，或用5～10mg放入250ml液体中静脉滴注，根据血压与心率调节输注速度。④β受体阻滞剂口服美托洛尔25～50mg，每日三次。⑤溶栓治疗适应证：相邻两个或两个以上导联ST段抬高，起病时间在6小时内。尿激酶或链激酶150万U，于30～60分钟内滴完。绝对禁忌证：急性内出血，疑主动脉夹层，颅内肿瘤或近期头部外伤，目前血压大于200/120mmHg，两周内的外伤或手术等。⑥其他有效治疗措施：肝素抗凝治疗；他汀类调脂血物；介入治疗（PCI）；直接经皮冠脉内成形术等。

知识链接

桡动脉行 PCI 治疗冠心病

经桡动脉行 PCI 已被广泛应用于临床冠心病介入治疗。

1989 年，加拿大医生 Campeau 首创经皮穿刺桡动脉进行冠状动脉造影，1992 年荷兰医生 Kiemenij 报告了采用此途径进行 PCI 的结果。随着介入治疗在全球范围的推广和普及，从 PCI 开始到发展为包括冠脉内支架术、冠脉内膜旋切及旋磨术、激光冠脉成形术、超声冠脉血管形成术等，一整套相辅相成的技术组合，为介入治疗提供了广阔空间。而在这一发展平台上，经桡动脉行 PCI 已被广泛应用于临床冠心病介入治疗，并以其损伤小、局部并发症少、手术前后对抗凝、抗血小板药物限制小、术后立即拔管及不必强制卧床等优点而受到患者和介入医师的青睐，也越来越多地成为国内外大型心脏手术的常规方法。

2. 主动脉夹层 急症处理的目的是止痛，积极降压。①止痛同上。②静脉应用β受体阻滞剂，普萘洛尔 5mg，静脉注射，1 ~ 2 次/日，美托洛尔 5mg，静脉注射，可重复使用三次；艾司洛尔 30mg，静脉注射。β受体阻滞剂过敏者，可静脉用硫氮䓬酮。③硝普钠 25 ~ 50mg，放入 250ml 液体中静脉滴注，开始为 30 ~ 50ug/min，以后逐渐加量，快速地使血压降低至临床治疗指标。④无血管介入或外科手术治疗条件的应尽快转院治疗。

3. 肺栓塞 急症处理主要是止痛、溶解血栓和防止再次肺栓塞。①肝素与低分子肝素，首剂静脉推注 5000U 后，持续维持至少 30 万 ~ 40 万/24 小时。低分子肝素生物利用度好，使用方便，大多数患者不需进行监测。②溶栓，重组组织血浆酶原激活物（rt－PA）100mg，2 小时内静脉滴入，也可用尿激酶或链激酶。在溶栓治疗完成后，可再加用肝素。③大面积肺栓塞的血流动力学治疗。多巴胺和去甲肾上腺素是大面积肺栓塞患者血管活性药物的最佳选择。

直通护考

患者男性，62 岁。突然出现心前区疼痛伴大汗 3 小时，急诊就医，心电图示：V1 ~ V5 导联出现 Q 波，且 ST 段弓背向上抬高，诊断为急性心肌梗死。应用尿激酶治疗，其作用在于（　　）

A. 疏通心肌微循环　　B. 增强心肌收缩力

C. 溶解冠脉内血栓　　D. 促进心肌能量代谢

E. 减轻心脏前负荷

答案：C

4. 气胸 急症处理主要是使压缩的肺复张，应协助医生行胸穿排气或封闭引流排气，并做好术前、术后护理及观察导管排气情况。鼓励病人下床活动，增加肺活量。

> **考点提示**
> 急性心肌梗死病人的救护措施。

第五节 急危心律失常

心律失常是指心脏冲动的频率、节律、传导速度、起源部位或激动次序的异常，常可导致心跳骤停的发生。可以迅速导致晕厥、心绞痛、心力衰竭、休克甚至心跳骤停的心律失常称为危险性心律失常。

一、病因

心律失常的发生机制包括冲动形成的异常和（或）传导的异常。具有自律性的心肌细胞，如窦房结、结间束、冠状窦口附近、房室结的远端和希氏束－浦肯野系统等处。自主神经系统兴奋性的改变或内在出现的病变，均可引起不适当的冲动形成。此外，原来无自律性的心肌细胞，如心房、心室肌细胞，亦可在病理状态下出现异常自律性。冲动传导异常常可产生折返，折返是快速型心律失常的最常见发病机制。急危心律失常常由下列病理状况引起。

（一）器质性心脏病变

急性冠脉综合征、心肌病、先天性心脏病、病态窦房结综合征等。

（二）药物中毒

洋地黄、奎尼丁、胺碘酮等。

（三）电解质紊乱

低血钾、高血钾、低血镁等。

（四）长 QT 综合征等。

二、护理评估

（一）健康史

1. 患病经过 急危心律失常出现的时间，有无明显诱因，主要症状及其特点（如出现的部位、发作频率、严重程度、持续时间、缓解因素），是否出现并发症，有无伴随症状，是否呈进行性加重。

2. 诊治经过 病人的主要检查结果、治疗经过及效果评价。患病后的用药情况，包括药物种类、剂量和用法，有无药物不良反应及病人遵医行为如何。

3. 目前状况 病人目前的主要不适，对日常生活、饮食、睡眠、大小便有无影响，体重、营养状况是否改变。既往的相关病史，询问病人有无与心血管病相关的疾病，如甲亢、糖尿病、贫血、风湿热等，是否在进行积极的治疗，疗效如何。

（二）身体状况

1. 一般状态

（1）生命体征　注意脉搏的频率、节律、强弱及两侧是否对称，如心律失常时脉搏节律不规则，左心衰竭时出现交替脉。评估中关键是确定是否存在脉搏，对病人的血流动力学状态是否稳定进行判断，并根据病情进行对症处理。

（2）面容与表情　心肌梗死及高血压急症时病人常表情痛苦，评估病人皮肤黏膜的颜色、温度和湿度，有无发绀，身体低垂部位有无水肿等。

（3）体位　病人是否能平卧，严重心力衰竭的病人常取半卧位或端坐位。

2. 两肺检查　注意有无干、湿啰音，啰音的部位与体位变化的关系，是否伴有胸水征，两侧肺底湿性啰音常见于左心衰竭肺淤血病人。

3. 心脏血管检查　注意观察急危心律失常病人有无心前区隆起，心尖搏动有无震颤和心包摩擦感，心尖搏动的位置和范围是否正常。评估病人有无颈静脉充盈或怒张等，听诊心率的快慢，心律是否整齐，心音有无增强或减弱，有无脉搏短绌，有无奔马律及心包摩擦音，各瓣膜区有无病理性杂音。

4. 腹部检查　有无腹水征及肝颈静脉反流征。肝大、腹水和肝颈静脉反流征阳性提示静脉压升高，为右心衰竭的征象。

直通护考

42 岁女性患者，近来偶有心慌不适，听诊心率 90 次/分，律不齐，第一心音强弱不等。该患者最有可能的诊断是（　　）

A. 房性期前收缩　　B. 室性期前收缩
C. 窦性心律不齐　　D. 房颤
E. 房扑

答案：D

（三）护理体检

对于急危心律失常的患者，首先要注意其冲动异常及传导异常，包括窦性心律失常和异位心律失常，生理性、病理性还是因房室间传导途径异常引起的心律失常。还应注意对病人的个人史、饮食方式和生活方式进行评估。

（四）辅助检查

1. 血液检查　如血常规检查、血电解质、血脂分析、血糖、心肌坏死标记物、肝肾功能、血培养等。不仅有利于了解循环系统疾病的危险因素，协助病因诊断，还有助于判断病程演变，了解治疗效果。

2. 心电图检查

（1）心电图　是循环系统疾病病人最常用的无创性检查之一，对各种心律失常的诊断分析有不可替代的作用。特征性心电图改变和动态演变是诊断急性心肌梗死的可靠而常用的方法。

（2）动态心电图　能记录受检者连续24小时甚至更长时间内日常生活或工作状态下的心电活动情况，并可评估其严重程度。

（3）运动心电图　可用于早期冠心病的诊断和心功能的评价。

直通护考

考虑为心律失常时则应行哪项检查以评估其严重程度（　　）

A. 心室晚电位　　B. 24小时动态心电图

C. 普通心电图　　D. 食管心房调搏

E. 直立倾斜试验

答案：B

3. 动态血压监测　采用特殊血压测量和记录装置，按设定的时间间隔测量并记录24小时的血压，以了解不同生理状态下血压的波动变化。

4. 影像学检查

（1）X线检查　可显示心脏、大血管的外形和搏动。

（2）超声心动图　可用于了解心脏结构、心内或大血管内血流方向和速度、心瓣膜的形态和活动度、瓣口面积、心室收缩和舒张功能、左心房血栓、粥样硬化斑块的性质等情况。

（3）放射性核素检查　主要用于评价心肌缺血的范围和严重程度，了解冠状动脉血流和侧支循环情况，检查存活心肌等。

（4）心导管术和血管造影。

三、护理措施

（一）紧急护理措施

1. 保持呼吸道通畅　立即协助患者采取舒适、安静卧位休息。存在低氧血症时，给予氧气吸入，保证血氧饱和度≥94%。

2. 记录心电图　随时记录病人12导联心电图，必要时进行24小时心电图记录，以协助心律失常的诊断。对严重心律失常的患者，按医嘱给予心电监护，注意电极位置应避开电复律的电极板放置区域和心电图胸前导联位置。

3. 备齐急救药品及物品　急危性心律失常的病人应备好急救药品及物品，随时进行抢救及观察，除颤器置于患者床旁，并处于备用状态。

（二）用药护理

1. 遵医嘱及时、正确用药　使用抗心律失常药物。

2. 观察病人用药后的反应　应用抗心律失常药物时，应注意获取基线生命体征数据，观察药物的疗效和不良反应。向病人说明所用药物的名称、剂量、用法、作用及不良反应，嘱病人坚持服药，不得随意增减药物的剂量或种类。

（三）病情观察

1. 严密监测生命体征与症状 注意观察病人意识、瞳孔及主诉等，注意了解引发心律失常的原因、持续时间、发作时症状及患者发作时的心理状态。当患者出现胸痛、胸闷甚至心绞痛时，说明冠状动脉灌注减少。

2. 呼吸的管理 如出现呼吸困难，说明患者已经出现了心力衰竭，应立即配合医生开放气道，必要时行气管插管或气管切开术，维持有效呼吸。如患者出现头痛、恶心、肢体活动或语言功能障碍、下肢疼痛，应高度警惕患者发生了血栓栓塞的可能。

3. 高度重视患者的主诉 当患者主诉有头晕、乏力时应注意观察患者是否伴有血流动力学的不稳定，为尽快救治患者提供最佳时机。

4. 明确诊断 急危心律失常病人病情稳定后转诊至相应专科病房；病情仍有可能发生变化且不稳定时，应留在急诊留观或必要时转入重症医学科进行观察。

第六节　急性脑血管病变

急性脑血管病是指一组起病急骤的脑部血管循环障碍的疾病，它可以是脑血管突然血栓形成，脑栓塞致缺血性脑梗死，也可以是脑血管破裂产生脑出血。常伴有神经系统症状、肢体偏瘫、失语、精神症状、眩晕、共济失调、呛咳等，严重者昏迷甚至死亡，临床上又称脑血管意外、卒中或中风。

脑是人体中最重要和最精密的生命器官，功能复杂，不但为生命中枢所在，而且控制和调节全身各系统，使之成为一个有机整体，因此其代谢十分旺盛，在任何环境下都需要丰富的能量。成人脑的平均重量约为1400g，占体重的2%～3%，而脑血流量却占全身血流量的15%～20%。脑组织几乎无葡萄糖和糖原的储备，需要血液循环连续地供应所需的氧和葡萄糖，这足以说明脑血液循环的重要性。

脑血管具有自动调节功能，脑血液供应在平均动脉压70～180mmHg范围内发生改变时仍可维持恒定。脑血流量与脑动脉的灌注压成正比，与脑血管的阻力成反比。影响血管阻力的因素有：血管壁的构造及血管张力、颅内压和血液黏滞度等。

一、病因

（一）出血性脑血管疾病

1. 脑出血 为脑实质内出血，可发生于大脑半球、脑干、小脑，以内囊处出血最常见。高血压、动脉硬化、血液病、外伤、脑血管畸形等均为出血原因，以高血压动脉硬化所致的脑出血最为常见。其发病机制为动脉硬化造成脑动脉血管弹性降低，或产生小动脉瘤，当兴奋或活动时，在高血压的基础上血压骤然升高，引起血管破裂。大脑中动脉深部分支豆纹动脉破裂最为常见。血液进入脑实质，破坏了脑组织，而产生一系列临床症状。脑出血与脑梗死的鉴别见表7－5。

> **考点提示**
>
> 掌握脑出血的常见部位。

2. 蛛网膜下腔出血 指脑表面血管破裂，血液进入蛛网膜下腔。本病最常见的病因为先天性脑动脉瘤、脑部血管畸形、白血病、恶性贫血、再生障碍性贫血等。用力或情绪激动时可致血管破裂。

（二）缺血性脑血管疾病

1. 短暂性脑缺血发作 称小中风，主要病因是动脉硬化，颈内动脉颅外段粥样硬化部位纤维素与血小板黏附，脱落后成为微栓子，进入颅内动脉，引起颅内小血管被堵塞缺血而发病。但栓子很小，容易自溶或因血流冲击被击碎，使更小的碎片进入远端末梢血管，使得循环恢复，神经症状消失。微栓子可反复产生，因此本病可反复发作。颈动脉受压或血流动力学改变也可以造成短暂性脑缺血发作。

2. 脑血栓形成 动脉硬化、风湿症、红斑狼疮性动脉炎、结节性动脉周围炎是较常见的病因。在动脉壁病变（内膜肥厚粗糙）的基础上，管腔变窄，同时血小板破裂使红细胞、纤维素等黏附于粗糙处，血小板破裂释放花生四烯酸，转化为血栓烷能促使血小板再聚集，血栓不断增大而最终阻塞血管。

3. 脑栓塞 颅外其他部位病变如风心病、心肌梗死、骨折、人工气胸等均可形成栓子，随血流进入颅内动脉，当栓子直径与某血管直径相同时，则栓子堵塞此血管，使此动脉闭塞，产生脑缺血、脑软化，引起偏瘫和意识障碍。

表7－5 脑梗死与脑出血的鉴别要点

	脑梗死	脑出血
发病年龄	多为60岁以上	多为60岁以下
起病状态	安静或睡眠中	动态起病（活动中或情绪激动）
起病速度	10余小时或1～2天症状达到高峰	10分钟至数小时症状达到高峰
全脑症状	轻或无	头痛、呕吐、嗜睡、打哈欠等高颅压症状
意识障碍	无或较轻	多见且较重
神经体征	多为非均等性偏瘫	多为均等性偏瘫
CT检查	脑实质内低密度病灶	脑实质内高密度病灶
脑脊液	无色透明	可有血性

二、护理评估

> **考点提示**
>
> 掌握脑梗死与脑出血的鉴别要点。

（一）健康史

1. 患病及治疗经过

（1）患病经过 起病形式：注意是急性、亚急性还是慢性起病，是突发性还是渐进性，是发作性还是持续性。主要症状和体征：出现的起始时间、前后顺序、累及范围、持续时间和严重程度。病因或诱因：有无明显的致病或诱发因素，能否缓解及缓解的因素。伴随症状：有无头痛、头晕、恶心、呕吐、发热、大汗。并发症：有无外伤、压疮、感染等。

（2）检查及治疗经过　既往检查、治疗经过及效果，是否遵医嘱治疗，目前用药情况怎样，包括药物的名称、剂量、用法和有无不良反应。

（3）既往史　了解有无与神经系统疾病相关的疾病。

2. 目前病情与一般状况　目前主要不适及病情变化，有无意识障碍、精神障碍、语言障碍、吞咽障碍、脑神经障碍、睡眠异常、营养失调及括约肌功能障碍等。

（二）身体状况

1. 一般状况　病人的生命体征、精神、意识、营养状况。

2. 皮肤与黏膜　全身皮肤黏膜是否完好，有无发红、皮疹、破损、水肿。

3. 头颈部检查

（1）瞳孔　观察两侧瞳孔大小是否相等，是圆形还是不规则及直接或间接对光反射的灵敏度。

（2）头颅　检查头颅大小、形状，注意有无头颅畸形，颅骨有无内陷，有无局部肿块或压痛。

（3）面部及五官　观察面部有无血管斑痣、角膜色素环、眼睑浮肿、眼球突出、巩膜黄染、结膜充血、口唇疱疹、乳突压痛；额纹和鼻唇沟是否对称或变浅；伸舌是否居中，舌肌有无萎缩；有无吞咽困难、饮水呛咳；咽反射是否存在或消失；有无声嘶、发声低哑或其他语言障碍。

（4）颈部　注意有无头部活动受限、不自主活动及抬头无力；颈部有无抵抗，颈椎有无压痛，颈动脉搏动是否对称。

4. 四肢及躯干　注意脊柱有无畸形、压痛及叩击痛，有无活动受限等。

5. 神经反射　有无深、浅感觉、腱反射的异常；有无病例反射、脑膜刺激征。

（三）辅助检查

1. 实验室检查

（1）血液检查　血常规的检查对神经系统里多种疾病，如颅内感染、脑血管疾病等的病因追查有一定的价值。包括尿常规、血糖、尿素、肌酐、血气分析血氨及电解质等。

（2）脑脊液检查　正常脑脊液应为无色透明。脑脊液的压力正常值为 80 ~ 170mmH_2O。压颈试验：可了解椎管内有无阻塞。脑脊液常规、生化、免疫、细胞学等检查：对神经系统疾病，尤其是中枢神经系统有无感染或出血具有非常重要的意义。

2. 相关检查　应根据病人的病史及病情行相关检查，以明确病情，确定诊断。

（1）生理检查　包括神经或组织检查、肌肉或组织检查、脑活组织检查等。

（2）电生理检查　包括脑电图检查、肌电图检查及脑诱发电位检查等。

（3）影像学检查　包括经颅多普勒检查、X 线检查、CT、MRI、脑血管造影等，MRI 可清晰显示含铁血黄素，容易与陈旧性脑梗死鉴别。

直通护考

椎－基底动脉系统脑梗死最佳的辅助检查是（　　）

A. 头颅 CT　　B. 头颅磁共振（MRI）　　C. 脑电图

D. 腰椎穿刺　　E. 经颅多普勒超声

答案：B

三、护理措施

（一）紧急护理措施

1. 卧位与休息　脑出血病人应绝对卧床休息，发病 24～48 小时内避免搬动患者，患者侧卧位，头部抬高 15°～30°，以免颅内静脉回流，从而减轻脑水肿。脑血栓患者采取平卧位，以便使较多血液供给脑部，头部禁止使用冰袋及冷敷，以免脑血管收缩、血流减慢而使脑血流量减少。急性期应绝对卧床休息，瘫痪肢体保持功能位置，进行关节按摩及被动运动以免肢体废用，病情稳定后，特别是脑血栓患者的瘫痪肢体在发病 1 周后就应进行康复期功能训练。

2. 保持呼吸道通畅　保持呼吸道通畅，给予吸氧，支持患者的呼吸、循环功能，及时清除口腔内分泌物和呕吐物，舌后坠者给予口咽通气管协助通气，必要时行气管插管或气管切开术。

3. 其他　急性脑出血患者在发病 24 小时内禁食，24 小时后如病情平稳，可行鼻饲流质饮食，保证足够蛋白、维生素的摄入。对于烦躁不安的患者，必要时给予适当的约束，注意保护患者的安全。

（二）用药护理

1. 保持静脉通畅　建立静脉通路，畅通给药途径，遵医嘱给予药物治疗。根据尿量调整液体量及电解质，保持体液及电解质平衡。

2. 药物观察　对长期服用微量阿司匹林以防止血栓形成的患者，应特别指导在晚饭后服用。高血压患者应长期服药，以达到控制血压的目的。

（三）病情观察

1. 密切观察生命体征　注意对病人心率、呼吸、脉搏、血压、血氧饱和度、意识、瞳孔及肌力的评估，遵医嘱给予持续心电监护，并及时进行血气、血生化分析。

2. 并发症的观察与处理　若出现高血糖、消化道出血、电解质紊乱、心脏损伤、高热等并发症，及时通知医生给予对症处理。

3. 加强基础护理　及时做好口腔护理、会阴护理及压疮护理等，预防感染的发生。

4. 加强沟通 言语训练：早期与病人加强非语言沟通，讲病人最关心的问题，使病人有讲话的欲望，强化刺激，直到病人理解为止。再与病人进行语言交流，增强病人康复的信心。

5. 明确诊断 诊断明确的病人转诊至相应专科病房，暂时诊断不明确或经过治疗判断病情随时可能发生变化的患者在急诊科留观。

第七节 常见急重症病人的救护流程

一、就诊程序

急重症病人一般经两种途径到医院就诊：一是呼叫 120 急救系统，通过院前救护后转诊至医院急诊科；二是直接去医院急诊科就诊。（图 7－6）。

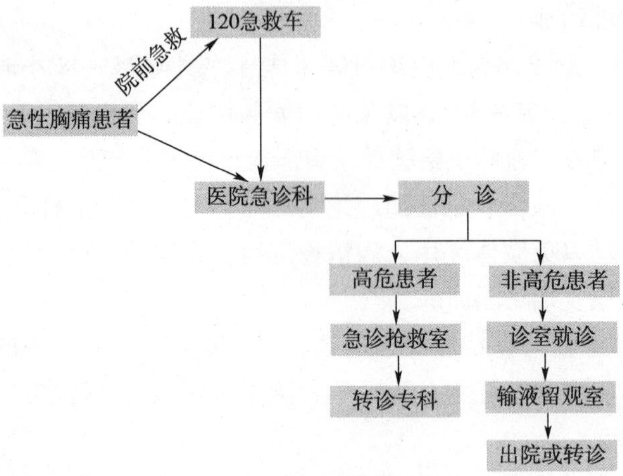

图 7－6 急重症病人的就诊程序

二、急救护理

急重症病人通过呼叫 120 急救系统就诊，通过急救电话了解病人病情，医护人员需做好抢救准备，同时携血压计、听诊器、氧气袋、除颤器、气管插管、喉镜、心电图机、简易呼吸球囊及面罩、担架等设备器材及急救药物迅速到达预定地点，随车医师在现场对病人进行简要的问诊与体格检查，护士主要评估基本生命体征，给氧，迅速建立静脉通路，速用担架转运至急救车，保持呼吸道通畅，将病人的头偏向一侧，密切观察患者的病情变化。流程见表 7－6。

三、急重症病人的分诊与救护流程

急重症病人到达医院后，分诊护士是第一接待者，应根据患者的症状、既往史及基本生命体征迅速判断、评估患者的呼吸、心律、心率、生命体征、意识、瞳孔及缺氧程度等。根据病情变化准备好急救药物及设备器材，做到随用即到。待生命体征稳定后，根据患者的疾病特点进行相关辅助检查，查明病因，收入专科病房住院治疗。

表7－6　急重症病人的救护流程

接听电话并记录
1．值班护士必须坚守工作岗位，保持应急状态，时刻准备出诊。 2．当急救电话响起时，应拿起记录本与笔立即接听电话。 3．记录病人的发病时间及地点，简要症状，接听电话的时间、联系方式，以便做好急救的准备工作。

↓

出诊
1．护士应迅速出诊。 2．护士在车上根据病人症状评估可能发生的疾病类别并准备好急救设备器材，如血压计、听诊器、氧气袋、气管插管、喉镜、简易呼吸球囊及面罩、担架等，同时准备急救药品如氨茶碱、地西泮、阿托品、呋塞米、去甲肾上腺素、肾上腺素、氨茶碱、垂体后叶素、甘露醇、止血敏、硝酸甘油、多巴胺、多巴酚丁胺、蛇毒血凝酶、低分子右旋糖酐、生理盐水、林格氏液等，到达预定地点。

↓

现场救护
1．给氧。 2．护士首先评估基本生命体征，并取半卧位或端坐卧位，同时做好心理护理。 3．迅速建立静脉通路。 4．根据医嘱给予相关治疗与护理。

↓

转运
1．用担架将患者迅速、稳妥地转运至救护车。 2．救护车内护士应做生命体征的监测，随时根据患者病情变化按医嘱给药。观察患者缺氧的情况，必要时就地建立人工气道，如口咽通气道、气管插管等。 3．转入急诊科后应向接诊护士交待病人生命体征情况、处理过程及患者目前的情况。

（一）严重呼吸困难病人的分诊与救护流程（图7－7）

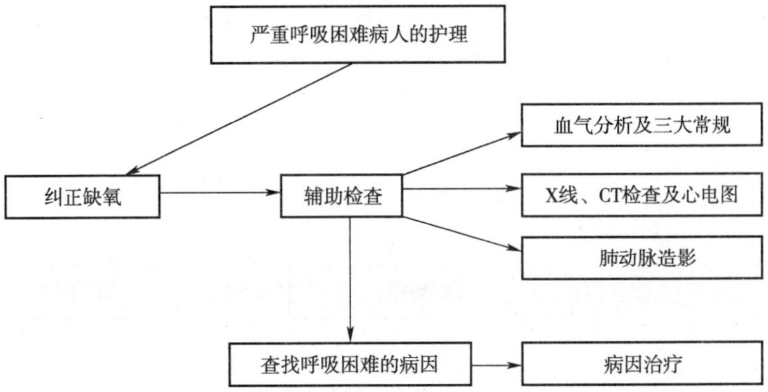

图7－7　严重呼吸困难病人的诊断流程

（二）急性上消化道出血病人的分诊与救护流程（图 7－8）

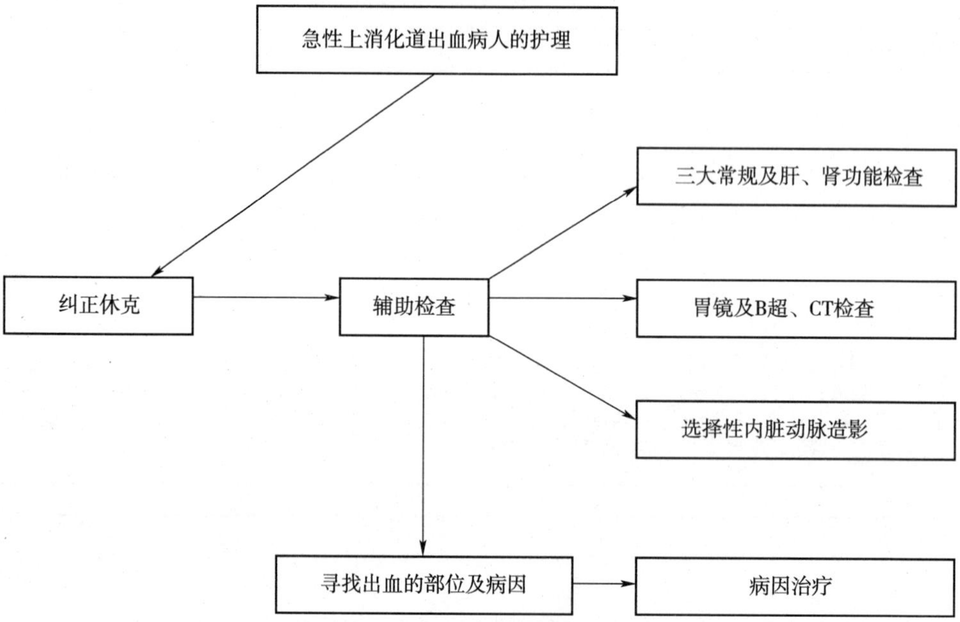

图 7－8　急性上消化道出血病人的诊断流程

（三）急性腹痛病人的分诊与救护流程（图 7－9）

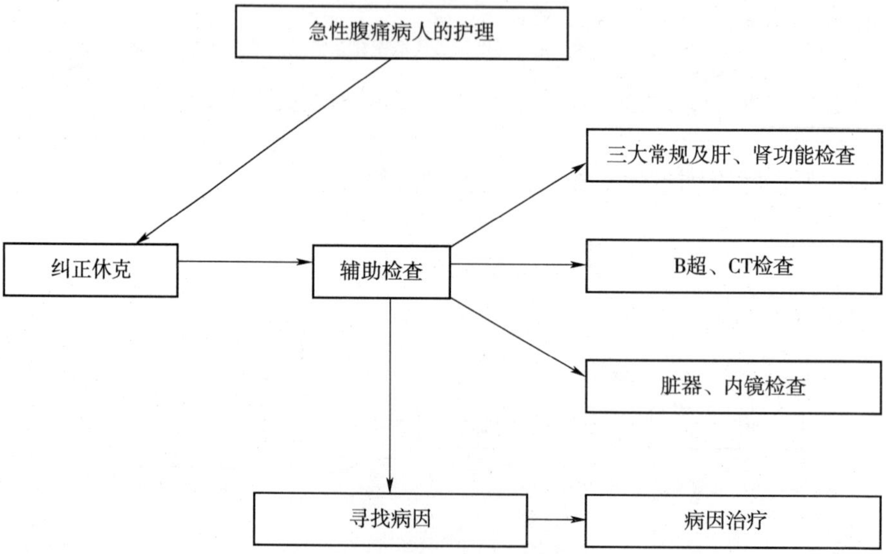

图 7－9　急性腹痛病人的诊断流程

（四）急性胸痛病人的分诊与救护流程（图 7-10）

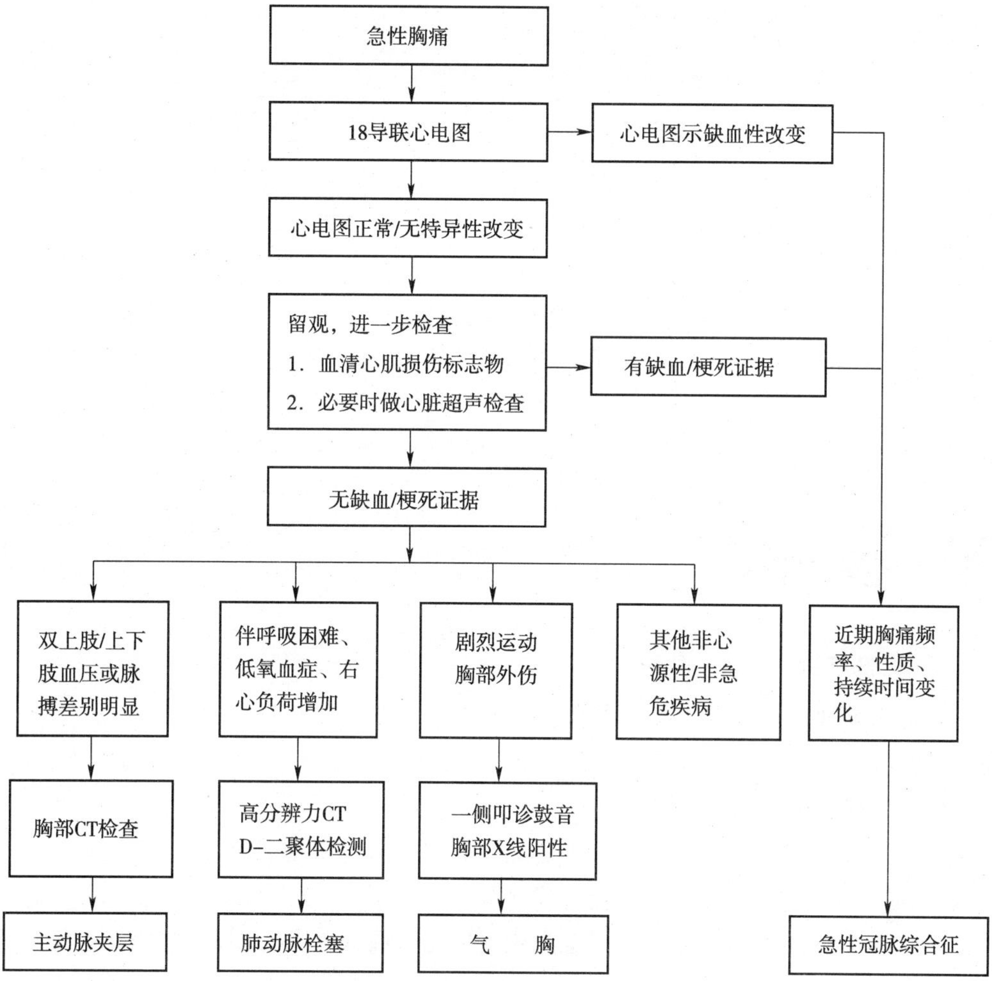

图 7-10　急性胸痛病人的诊断流程

（五）危险性心律失常病人的分诊与救护流程（图 7-11）

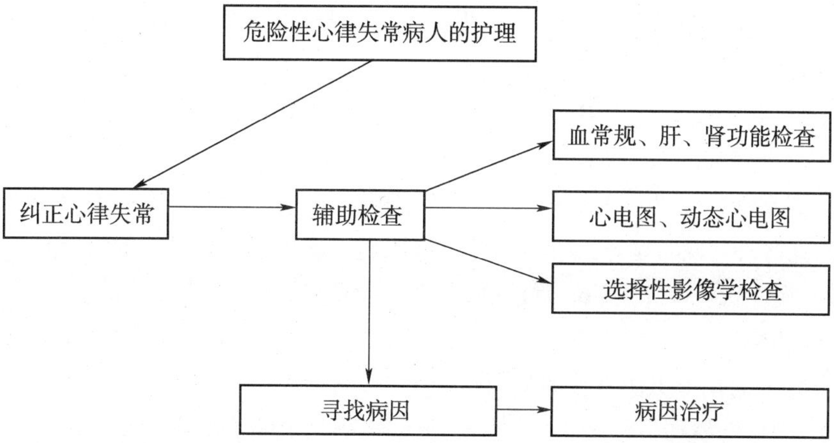

图 7-11　危险性心律失常病人的诊断流程

（六）急性脑血管病病人的分诊与救护流程（图 7－12）

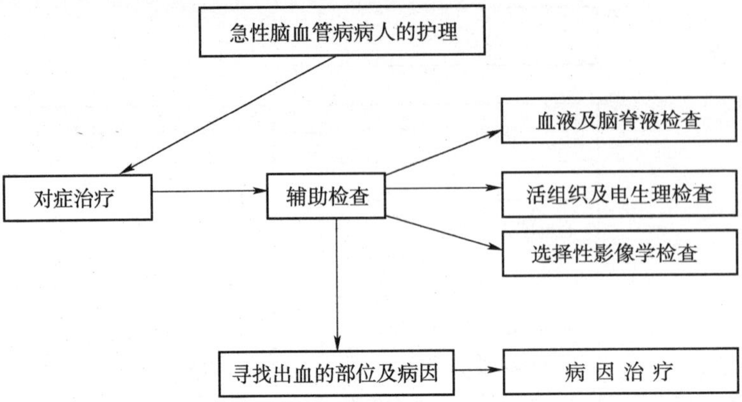

图 7－12　急性脑血管病病人的诊断流程

目标检测

（一）选择题

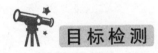

1. 患者女性，32 岁，上腹部节律性疼痛 2 年，常于过度劳累后诱发。近 3 天疼痛加剧，突然呕血约 500ml。查体：血压 90/60mmHg，巩膜无黄染，上腹部无压痛，未触及肝脾。对于目前了解的信息，该患者最有可能是（　　）

A. 肝硬化　　B. 原发性肝癌　　C. 溃疡癌变
D. 溃疡并发出血　　E. 溃疡并发穿孔

2. 患者男性，46 岁，诊断为“上消化道出血”收住院，为明确出血病因，首选的检查方法是（　　）

A. 大便隐血试验　　B. X 线钡剂造影　　C. 内镜检查
D. 血常规检查　　E. B 超检查

3. 患者女性，46 岁，诊断为肝硬化，入院 2 天后突然出现呕血，提示胃内积血量为（　　）

A. 50～70ml　　B. 70～100ml　　C. 100～150ml
D. 150～250ml　　E. 250～300ml

4. 患者女性，32 岁，3 年来常出现左上腹痛，常在进食后疼痛，先后曾呕血 3 次，胃肠钡餐检查未发现明显异常，体检仅上腹压痛。该患者最有可能的诊断是（　　）

A. 慢性胃炎　　B. 胃溃疡　　C. 胃癌
D. 肠梗阻　　E. 十二指肠溃疡

5. 急性上消化道出血常见的病因是（　　）

A. 消化性溃疡　　B. 急性胃黏膜病变
C. 胃癌　　D. 食管胃底静脉曲张

E. 胃炎

6. 急性阑尾炎腹痛的特点是（　　）

A. 左下腹痛转移到右下腹痛　　B. 左上腹痛后右下腹痛

C. 腹痛一开始即出现在右下腹部　　D. 先上腹痛，后右下腹痛

E. 没有明确的特点

7. 下列哪一项不是引起急性腹痛的病因（　　）

A. 腹腔脏器阻塞或扭转　　B. 铅中毒

C. 实质脏器破裂　　D. 肠系膜动脉急性栓塞

E. 结核性腹膜炎

8. 评估危险性心律失常病人首先应确定（　　）

A. 是否是室性心律失常　　B. 血流动力学状态

C. 是否存在脉搏　　D. QRS 波是宽还是窄

E. QRS 波是规则还是不规则

9. 患儿，男，4 岁，不慎将果冻误吸入气管，出现“三凹征”，其呼吸困难为（　　）

A. 吸气性呼吸困难　　B. 呼吸性呼吸困难

C. 混合性呼吸困难　　D. 换气性呼吸困难

E. 呼气性呼吸困难

10. 李先生，30 岁，触电后在心肺复苏过程中，心电图有心室纤颤，应采取的措施是（　　）

A. 用阿托品　　B. 置心脏起搏器

C. 除颤　　D. 用肾上腺素

E. 用利多卡因

11. 脑出血最常见的部位是（　　）

A. 大脑上动脉　　B. 脑桥　　C. 蛛网膜下腔

D. 豆纹动脉　　E. 小脑

12. 脑出血最多见于（　　）

A. 蛛网膜下腔　　B. 内囊　　C. 脑桥

D. 小脑　　E. 椎－基底动脉

13. 高血压病最常见的死亡原因是（　　）

A. 脑血管意外　　B. 心力衰竭

C. 心律失常　　D. 主动脉夹层

E. 冠状动脉综合征

14. 男性，56 岁，晨起时觉上下肢麻木，但可自行去厕所，回卧室时因左下肢无力而跌倒。体检：神志清楚，左侧上下肢瘫痪，口眼不歪斜。应首先考虑（　　）

A. 内囊出血　　B. 脑栓塞

C. 脑血栓形成　　D. 蛛网膜下腔出血

E. 脑外伤

15. 护理脑梗死病人不妥的是（　　）

A. 预防感冒　　B. 头置冰袋　　C. 水平卧位

D. 增加营养　　E. 保持安静

16. 患者男性，60 岁，因胸痛就诊，既往有心绞痛 10 年。鉴别急性心肌梗死与心绞痛，症状的主要区别是（　　）

A. 疼痛持续时间不同　　B. 疼痛表现不同

C. 疼痛部位不同　　D. 疼痛性质不同

E. 引起诱因不同

17. 患者男性，50 岁，因胸痛就诊，诊断为心绞痛。发生心绞痛的主要病因是（　　）

A. 主动脉瓣狭窄　　B. 主动脉瓣关闭不全

C. 心动过速　　D. 心动过缓

E. 冠脉管腔狭窄和痉挛

（二）案例分析

案例一

男，41 岁，“腹部胀痛月余，伴呕血数次”而入院，查体：面色黝黑，胸前见蜘蛛痣，双肺呼吸音清晰，心率66 次/分，律齐，未闻及杂音，腹部稍隆起，肝肋下可及，脾肋下 2cm，腹部叩诊：移动性浊音（+）。平素身体一般，既往有乙肝病史。

根据本节教学内容，应如何对患者进行护理评估？针对该患者如何进行护理？

案例二

男，70 岁，晚餐后突然胸口憋闷，休息后不缓解，渐渐加重为压榨性疼痛，并放射到左肩，伴大汗淋漓，面色苍白，给予舌下含服硝酸甘油，仍无缓解，遂到医院就诊。4 年前始发作“心绞痛”，情绪激动时易发，平素身体如常，无胆囊炎、肝脏及肺部疾病史。

请根据本节教学内容，对案例中未评估到的疼痛方面拟订一个简要的评估提纲，并选择合适的评估工具。

（徐兆丹）

第八章　急救护理工作中常用设备的使用方法

学习目标

知识目标

1. 掌握急救护理工作中常用设备的使用方法及注意事项。
2. 熟悉急救护理工作中常用设备的护理要点。
3. 了解急救护理工作中常用设备的适应证与禁忌证。

技能目标

1. 能熟练使用各种急救设备的操作及维护保养。
2. 能根据病人情况正确选择及戴颈托。

第一节　简易呼吸器与人工呼吸机的使用

一、简易呼吸器的使用

（一）概述

简易呼吸器又称球囊－面罩或复苏球，是进行人工辅助通气的简易工具，比口对口人工呼吸供氧浓度高，且操作简便、方便携带、有无氧源均可以立即通气。适用于心肺脑复苏及需人工呼吸急救的场合，尤其是病情急危，来不及行气管插管时，可通过简易呼吸器直接给氧，使患者得到充分的氧气供应，改善组织缺氧状态，纠正威胁生命的低氧血症。简易呼吸器的组成：四部分、六个阀（图 8－1）。

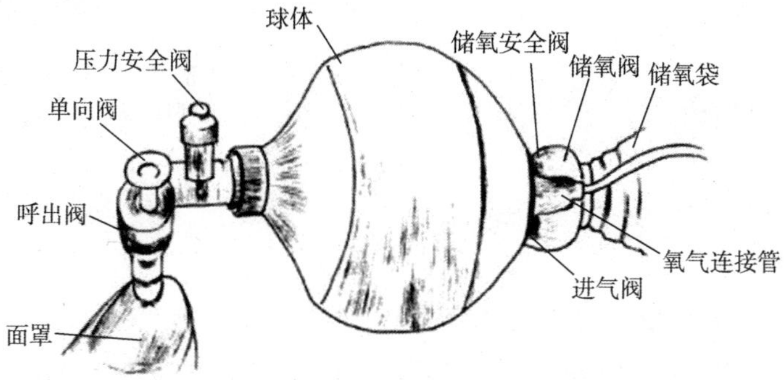

图 8－1　简易呼吸器

（二）适应证与禁忌证

1. 适应证　主要用于途中、现场或临时代替呼吸机的人工通气。

2. 禁忌证　中等以上活动性咯血、心肌梗死、大量胸腔积液等。

> **考点提示**
>
> 使用简易呼吸器的适应证、禁忌证。

（三）使用方法

1. 物品准备　选择合适患者的面罩，以便得到最佳使用效果。连接面罩、呼吸球囊、储氧袋及氧气源，调节氧气流量10～15L/min使储氧袋充盈。

2. 患者准备　取仰卧位，去枕、头后仰体位。

3. 操作方法　开放气道，清除口腔中义齿及呼吸道分泌物、呕吐物，松解患者上衣纽扣等。如果遇到开放气道无效的情况可以放置口咽通气道，防止舌咬伤和舌后坠。操作方法分为单人操作法和双人操作法。

（1）单人操作法　操作者站于患者头顶方，将患者头部向后仰，托起下颌，保持气道通畅。将面罩扣住患者口鼻，用“EC”手法（一手拇指、食指呈“C”形按压面罩，中指和无名指放在患者下颌下缘，小指放在下颌角后面，呈“E”形）保持面罩的适度密封并防止漏气，另外一只手均匀地挤压球囊，送气时间为1秒以上，将空气（或氧气）送入肺中，待球囊重新膨胀后再开始下一次挤压，保持适宜的吸气/呼气时间。若气管插管或气管切开患者使用简易呼吸器，应先将痰液吸净，气囊充气后再使用（图8－2）。

（2）双人操作法　由一人固定或按压面罩，方法是操作者分别用双手的拇指和食指放在面罩的主体，中指和无名指放在下颌下缘，小指放在下颌角后面，将患者下颌向前拉，伸展头部，畅通气道，保持面罩的适度密封并防止漏气，由另一个人挤压球囊（图8－3）。

> **考点提示**
>
> 单人操作简易呼吸器的EC手法。

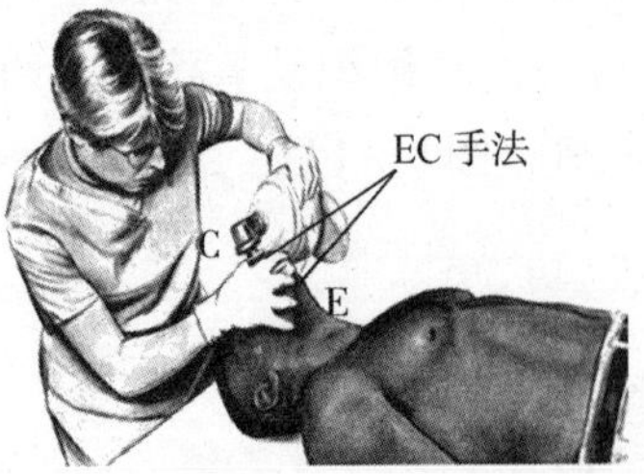

图8－2

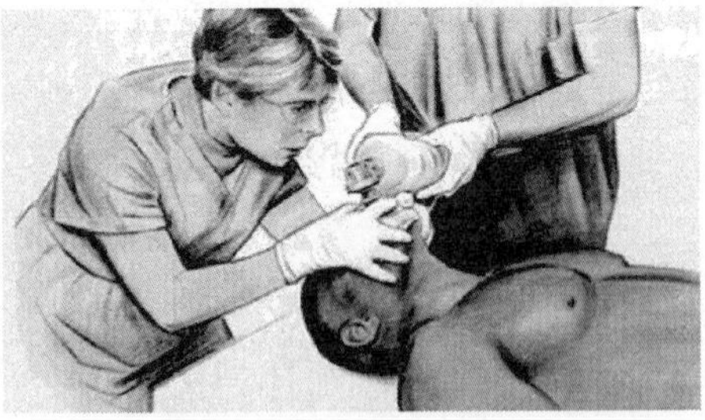

图8－3　双人操作法

（四）注意事项

1. 选择合适的潮气量　挤压球囊时应注意潮气量适中6～8ml/kg，通气过程中以见到胸廓起伏即可（大约400～600ml），儿童10ml/kg潮气量适中为好。挤压1升的成人球囊1/2～2/3量或2升1/3量即可获得满意的潮气量。有条件时监测二氧化碳分压以调节潮气量，避免过度通气。

直通护考

病人行气管插管术后上呼吸机，因治疗需要转往ICU继续治疗，病人在转运途中需行（ ）。

A. 血气分析检查 B. 常规气管切开术 C. 经皮气管切开术

D. 球囊辅助通气 E. 环甲膜穿刺术

答案：D

2. 选择适当呼吸频率 2010年美国心脏协会心肺复苏指南中建议，如果存在脉搏，每5~6秒给予1次呼吸，成人10~12次/分（儿童14~20次/分，新生儿40~60次/分）。如果没有脉搏，使用30:2的比例进行按压－通气。如果已经建立人工气道，每分钟给予8~10次呼吸。如果患者尚有微弱呼吸，应注意挤压球囊的频次和患者呼吸频率的协调性（同步呼吸），尽量在患者吸气时挤压气囊，防止在患者呼气时挤压气囊。

3. 吸呼比 吸呼比成人一般为1:1.5~2，慢性阻塞性肺疾病、呼吸窘迫综合征患者频率为8~10次/分，吸呼比为1:2~3。对清醒患者做好心理护理和解释工作，缓解紧张情绪，使其主动配合，并边挤压球囊边指导患者吸气－呼气。

4. 病情观察及评估患者 使用简易呼吸器过程中，应密切观察患者对简易呼吸器的适应性及通气效果，胸腹起伏、皮肤颜色、听诊呼吸音、生命体征、氧饱和度等参数。

考点提示

使用简易呼吸器的呼吸频率及潮气量。

（五）护理要点

1. 使用简易呼吸器的效果判断

（1）面罩内呈气雾状。

（2）面部颜色、口唇、甲床发绀消失。

（3）注视患者胸廓是否随着挤压气囊而起伏。

（4）单向阀随送气打开。

（5）血氧饱和度上升。

2. 简易呼吸器的清洁、消毒与保养

（1）将简易呼吸器各组件依次拆开，流动水冲洗残留分泌物、污物等，置入2%戊二醛溶液中浸泡6~8小时。

（2）取出后使用清水冲洗所有配件，去除残留的消毒剂。

（3）储氧袋只需75%酒精擦拭消毒即可，禁用消毒剂浸泡，因易损坏。

（4）如遇特殊感染患者，可使用环氧乙烷熏蒸消毒。

（5）消毒后的部件应完全干燥，并检查是否有损坏，将部件依顺序组装。

（6）放置在适宜处备用。

知识链接

海姆立克急救法

海姆立克腹部冲击法是一种简单有效的抢救食物、异物卡喉所致窒息的抢救方法。通过膈肌下以突然向上的目的，应用于急救护理。如果是成人，救护者站在受害者身后，从背后抱住其腹部，双臂围环其腰腹部，一手握拳，拳心向内按压于受害人的肚脐和肋骨之间的部位；另一手成掌捂按在拳头之上，双手急速用力向里向上挤压，反复实施，直至阻塞物吐出为止。

如果是3岁以下孩子，应该马上把孩子抱起来，一只手捏住孩子颧骨两侧，手臂贴着孩子的前胸，另一只手托住孩子后颈部，让其脸朝下，趴在救护人膝盖上。在孩子背上拍1～5次，并观察孩子是否将异物吐出。

二、人工呼吸机的使用

（一）概述

呼吸机作为一种人工替代性通气，是治疗呼吸功能不全的一项应急治疗措施，是改善通气和氧合的一种有效方式，目前已广泛应用于急救复苏、重症监护、手术麻醉等领域（图8－4）。使用人工呼吸机的目的：改善患者通气与换气功能，以减少呼吸做功。合理正确地应用呼吸机技术，可以提高急危重症患者的抢救成功率。呼吸机的类型分为定压型、定容型、定时型、高频通气型。

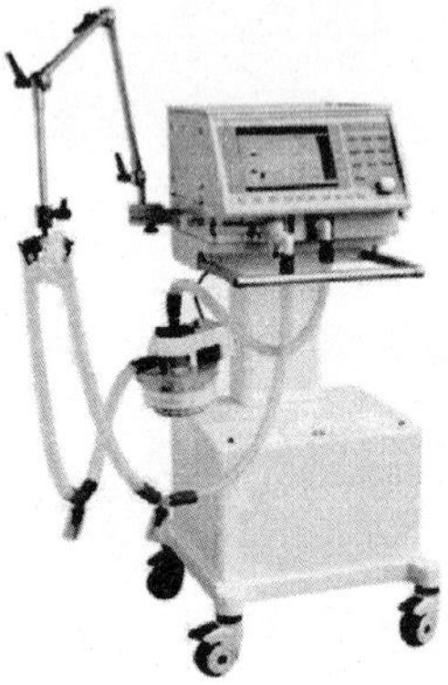

图8－4　呼吸机

（二）适应证与禁忌证

1. 适应证

（1）阻塞性通气功能障碍　如：慢性阻塞性肺气肿（COPD）急性加重、哮喘急性发作等。

（2）限制性通气功能障碍　如：神经肌肉病变、间质性肺疾病、胸廓畸形等。

（3）肺实质病变　如：ARDS、重症肺炎、严重的心源性肺水肿。

（4）心肺脑复苏　任何原因引起的心跳、呼吸骤停进行心肺脑复苏时。

（5）需强化气道管理者　如需保持呼吸道通畅、防止窒息和使用某些呼吸抑制剂时。

（6）预防性使用　心、胸外科手术短期保留机械通气以帮助患者减轻因手术创伤而加重的呼吸负担，减轻心肺和体力上的负担，促进术后恢复。

2. 机械通气治疗相对禁忌证

（1）肺大泡和肺囊肿。

（2）严重肺出血。

（3）气管-食管瘘。

直通护考

以下情况不能进行机械通气的是（　　）

A. COPD 急性发作，呼吸衰竭　　B. 重症肺炎

C. 开放性结核病　　D. 张力性气胸未处理

E. 严重高碳酸血症

答案： D

（4）低血容量性休克未补足血容量者等。

（三）使用方法

1. 使用指征　有下列情况者，应尽早建立人工气道，进行人工通气，不要等到呼吸、心跳濒临停止时甚至已经停止后再考虑机械通气。

（1）严重呼吸衰竭和 ARDS 患者经积极治疗病情无改善甚至恶化者。

（2）呼吸形态严重异常，成人呼吸频率 >35 ~ 40 次/分钟或 <6 ~ 8 次/分钟，或呼吸不规则或自主呼吸微弱或消失，意识障碍。

（3）急性呼吸衰竭，PaO_2 <60mmHg，$PaCO_2$ >50mmHg；PaO_2 <50mmHg，$PaCO_2$ >70 ~ 80mmHg 进行性升高，pH <7.20 ~ 7.25。

2. 患者准备

（1）明确患者的基本情况，包括年龄、性别、身高、体重、诊断、病情、既往病史和对呼吸机支持的特殊要求等。

（2）向清醒患者解释使用呼吸机的目的、注意事项等。

（3）有创机械通气患者需建立人工气道。

（4）选择舒适的体位，一般采取平卧或仰卧位，若无禁忌建议抬高床头 30° ~45°。

3. 操作者准备

（1）确定患者有无机械通气的指征。

（2）判断有无使用人工呼吸机的禁忌证。

（3）连接好呼吸机主机、空气压缩机泵、湿化器、电源并开机。

（4）连接高压氧气及压缩空气或开关。

4. 呼吸机与患者连接方式

（1）面罩　选择合适的面罩、呼吸机的输气管与患者相连，形成一个密闭的通路，以确保机械通气顺利实施。适用于神志清楚、配合、短时间使用呼吸机患者，不宜用于吞咽障碍、昏迷、气道分泌物多且伴有清除障碍或伴有多器官功能损害者。其优点是方便、无创。缺点是：容易漏气，耗氧量大；舌后坠时可造成通气量不足；对面部有压迫的作用，病人感觉不适；不利于口腔护理和吸痰；可能存在面罩内 CO_2 重复呼吸

的问题；增加机械无效腔；人机配合欠佳或通气量过大导致病人吞入过多的气体，引起腹胀。

（2）气管插管　最常用的连接方式。气管插管有经口和经鼻插管两种途径，两者的优缺点比较见表 8－1。

表 8－1　经口与经鼻气管插管优缺点比较

	经口插管	经鼻插管
优点	插管容易，适用于急救	不通过咽后部三角区，不刺激吞咽反射，患者容易接受，可在意识清醒时进行
	管腔大，便于吸痰，气道阻力小	留置时间长，一般 7～14 天，最长达 2 个月
		容易固定，不易脱出，便于口腔护理
缺点	容易移位、脱出	不易迅速插入，不宜用于急救
	不便于口腔护理	管腔较小，不利于吸痰
	不宜长时间使用，一般留置 3～7 天	易发生鼻出血、鼻骨折
	可引起牙齿松脱、牙龈和口腔出血等	可并发鼻窦炎、中耳炎等

（3）气管切开　适用于需长期使用呼吸机、头部外伤、上呼吸道狭窄或阻塞、解剖无效腔占潮气量比例较大而需使用机械通气者。缺点是：创伤较大，可发生切口出血或感染；操作复杂，不适用于紧急抢救；对护理要求较高，且痊愈后颈部留有瘢痕，可能造成气管狭窄等，一般不作为机械通气的首选途径。

（4）喉罩　喉罩作为一种气管插管方式在一定情况下可用于短时间需要行机械通气的短小手术，或者在暂时无法建立起人工气道时的替代治疗。

5. 设置通气模式　通气模式是指呼吸机在每一个呼吸周期中气流发生的特点，主要体现在吸气触发方式、吸－呼切换方式、潮气量大小和流速波形。目前临床上使用的通气模式很多，我们仅介绍常用的几种通气模式。

（1）控制通气（CV）　是指呼吸机完全替代患者的自主呼吸，呼吸机按照预设的通气参数有规律地给患者通气，通气情况取决于呼吸机参数的设置，与患者的自主呼吸无关。主要用于有严重呼吸抑制或伴有呼吸暂停的患者。

容积控制通气（VCV）　是潮气量、呼吸频率完全由呼吸机控制的通气模式，即呼吸机完全代替自主呼吸，有利于呼吸肌休息，适用于中枢或外周驱动力很差或无自主呼吸的患者。这种模式不能感知患者的自主呼吸并做出反应，容易造成人机对抗，因此不宜单独使用。

压力控制通气（PCV）　预设压力控制水平和吸气时间，吸气开始后，呼吸机提供的气流很快使气道压达到预设水平，此时送气速度减慢以维持预设压力到预设呼吸时间结束，转向呼气。适用于 ARDS 病人和婴幼儿。

（2）辅助通气（AV）　辅助通气是一种压力或流量启动、容量限定容量切换的通气方式，是在患者自主呼吸的基础上，靠患者自主呼吸来触发启动呼吸机，按照预设的参数提供辅助通气，呼吸频率由患者控制。如果患者的自主呼吸停止，则不能触发呼吸机，呼吸机也就不提供通气辅助。适用于呼吸中枢驱动正常的患者，如 COPD 急性发作、重症哮喘等。

（3）辅助－控制通气（A－CV）　是辅助通气和控制通气两种通气模式的结合，当患者的呼吸频率大于预设的呼吸频率时，呼吸机采用AV方式通气；当患者的呼吸频率小于预设的呼吸频率或吸气用力不能触发呼吸机时，呼吸机则采用CV的模式。优点是有利于防止通气增强或不足，保障通气安全，常作为ICU机械通气患者的初始模式，然后再根据病情进行模式调整。

（4）压力支持通气（PSV）　是患者吸气时，呼吸机提供预设的气道正压，以帮助克服气道阻力及扩张肺脏，减少患者的呼吸做功。每次通气均由患者触发，通气机给予支持，而呼吸频率、呼吸方式则由患者控制。用于有一定自主呼吸能力、呼吸中枢驱动稳定的患者或用于要撤机的患者。

（5）同步间歇指令通气（SIMV）　是自主呼吸与控制通气相结合的呼吸模式，在触发窗内患者可触发和自主呼吸同步的指令正压通气，在两次指令通气之间触发窗外允许患者自主呼吸，指令呼吸是以预设容量（容量控制SIMV）或预设压力（压力控制SIMV）的形式送气。SIMV能与患者的自主呼吸同步，减少患者与呼吸机的对抗，减低正压通气的血流动力学影响，用于长期带机患者的撤机。

（6）呼气末正压和持续气道正压通气　呼气末正压（PEEP）和持续气道正压通气（CPAP）是用于辅助自主呼吸的正压模式，可以单独使用，也可以与IMV/SIMV联合使用。PEEP是借助呼气管路中的阻力阀等装置使呼吸末气道压仍高于大气压，从而改善通气、提高氧合，主要用于ARDS患者。CPAP是指气道压在吸气相和呼气相都保持相同水平的正压。当患者吸气使气道压低于CPAP时，呼吸机通过持续气流或按需气流供气，使气道压维持在CPAP水平；当呼气使气道压高于CPAP水平时，呼气阀打开以释放气体，使气道压仍然维持在CPAP水平。由于气道处于持续正压状态，可以防止肺与气道萎缩，改善肺顺应性，减少吸气阻力。CPAP只能用于呼吸中枢功能正常，具有较强自主呼吸能力的患者，使用时需要设定合适的压力水平，过高的CPAP压力可导致肺过度膨胀，增加呼吸做功，并对心血管系统有抑制作用，降低心排出量和血压。

直通护考

ARDS患者应该选择的通气模式是（　　）

A. A－CV　　B. SIMV　　C. PSV

D. PEEP　　E. BiPAP

答案： D

（7）双向气道正压通气（BiPAP）　是指给予两种不同水平的气道正压，高压时间、低压时间、高压水平、低压水平各自可调，高压力水平（P_{high}）和低压力水平（P_{low}）之间定时切换，从（P_{high}）转换至（P_{low}）时，增加呼出气量，改善肺泡通气。

该模式允许患者在两种水平上呼吸，可与 PSV 合用以减轻患者呼吸做功。通气和换气障碍型呼吸衰竭兼可使用，如重症肺炎、COPD 急性发作等。

直通护考

无自主呼吸病人适宜的呼吸支持模式是（　　）

A. A - CV　　B. SIMV　　C. PSV

D. PEEP　　E. CPAP

答案：A

6. 调节呼吸机参数

（1）吸入氧浓度　吸入氧浓度（FiO_2）：选择范围 0.2 ~ 1.0，但 FiO_2 > 0.5 时，应警惕氧中毒。因此调节 FiO_2 的原则是在保证氧合的前提下，尽量使用较低的 FiO_2，一般从 0.3 开始，根据 PaO_2 的变化逐渐增加，长时间通气时不应超过 0.5。

（2）潮气量　设置潮气量（V_T）的原则是：避免气道压过高，使平台不超过 30 ~ 35cmH_2O。为了避免气压伤的发生，目前倾向于选择较小的 V_T，一般成人 8 ~ 12ml/kg，儿童 5 ~ 6ml/kg，需与呼吸频率配合，以保证一定的每分通气量（MV）。$MV = V_T \times R$。

直通护考

ARDS 机械通气的病人，体重 50kg，最佳的设置 V_T 为（　　）

A. 350ml　　B. 480ml　　C. 550ml

D. 650ml　　E. 750ml

答案：A

（3）呼吸频率（R）设置原则

①与 V_T 配合以保证足够的 MV。

②根据病情，阻塞性通气障碍的患者宜选用缓慢的频率，一般 12 ~ 20 次/分，有利于呼气；而 ARDS 等限制性通气障碍的患者选用较快的 R，配以较小的 V_T，有利于减少由克服弹性阻力所做的功和对心血管系统的不良影响。

③根据患者自主呼吸的能力。如 SIMV 的辅助频率应随着患者自主呼吸能力的增强而下调。

（4）吸呼比（I/E）　一般为 1∶(1.5 ~ 2)，阻塞性通气障碍的患者可延长呼气时间，使 I/E 小于 1/2，有利于气体排出；而 ARDS 患者可增大 I/E，甚至采用反比通气（I/E > 1，即吸气时间长于呼气时间）。

（5）吸气峰流速　对于有自主呼吸的患者，吸气峰流速应与自主呼吸相匹配。当吸气需求增高时，需相应提高吸气峰流速，以降低呼吸做功。一般为 40 ~ 80L/min。

（6）吸气末停顿时间　是指呼吸机送气结束到呼气开始的一段时间。此时，无气体从呼吸机送入患者气道，其肺内保持正压状态，一般设置在不超过呼吸周期的20%，较长的吸气末停顿时间有利于气体在肺内的分布，改善氧合。

（7）触发灵敏度　是指吸气开始到呼吸机开始送气之间的时间差。当呼吸机的启动由患者的自主呼吸触发时（压力触发机制和流速触发机制）需设置触发灵敏度。灵敏度的设置要适当，灵敏度过高，患者吸气努力以外的微小压力或流速变化即可触发呼吸机，使通气频率增加，导致通气过度；灵敏度过低时，呼吸肌无力时难以触发机械通气，使自主呼吸与机械通气不相协调，增加呼吸肌疲劳。通常灵敏度是压力触发 -0.2～-0.1kPa（-2～-1cmH$_2$O）或流量触发2～5L/min。

（8）PEEP的调节　最佳PEEP值为对循环无不良影响而达到最大的肺顺应性、最小的肺内分流、最高的氧运输、最低的氧浓度时最小的PEEP值。选择时应从0.25kPa（2.5cmH$_2$O）开始，逐步增加至有效改善血气状态（$FiO_2 \leqslant 0.5 \sim 0.6$，$PaO_2 > 70mmHg$），而动脉压、心排出量无明显减少、CVP稍上升为止。一般在1.0kPa（10cmH$_2$O）左右，多数患者使用0.4～0.6kPa（10cmH$_2$O）即可。

7. 设定报警参数

（1）低容量报警　呼出气体量少于预设水平时报警。

（2）高呼吸频率报警　当患者自主呼吸过快时，及时处理，防止过度通气。

（3）无呼吸报警　当过了预设时间（通常为10～20秒，婴幼儿为5～8秒）而呼吸机未感知到呼吸时，无呼吸报警即启动，可能的情况有呼吸机管路脱开、气道或管道阻塞、患者呼吸无力等。

（4）压力限制报警　此参数既作为报警参数，又可确保预防两肺压力过高。患者的吸气峰压一般为1.5～2.0kPa（15～20cmH$_2$O），有时达到3.0kPa（30cmH$_2$O）。吸气峰压过高容易造成肺的气压伤，并对循环产生不良影响，因此需设置压力上限报警，通常设置在高于患者的吸气峰压0.5～1.0kPa（5～10cmH$_2$O）。

知识链接

呼吸机常见报警原因

1. 气道压下限报警　主要见于通气回路脱落或管道泄漏，气管导管气囊破裂或充气不足，气泵故障。

2. 气道上限报警　主要见于呼吸道分泌物增加、通气回路、气管导管打折、肺顺应性下降、人机对抗、叹息通气等。

3. 气源报警　常见于压缩空气和氧气压力不对称（压缩泵不工作或氧气压力降低）。

4. 电源报警　常见于外接电源故障或蓄电池电力不足。

5. TV或MV低限报警　主要见于气道漏气、机械辅助通气不足、自主呼吸减弱。

6. TV或MV高限报警　主要见于自主呼吸增强，报警限值调节不当。

7. 气道温度过高报警　主要见于湿化器内液体过少，体温过高。

8. 吸入氧浓度过高或过低时报警　主要见于气源故障，调节FiO_2不当。

9. 呼吸暂停报警　常见于呼吸停止或触发灵敏度调节不当。

8. 呼吸道湿化 湿化器的温度应以32～35℃为宜，湿化罐内的纸片为湿润呼吸道、避免干痂形成需用蒸馏水。在吸痰时将5～10ml生理盐水在患者吸气时缓慢注入，而后吸出，可反复进行。

9. 确认呼吸机工作状态 监测呼吸机管道与模拟肺的连接，试行通气，并确认呼吸机工作状态。

（四）注意事项

1. 随时监测患者 随时监测心率、心律、血压、血氧饱和度、潮气量、每分通气量、呼吸频率、气道压力、吸入气体温度等变化。

2. 观察通气效果 听诊双肺呼吸音，检查通气情况。

3. 根据血气分析调整通气参数 人工通气半小时后做血气分析检查，根据结果调整限定的通气参数。

4. 及时处理呼吸机报警，排除故障

（五）监测与护理

1. 患者的监护

（1）呼吸系统 监测血氧饱和度，了解机械通气效果；呼吸状况，有无自主呼吸，自主呼吸与呼吸机是否同步，呼吸的频率、节律、幅度、类型及两侧呼吸运动的对称性，听诊肺部有无啰音；呼吸道分泌物，为肺部感染的治疗和气道护理提供依据；血气分析，判断血液氧合状态、酸碱平衡情况，指导呼吸机参数的调节，判断肺内气体交换的情况；呼气末CO_2浓度，用于评价通气效果；胸部X线检查，了解有无并发症及气管插管的位置。

（2）循环系统 机械通气患者应注意监测心率、心律和血压的变化。

（3）意识状态 意识障碍减轻说明通气状况改善；若有烦躁不安、自主呼吸与呼吸机不同步，多为通气不足；如果病情好转后突然出现兴奋、多语，甚至抽搐应警惕呼吸性碱中毒。

（4）体温 了解有无感染。根据体温升高的程度酌情调节通气参数，并适当降低湿化器的温度以增加呼吸道的散热作用。

（5）皮肤、黏膜 观察气管插管或气管切开周围的皮肤及黏膜的颜色、疼痛情况、皮肤刺激征象和局部引流情况，及时发现并处理口腔溃疡、继发性真菌感染或伤口感染。注意皮肤的色泽、弹性及温度，了解缺氧和CO_2潴留改善情况，观察有无皮下气肿，常与气胸、气管切开有关。

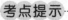

> **考点提示**
>
> 使用呼吸机患者的监护要点。

（6）腹部情况 观察有无腹部胀气和肠鸣音减弱。

（7）记录24小时出入量 重点是尿量的监测。若尿量增多、水肿消退，说明低氧血症和高碳酸血症缓解，肾功能改善；尿少或无尿，要考虑体液不足、低血压或肾功能不全的可能。

2. 呼吸机参数及功能的监测

（1）通气参数 检查呼吸机各项参数与医嘱是否一致，至少每班检查一次。

（2）报警参数 每班检查各项报警参数的设置是否恰当，报警器是否处于开启状态。报警时，及时分析报警的原因并进行及时处理。

3. 气道护理

（1）吸入气体的加温和湿化 常用蒸汽加温湿化的方法，即将水加热后产生蒸汽混入吸入气体中，使吸入气体的温度在32～35℃，相对湿度100%。注意湿化罐内只能加无菌蒸馏水，禁用生理盐水或加入药物，因为溶质不蒸发，将在罐内形成沉淀。湿化罐内水量要恰当尤其要注意防止水蒸干。

（2）吸痰 机械通气患者自己不能清理呼吸道内的分泌物，因此需要通过机械吸引排出分泌物。

（3）呼吸治疗 每日行雾化吸入；气管内滴入生理盐水或蒸馏水以稀释和化解痰液，每次注入量不超过3～5ml，30～60分钟一次；定期翻身叩背或使用振动排痰仪以促进痰液排出。

（4）气囊的护理 如果气管插管不使用高容量低压力气囊，需定时放气，防止气囊压迫气管黏膜过久，影响血运，造成黏膜损伤坏死。一般每4～6小时放气1次，放气时，患者床头放平，先抽吸气道内分泌物，再缓慢抽吸囊内气体，尽量减轻气囊压力，每次放气5～10分钟后再充气。气囊充气要恰当，应采用最小漏气技术（MLT）给气囊充气，既不让导管四周漏气，又使气管黏膜表面所承受的压力最小。气囊压力应低于气管黏膜表面毛细血管静脉端压力（18mmHg），一般不宜超过25mmHg。在进行充放气操作时，应注意防止插管脱出，充气完成后需测量末端到牙齿的距离，并与原来的数据比较，确保固定良好。

（5）气管切开的护理 每天更换气管切开处敷料和清洁气管内套管1～2次，防止感染。

（6）口腔护理 每天给予口腔护理2～4次，预防并发症的发生。

（7）防止意外 妥善固定，防止移位、脱出：气管插管或气管切开套管要固定牢固，每天测量和记录气管插管外露的长度；及时倾倒呼吸机管道中的积水，防止误吸引起呛咳和感染。

4. 生活护理 机械通气患者完全丧失自理能力，需随时评估并帮助患者满足各项需求。

5. 心理护理 机械通气患者常会产生无助感，可加重焦虑，降低对机械通气的耐受性和人机协调性，容易发生人机对抗，因此无论患者意识是否清醒，均应做到尊重与关心。若同时将床头放平，可提高对机械通气的耐受性和人机协调性。对意识清醒的患者，应主动与其沟通，帮助患者学会用手势、写字、图片等非语言方式沟通，缓解焦虑和无助感，增加人机协调。

6. 呼吸机撤离

（1）撤离的指征 呼吸衰竭的诱因和机械通气的原因已经解决或显著改善；血流

动力学稳定；电解质紊乱已纠正；意识恢复正常；$FiO_2 \leqslant 0.4$，PEEP≤0.5kPa（$5cmH_2O$）的情况下，$PaO_2 > 70mmHg$，$PaCO_2 < 45mmHg$，$SPO_2 > 90\%$；患者自主呼吸平稳，咳嗽、吞咽反射良好。

直通护考

呼吸机撤离的指征不包括（ ）

A. 意识清楚，生命体征稳定
B. 呼吸困难的症状消失，缺氧完全纠正
C. 转氨酶正常
D. 心功能良好
E. 血气分析基本正常

答案：C

（2）撤离方法　在撤离之前应向患者做好解释工作，取得患者的合作，尤其对于长期应用呼吸机的患者，常出现对呼吸机的依赖心理，应加强心理护理，解除患者的心理负担。对病情较轻，使用呼吸机时间较短的患者，可以试验性停机，给予低流量吸氧，观察患者有无缺氧症状及结合血气分析结果，如无明显异常可直接撤离呼吸机。对于长时间使用呼吸机的患者，在完全撤离前应进行一定的过渡。

快速撤离法　适用于短时间机械通气的患者，在病情稳定、符合撤机条件后可直接撤离呼吸机。

SIMV 过渡撤离法　呼吸频率从 12 次/分逐渐减少到 4 次/分，患者生命体征平稳，血气分析正常时，可停机改用导管内吸氧。

PSV 过渡撤离法　PS 逐渐减少至 <0 ~ 0.5kPa（$0 \sim 5cmH_2O$），患者的生命体征平稳，可予以撤机。

SIMV + PSV 的应用　既可以减少通气次数，又可以改变支持压力的水平，效果较好。

7. 并发症

（1）肺损伤　以气压伤最常见，是指机械通气时由于肺泡内压明显升高，导致肺泡壁和脏层胸膜破裂而出现的肺间质气肿、纵隔气肿、皮下气肿和气胸等。

（2）呼吸性碱中毒　辅助通气水平过高，或采用辅助控制通气模式的患者自主呼吸频率过快时可导致过度通气，出现呼吸性碱中毒，对于Ⅱ型呼衰的患者应特别注意。

（3）氧中毒　长时间吸入高浓度氧使体内氧自由基产生过多，导致组织细胞损伤和功能障碍，称为氧中毒。机械通气患者主要表现为呼吸系统毒性作用，通常在吸入 $FiO_2 > 0.5$ 的氧气 6 ~ 30 小时后出现咳嗽、胸闷、PaO_2 下降等表现，48 ~ 60 小时后可致肺活量和肺顺应性下降，X 线胸片可出现斑片状模糊浸润影，因此，应尽早将 FiO_2 降至 0.5 以下。

（4）呼吸系统感染　是最常见的医院内感染，是机械通气失败的主要原因。机械通气的患者由于抵抗力低下、使用广谱抗生素和激素、人工气道的建立、气道湿化不足、吸痰等操作造成的气道黏膜损伤、呼吸道管道和湿化装置消毒不严密等因素，使呼吸系统感染的发生率达59%～67%，致病菌以革兰阴性杆菌（尤其是铜绿假单胞菌）最为常见。

呼吸机相关性肺炎（VAP）指机械通气48小时后发生的院内获得性肺炎。VAP与口咽部分泌物和胃肠内容物反流误吸密切相关，高危因素包括高龄、APACHE Ⅱ评分高、急慢性肺部疾病、Glasgow评分<9分、长时间机械通气、过度镇静、平卧位等。

（5）并发症的预防措施：①半卧位，床头抬高30°～45°；②避免口咽部和胃内容物反流入口腔误吸；③进行持续声门下吸引；④避免镇静时间过长和程度过深；⑤规范使用呼吸机管道，不同患者之间必须更换呼吸机管道，长期带机患者定期更换；⑥做好口腔护理；⑦尽早撤机等。

第二节　多参数监护仪与除颤器的使用

一、多参数监护仪的使用

（一）概述

多参数监护仪可同时对危重病人的多种生理参数进行连续地、系统地观察或监测，是急诊、ICU、病房必备的仪器之一（图8－5）。病人的体温、脉搏、呼吸、血压、心率、心律、血氧饱和度（SPO_2）、中心静脉压、心排血量、呼气末二氧化碳分压等重要生命体征均可通过心电监护仪显示和分析。可及时发现危重病人的病情变化，准确评估病人的生理状态，为临床诊断及救治病人提供重要的参考指标。因此，充分掌握监护仪的性能及使用方法，可极大地提高抢救的及时性和成功率。

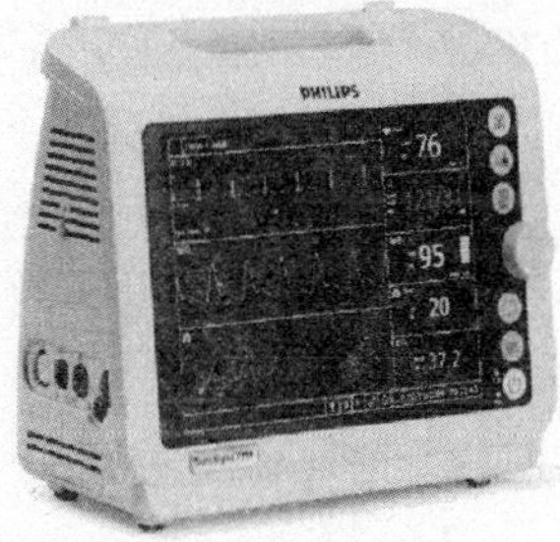

图8－5　多参数监护仪

连续监测病人的心率、心律、呼吸、血压、SPO_2及体温是心电监护仪最基本的功能。心电监测分为3电极和5电极两种：3电极导联简单、实用，监测的重点是心率/心律，适用于绝大多数危重病人的心电监测；5电极导联采用标准的四肢电极和胸前电极，胸前电极的位置可根据心肌缺血的部位选择。可同时进行有创（ABP）和无创（NIBP）血压监测，采用抗阻法测量呼吸，通常用心电“RA”和“LL”两电极测量呼吸信号，可同时监测体表温度和体腔温度（直肠和鼻咽温度）。

（二）适应证

凡是病情危重需要进行持续不间断地监测心搏的频率、节律与体温、呼吸、血压、脉搏及经皮血氧饱和度测量等的患者。

（三）使用方法

1. 操作前准备

（1）评估　评估病人病情、意识状态、心理状态和配合程度；对清醒病人，告知监测目的、方法及注意事项，减轻焦虑恐惧，取得合作。评估病人胸部皮肤和指（趾）甲情况。评估病人周围环境、光照情况和有无电磁波干扰。

（2）病人准备　根据病情病人可采取半卧、侧卧或坐位，感觉舒适。

（3）护士准备　衣帽整洁，洗手、戴口罩。

（4）物品准备　治疗车内放置心电监护仪，心电、血压、SPO_2导联线以及血压袖带、SPO_2探头、电极片（3或5个）、75%酒精、纱布、护理记录单。

（5）环境准备　整洁、安静、舒适、安全。

2. 操作步骤

（1）携用物至病人床旁，核对床号、姓名。

（2）连接电源，打开电源开关，机器自检通过，显示主屏。

（3）暴露胸部，用酒精纱布清洁电极安放部位的皮肤，待干，确保电极与皮肤紧密接触，胸毛多者应剃除。

（4）安放电极，监测ECG　将电极片连接至心电导联线上，贴于病人胸部正确位置，注意避开伤口、除颤部位、骨骼以及患有皮疹皮炎处。3个电极安放部位：正极放在ECG V5或V6位置，负极放右锁骨中点外下方，地线N放V5R或V6R位置，ECG波形类似标准Ⅱ导联；RA放右锁骨中点外下方，LA左锁骨中点外下方，地线N放V5R或V6R位置，ECG波形类似标准Ⅰ导联。5个电极安放部位：RA放右锁骨中点外下方，LA左锁骨中点外下方，LL、RL放左右腹部外侧，胸前电极V多选Vl或V5位置，也可根据心肌缺血的部位选择。

（5）监测脉搏血氧饱和度　将氧饱和度电极有光源一面置于病人的指（趾）甲背面。

（6）监测血压使用前应确保袖带内余气已放尽，测量部位应与心脏保持同一水平，血压袖带平整缠于上臂中部，距肘窝2～3cm，松紧适宜，袖带内充气气囊的中心（箭头↓）恰好置于肱动脉部位。使用“自动”测量时不要随意解开袖带，在不使用时可调至“手动”状态，以免损伤仪器。为病人测量血压时，不可以直接在有静脉输液或插有导管的肢体上安装袖带来测量血压。

（7）主屏操作　输入新病人资料，分别调节ECG、SPO_2、R、NIBP等参数及相关信息。

旋转调节纽至ECG界面： 选择导联（多选P波显示较好的标准导联Ⅱ，QRS振幅应>0.5mV，以能触发心率计）；调节振幅多选1mV；根据病情设置心率报警上下限（通常上限120次/分，下限50次/分）；调节QRS音量，夜间可关闭，以免影响病人休息；根据病情打开或关闭ST段分析，关闭ECG界面。

旋转调节纽至SPO_2界面： 设置SPO_2报警下限（<90%）。早产儿应设置SPO_2报警上限90%，因为高氧水平会使早产儿发生晶状体后纤维增生症，导致终生失明。

旋转调节纽至 NIBP 界面： 选择自动或手动测量模式，自动模式应选择测量间隔时间如每 5 分钟，根据病情设置收缩压、舒张压的报警上下限。

旋转调节纽至呼吸界面： 设置呼吸报警上下限，通常为 30 次/分和 8 次/分。确保 ECG、SPO_2、R、NIBP 报警均处于"ALARM ON"状态，并调整报警音量，返回主屏界面，观察并记录 BP、HR、R、SPO_2。

（8）固定导线，清醒病人询问感受并告知注意事项（移动或翻身时注意导联线是否脱落；不要摘除电极片；监护仪附近不要使用手机以免干扰监测波形；电极片周围如有痒痛感及时告诉医护人员）。

（9）整理用物，洗手签名，定时巡视。

（10）病情好转，根据医嘱停止监护，向病人说明，取得合作后关机。取下心电导联线及电极片、SPO_2探头和血压袖带，清洁病人皮肤，切断电源，清洁消毒仪器，指定地点放置、备用。

考点提示

使用多参数监护仪的注意事项。

（四）注意事项

（1）根据病情协助病人取合适卧位。

（2）密切观察记录心率（律）、心电图波形、SPO_2和血压情况及时处理干扰、电极脱落及异常监测值，发现异常及时通知医师。

（3）正确设定报警界限，不能关闭报警声音。

（4）定期观察病人粘贴电极片处的皮肤情况，24 小时更换电极片和电极片位置，多汗病人随时更换，避免心电波形受干扰。

（5）对躁动病人，应当固定好电极和导线，避免电极脱落以及导线打折缠绕。

（6）监测血压者每 2 小时更换袖带部位，避免肢体缺血损伤，袖带定期清洁消毒。启动测压键前一定要系好袖带，否则在无袖带状态下充气易损坏气泵。

（7）SPO_2探头红外线传感器置于病人的指（趾）甲背面，不要与血压袖带在一侧肢体上，观察病人局部皮肤及指（趾）甲情况，连续监测时每 2 小时更换传感器位置，同一位置时间过长可影响血液循环，影响测量精确度且易损伤指（趾）皮肤。下列情况可影响监测结果：如病人发生休克、体温过低、使用血管活性药物、贫血等，周围环境光照太强、电磁波干扰及涂抹指甲油等也可影响SPO_2监测结果。

（8）监测呼吸虽不需附加电极，但是电极的安放相当重要。最好将用作呼吸信号提取的两个电极在胸廓上的左右位置拉开一定距离。否则呼吸信号可能很弱，病人呼吸较浅时无法进行呼吸计数。

（9）定期维修保养，监护仪上不放任何物品，及时用软布去除机器表面的污迹和尘埃，显示器可用软布蘸 75% 酒精擦拭，各种电缆导联线应用含氯消毒剂擦拭后再用软布蘸清水擦拭，血压袖带用含氯消毒剂浸泡消毒 30 分钟，清水冲洗晾干备用，或用环氧乙烷熏蒸消毒。

（五）护理要点

1. 动作轻柔、准确，关心体贴病人，与病人沟通，语言、态度亲切，内容恰当。

直通护考

下列关于心电监护技术操作错误的是（　　）

A. 操作之前先要评估病人

B. 电极片粘贴部位不影响安放起搏器和电除颤

C. 为病人测量血压时，可以直接在有静脉输液或插导管的肢体上安装袖带

D. 要及时观察心电图的波形并及时做好记录

E. 定期观察局部皮肤情况，定期更换电极片和放置的位置

答案： C

2. 动作熟练，导联线连接正确、适宜。

3. 及时记录，发现异常波形立即报告医生。

4. 正确处理报警，排除故障。

（1）心电图模糊不清　多因电极与皮肤接触不良，如电极粘贴不牢或脱落、导电膏干燥、皮肤处理不好、导联线连接有松动或断裂等。

（2）基线漂移　多为病人活动、电极固定不良或腹式呼吸影响。

（3）ECG 振幅低　多为正负电极距离太近或两个电极之一恰好放在心肌梗死部位相应的体表。

（4）严重的肌电干扰（细颤波）　多为电极放于胸壁肌肉丰富部位或病人寒战。

（5）直流转换不良　多为导联线与主机连接处被污染；电线或导联有断裂；监护仪的开关接触不良。

（6）严重的交流电干扰（粗颤波）　多与地线未被安全连接有关，如其他医疗器械的地线和监护仪地线连接在一起，任何室内的线路（如电用加热器、电热毯、收音机、电视、手机等）与病人电线接近。

知识链接

心排血量监测

心排血量（cardiac output，CO）是反映心泵功能的重要指标，通过心排血量测定，可判断心脏功能，诊断心力衰竭和低排综合征，评估预后、指导治疗。

测定方法：临床上有无创方法和有创方法两种。无创法有心肌阻抗血流图、多普勒（Doppler）心排血量测定等。现介绍有创的温度稀释法测定，为常用的测量方法，是目前临床上判断心功能的金标准。原理是经 Swan - Ganz 漂浮导管，将 2 ~ 10℃的冷生理盐水作为指示剂注入右心房，随血流进入到肺动脉，由温度探头和导管端部热敏电阻分别测出指示剂在右心房和肺动脉的温差及传导时间，经心排血量计算机描记出时间、温度曲线面积，按公式自动计算出心排血量，并显示记录其数字及波形。同时，可从心排血量、平均动脉压（MAP）、肺动脉平均压（PAP）等计算出体循环血管阻力（SVR）和肺循环血管阻力（PVR）。

二、除颤器的使用

（一）概述

心脏除颤仪简称除颤仪或除颤器，又名电复律机，它是一种应用电击来抢救和治疗心律失常的一种医疗电子设备（图8-6）。除颤仪具有疗效高、作用快、操作简便以及与药物相比较为安全等优点，广泛应用于各级医疗单位。

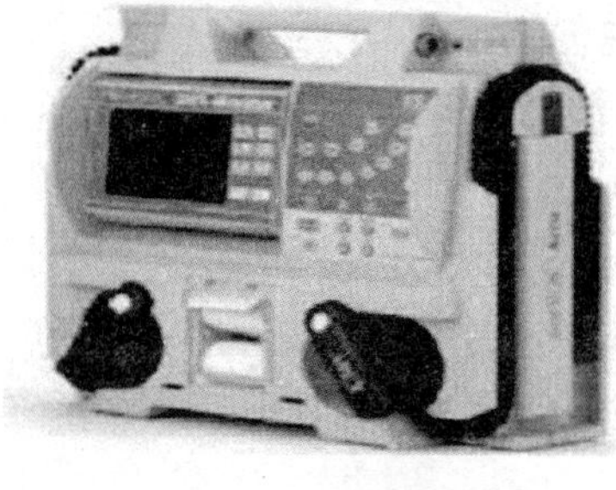

图8-6 除颤器

除颤仪发出高能量、短时限脉冲电流通过心肌，使所有的心肌纤维瞬间同时除极，因而消除折返激动，抑制异位心律。心脏复律术是心肺脑复苏的关键技术，是治疗快速心律失常的方法。同步触发装置能利用患者心电图中R波来触发放电，使电流仅在心动周期的绝对不应期中发放，避免诱发心室颤动，可用于转复心室颤动、心室扑动以外的各类异位性快速心律失常，称为同步电复律。不启用同步触发装置则可在任何时间放电，用于转复室性快速心律失常，如心室颤动、心室扑动，称为非同步电复律。

（二）适应证与禁忌证

> **考点提示**
>
> 使用除颤器的适应证、禁忌证。

1. 适应证 异位快速心律失常药物治疗无效者，均可采用电复律，尤其是心室颤动和心室扑动为电复律的绝对适应证。

2. 禁忌证 心脏（尤其是左心房）明显增大，伴高度或完全性房室传导阻滞的心房颤动、伴完全性房室传导阻滞的心房扑动，不宜用此法电复律，洋地黄中毒和低血钾时，暂不宜用电复律。

（三）使用方法

1. 非同步电复律 仅用于心室颤动。

（1）在准备电击除颤的同时，做好心电监护以确诊除颤。

（2）有交流电源（220V，50Hz）时，接上电源线和电线。

（3）按下胸外除颤按钮和非同步按钮，准备除颤。

（4）电功率选择，成人一次电击可选择单项波360J。若失败不可重复电击，应立即行5组CPR，约2分钟。

（5）将电极板涂好导电膏或包上浸有生理盐水的纱布，一种方法是将一电极板放于左乳头下（腋前线，心尖部），另一电极板放于背部左肩胛下；另一种方法是将一个电极置于胸骨右缘锁骨下方，另一个电极置于左乳头的外侧，电极的中心在腋中线上。电极板需全部与皮肤紧贴，按充电按钮充电。

（6）嘱其他人离开床边，操作者两臂伸直固定电极板，使自己的身体离开床缘，然后双手同时按下放电按钮，进行除颤。

（7）放电后立即观察心电示波，了解除颤效果，如除颤未成功，立即行CPCR。

直通护考

非同步电复律适用于心律失常的类型（　　）

A. 房颤　　B. 房扑　　C. 室颤

D. 阵发性室上速　　E. 单行性室上速

答案：C

2. 同步电复律

（1）使用维持量洋地黄类药物的心房颤动患者，停用洋地黄至少1天。

（2）复律前一天以奎尼丁0.2g，每6小时1次，预防转复后心律失常再发或其他心律失常的发生。

（3）术前，复查心电图并利用心电图示波器检测电复律器的同步性。

（4）静脉缓慢注射地西泮0.3～0.5mg/kg或氯胺酮0.5～1mg/kg予以麻醉，达到患者睫毛反射开始消失的深度，电极板放置方法、部位与操作程序同前，充电选择100～200J（心房扑动者则100J左右），按同步放电按钮放电。

（5）观察除颤效果，如心电监护未转复为窦性心律，可增加放电功率，再次电复律。

（四）注意事项

（1）患者皮肤保持干净、干燥，电极板必须涂满导电膏，以免烫伤皮肤。

（2）除颤前后必须以心电图监测为主，加以前后对照，以供参考。

（3）一旦室颤发生，应尽早采取心肺脑复苏措施。

（4）注意不要碰撞机器，导联线不要过度弯曲。

（5）除颤放电时，操作者及其他人员切勿碰到病床、患者或任何连接到患者身上的设备（避开导电体及心脏起搏器）。除颤时，去掉患者身上的其他医疗仪器。

（6）操作时禁忌手带湿操作，可戴手套绝缘。

（7）禁忌电极板对空放电，以及电极板面对面放电。

（8）给予吸氧，注意保暖。

（9）操作结束检查设备（自动放电），按时充电，使其处于备用状态。

（10）电复律后可有心律失常、皮肤局部红斑、前胸和四肢疼痛、周围血管栓塞、心肌酶谱增高等。

（11）同步电复律心律转复后，密切观察患者的呼吸、心率（律）和血压直到苏醒，必要时给氧，以后每6～8小时服1次奎尼丁0.2g维持。

（12）有栓塞史者，手术前后抗凝2周，以防新生成的血栓于转复时脱落。

（五）护理要点

1. 实施除颤后的护理

（1）继续观察心率、心律、呼吸、血压、面色、肢体情况及有无栓塞表现，随时做好记录。病情稳定后返回病房。术前抗凝治疗者，术后仍需给药，并做抗凝血监护。

（2）卧床休息 1 ~ 2 天，给予高热量、高维生素、易消化饮食，保持大便通畅。

（3）房颤复律后，继续服用药物维持，并观察药效及不良反应。

（4）保健指导，向病人说明诱发因素，如过度劳累、情绪激动等，防止复发。

2. 除颤器的维护和保养

（1）定专人维护和保养除颤器，每日清洁消毒。

（2）使用湿软布和含氯消毒剂擦拭除颤手柄、除颤板和电源线，75% 酒精擦拭显示屏，严禁使用粗糙物品擦拭显示屏。

（3）严禁将除颤仪的任何一部分（包括除颤手柄）浸入液体中，除颤仪严禁高压消毒。

（4）及时充电，关闭除颤器进行充电，4 小时可以完成对电池的充电，当开启除颤器 24 小时才能完成充电，尽可能使用充满电的除颤器，否则影响电池使用寿命。

知识链接

自动体外除颤仪

自动体外除颤仪（AED）是一种便携、易于操作、配置在公共场所、专为现场急救设计的急救设备，具有自动识别、鉴别和分析心电节律，自动充电、放电和自检功能。操作者在使用 AED 时，首先将所附 2 个黏性电极板按指示分别贴于患者右锁骨下及心尖处，打开开关后按声音和屏幕文字提示完成简易操作。根据自动心电分析系统提示，确认为可电击的心律后，即可按下电击/放电（shock）键。此后系统立即进入节律再分析阶段，以决定是否再次除颤。常规采用双相波能量，成人常以 150J 为宜，小儿可按每千克体重 2J。《2010 美国心脏协会心肺复苏及心血管急救指南》建议，在发生有目击者心跳骤停概率相对较高的公共区域（例如机场、体育场馆等）推广 AED 项目，以提高心跳骤停患者的存活率。

第三节　静脉输液泵与微量注射泵的使用

一、静脉输液泵的使用

（一）概述

静脉输液泵主要用于临床静脉、动脉加压微泵输液，已广泛应用于临床各科室（图 8 - 7）。它是采用微机系统控制步进电机，通过同步带传动，带动蠕动泵进行微量输液。蠕动泵机械系统是双偏结构，输液均匀精确，微量泵还有报警系统，具有六种报警功能。①气泡报警：皮条中气泡进入泵时报警，并停止输液；②完成报警：产品工作中达到预置量即报警，并以 10ml/h 的速率维持；③阻塞报警：在输液中一旦发现阻塞现象即报警并停止输液，其响应时间为 5 ~ 120 秒；④泵门未关报警停泵；⑤接点输出报警；⑥断电后能发出蜂鸣声报警。

临床应用：准确控制单位时间内静脉输液的量，持续监测静脉输液过程中的各种

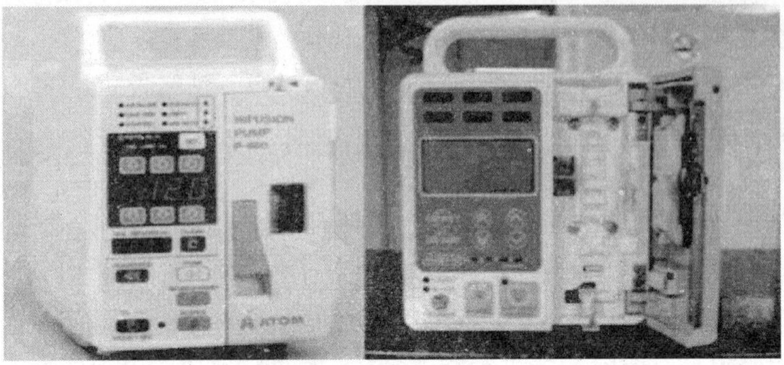

图 8－7　静脉输液泵

异常情况，如液体输完、气泡混入、堵塞、电源低电压等，以便及时处理，提高输液的安全性。适用于加压快速输液，控制单位时间内静脉给药的量，也可以根据输液泵中的药物（尤其是升压药物）浓度及输注速度来判断病情的严重程度与转归。

> **考点提示**
>
> 静脉输液泵和微量泵的临床应用。

（二）适应证

适用于危重抢救病人，需在规定时间内控制输液量或静脉用药剂量等。

（三）使用方法

1. 安装　输液泵安装在输液架旁，放在适当的位置，输液管安装在泵上。

2. 开机　使用交流电源时，先插好电源插头，打开机箱后的电源开关。

3. 关门　关闭泵门，按住，扣紧门闩。

4. 设定参数　输入输液速度和预置量，按“清除”键使累计量显示为零。

5. 运行　检查输液管内有无气泡，接头皮针，松开输液管上的调节器，按启动键，泵开始正常运行。

6. 观察　观察滴速与设置是否相符，输液过程中患者有无不良反应，告知患者注意事项。

7. 整理　整理床单位，呼叫器放于方便患者取用的位置，用物分类处理。

（四）注意事项

1. 安装输液管时，莫菲管应垂直在输液泵上方。

2. 液体切勿滴入泵内引起短路。

3. 输液泵使用时要注意放置妥当，避免摔落。

4. 因输液泵无渗出报警，应加强巡视，及时处理药液外渗。

5. 选择输液管，专用输液管输液量精确、费用高；普通输液管输液量有误差、费用较低。

6. 强电磁场可能影响机器正常运行。

二、微量注射泵的使用

（一）概述

微量注射泵（图 8－8）是一种定容型输液泵，其优点是定时、精确度高、流速稳定且用液量少，特别适合输注硝普钠、多巴胺及抗生素之类的药物。微量注射泵可选用 20ml、30ml、50ml 等规格的一次性注射器。精确控制小剂量静脉给药的速度和单位时间内的给药量，保持持续、匀速给药，减轻护理人员的工作量。

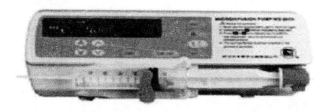

图 8－8　微量注射泵

（二）适应证

1. 用于心血管功能药物的连续微量注射。
2. 早产儿、新生儿的生理维持量输液、给药、输血等。
3. 注射激素。
4. 持续注射麻醉药。
5. 在血液透析和体外循环时注射抗凝剂。
6. 注射化疗药物。
7. 注射催产素。

直通护考

微量注射泵常用的药物（　　）

A. 多巴胺　　B. 休克　　C. 肿瘤的化疗

D. 需要肠内营养时　　E. 抢救成人时输血

答案： A

（三）使用方法

1. 开机　使用交流电源时，先插好电源插头，（不接电源时则用蓄电池）打开电源开关。

2. 安装　注射泵放在适当的位置，将注射器安装在注射泵上。

3. 定参数　根据注射器的型号设定相应的编码，根据药液性质或医嘱设定注射速度。

4. 运行　检查注射器内有无气泡，排空气泡、接头皮针、按启动键，泵开始正常运行。

5. 观察　观察注射过程患者有无不良反应，告知患者注意事项。

6. 整理 整理床单位，呼叫器方便患者取用，用物分类处理。

（四）注意事项

1. 在泵上装夹注射器时注意针筒凸边应紧贴针筒座，不然开机后药液无法及时输出。

2. 当低电压报警时，应及时将泵接上交流电源进行充电或开机，不然电池中电量耗尽就无法再重复充电。

3. 内置电池在使用时最好用完后充电。

4. 使用此泵时电源须接地良好。

知识链接

微量注射泵报警处理

1. 低电压报警 检查电源插头有无松脱，若松脱，接好电源插头即可。

2. 推注完成报警 检查药液是否推完，如完成，更换其他药液；如未完成，检查管道有无扭曲、返折，放开解除即可。

3. 注射器未装好报警 检查注射器是否按规定安装好，装好即可。

4. 暂停超时，按“star”继续运行或停止推注。

5. 注射器类型与设定参数不符报警 根据注射器类型重新设定参数。

第四节 各型急救担架与颈托的使用

一、各型急救担架的使用

（一）概述

担架作为最基本的伤病员搬运工具，其种类繁多。

（二）适应证

担架搬运法对于路途较长、病情较重的病员最为合适。

（三）担架的分类及使用范围

1. 帆布担架 帆布担架构造简单，由帆布1张、木棒2根、横铁或横木2根、附带2根、扣带2根所组成，多为已制好的备用（图8－9）。现代的乙烯尼龙材料、管型构造的担架可适用于体重达150kg的伤病员。伤病员躺在帆布担架上会感觉到十分舒适，特别是头部受伤的伤员。具有重量轻、抓得牢、易清洗等优点。脊柱损伤的伤员不可直接放在帆布担架上，应先将伤员平卧于木板上，再将其放置于担架上。

2. 绳索担架 用木棒或竹竿2根、横木2根，捆成长方形之担架状，然后绕以坚实之绳索即成（图8－10），使用范围同帆布担架。

3. 被服担架 取衣服两件或长衫大衣翻袖向内成两管，插入木棒2根，再将纽扣妥善仔细扣牢即成（图8－11），使用范围同帆布担架。

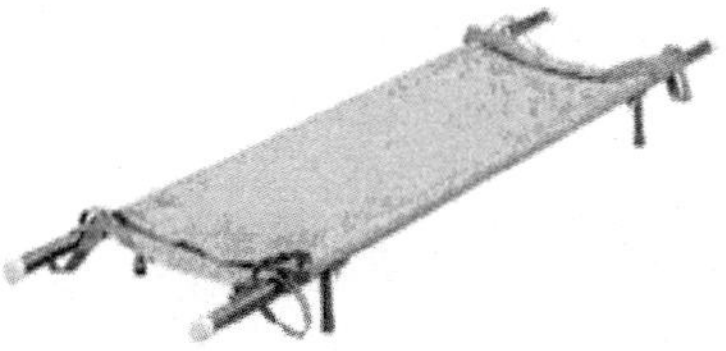

图 8－9 帆布担架

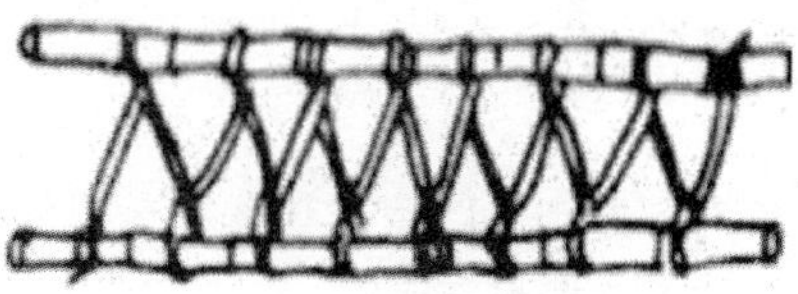

图 8－10 绳索担架

4. 板式担架 由木板、塑料板或铝合金板制成，四周有可供搬运拉手的空隙，此种担架硬度大，适用于复苏患者及骨折伤员（图 8－12）。

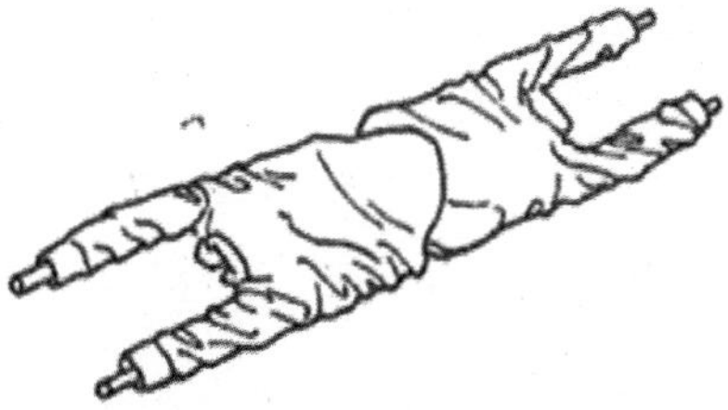

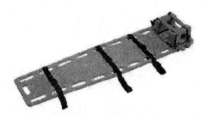

图 8－11 被服担架

图 8－12 板式担架

5. 铲式担架 由铝合金制成的组合担架。沿担架纵轴分为左右两部分，两部分均为铲形。使用时可将担架从患者身体下插入，使患者在不移动身体的情况下，置于担架上。主要用于脊柱、骨盆骨折的患者（图 8－13）。

6. 四轮担架 即轻质合金带四个轮子的担架，它可从现场平稳地推到救护车、救生艇、机舱内等，固定好转送至医院后，推入急诊室做进一步抢救，可大大减少伤病员痛苦和搬动不当的意外（图 8－14）。

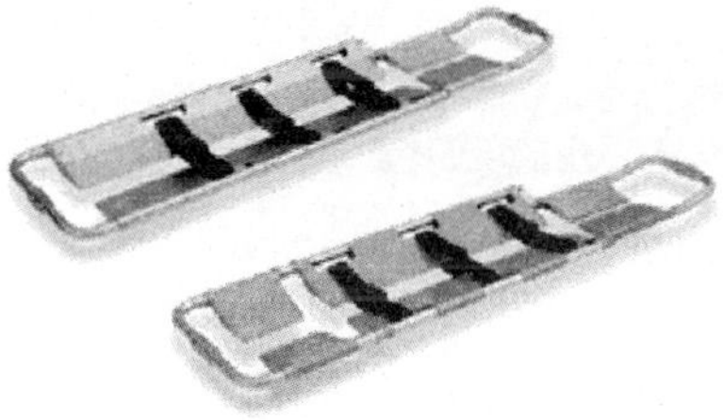

图 8－13 铲式担架

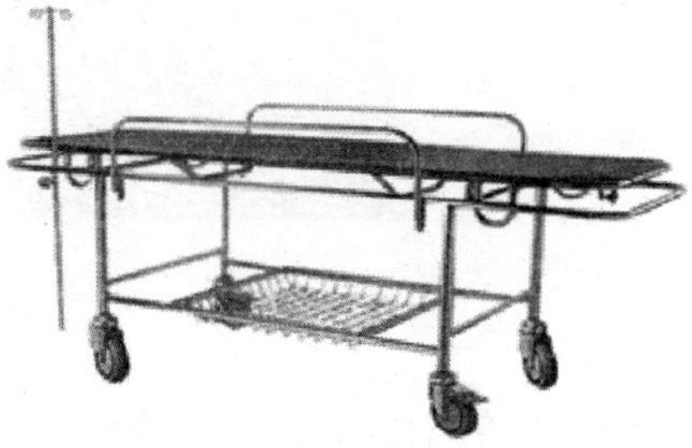

图 8－14 四轮担架

考点提示

担架的使用范围。

（四）担架搬运的要领

由 3～4 人组成 1 组，将患者移上担架；患者头部向后，足部向前，这样后面的担架员可以随时观察患者的变化；抬担架人员脚步行动要一致，前面的开左脚，后面的开右脚，平稳前进；向高处抬时，前面的人要放低，后面的人要抬高，以使患者保持水平状态；下台阶时则相反。

（五）注意事项

1. 对不同病（伤）情的伤员要求有不同的体位；
2. 伤病员抬上担架后必须扣好安全带，以防止翻落（或跌落）；
3. 伤病员上下楼梯时应保持头高位，尽量保持水平状态；

直通护考

病人，男性，45岁，骑摩托时不慎摔伤，活动受限，怀疑骨盆骨折，现场急救时应用哪种担架搬运伤者（　　）

A. 帆布担架　　B. 绳索担架　　C. 被服担架

D. 铲式担架　　E. 板式担架

答案：D

知识链接

新型充气式担架

新型充气式担架，附有充气垫及吊带，通过调整吊带长度可将伤病员转为半卧位或坐位抬运，适于颅脑伤及胸外伤病员的搬运（图8-15）。

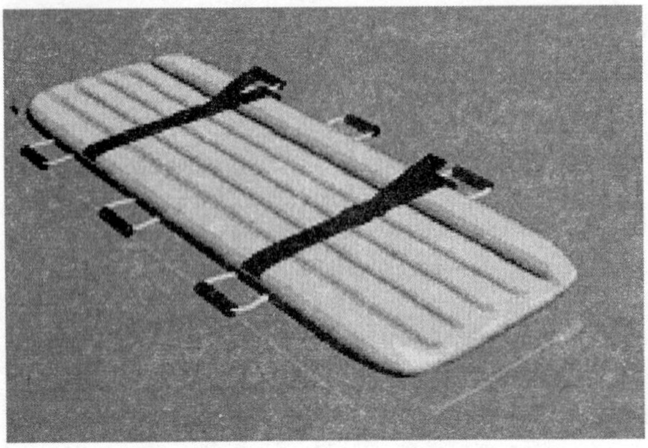

图8-15　充气式担架

4. 担架上车后应予固定，伤病员保持头朝前脚向后的体位。

二、颈托的使用与护理

（一）概述

颈托是颈椎病辅助治疗器具，能起到制动和保护颈椎的效果，也有减少神经的磨损，减轻椎间关节创伤性反应，并有利于组织水肿的消退和巩固疗效、防止复发的作用。

1. 固定颈椎于适当的位置，改变不良体位，以保持正常体位。通过支撑作用使颈部肌肉得以休息，缓解肌肉痉挛，减轻局部疼痛。

2. 限制颈部过度活动以保持局部稳定，减少脊髓、神经根、血管及关节面之间的互相刺激、摩擦所产生的创伤性炎症反应，并促进其消散和吸收。

3. 缓解与改善椎间隙的压力状态，减少颈椎间盘的劳损、退变，有助于尽快康复并可避免可能的外伤。

4. 纠正颈椎内外平衡失调，防止小关节紊乱、错位及脱位等，以保持颈椎序列及椎体间、关节间的稳定，加强颈部支撑作用。

5. 在施行手术前作为一种非手术治疗方式，为手术创造必要的条件，也为术后采取固定、制动措施做准备。术后则可减轻手术局部及邻近部位的创伤性反应，限制颈部活动以防止骨块的压缩或脱出，促进骨融合和患部软组织愈合。

（二）颈托的分类

1. 软颈托 是由毛毡或类似的材料制成。颈托前部较矮，毡垫的大小适合于下颌外形，“支持”颊部，使头－颌－颈处于轻度屈曲位，后部较高，达枕部，触碰时可作为提醒物，防止头部后仰，避免颈部过伸（图8－16）。

2. 充气式颈托 一种是由软塑料制成，用时充气戴于颈部。另一种是由橡胶制成，犹如弹簧，用时先戴在颈部，再充气，充气量多少可根据每个人的颈部尺寸、用途及病情而定。这种颈托较为实用，因为任何两个人的颈部尺寸和轮廓都不相同，除非根据每个人的情况制作特定的颈托，否则就不能将颈部固定在理想的姿势上而起到预期的作用，这种颈托则弥补了这个缺陷（图8－17）。

3. 硬颈托 是由硬塑料制成，有的附有金属支持器或调节器，它的固定和限制作用较大，多用于颈部急性严重损伤，如颈椎骨折、脱椎的固定（图8－18）。

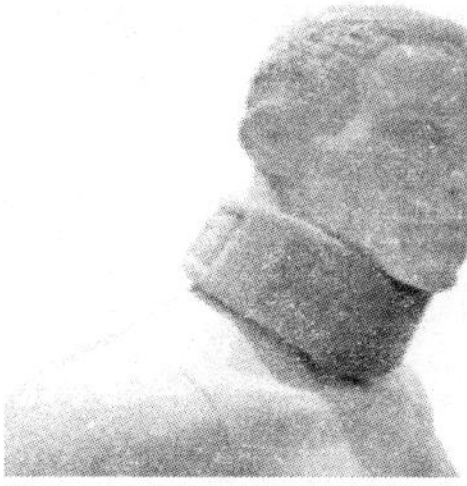

图8－16 软颈托

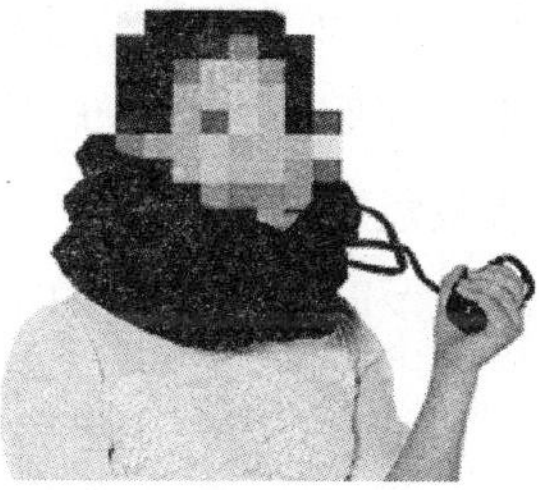

图8－17 充气式颈托

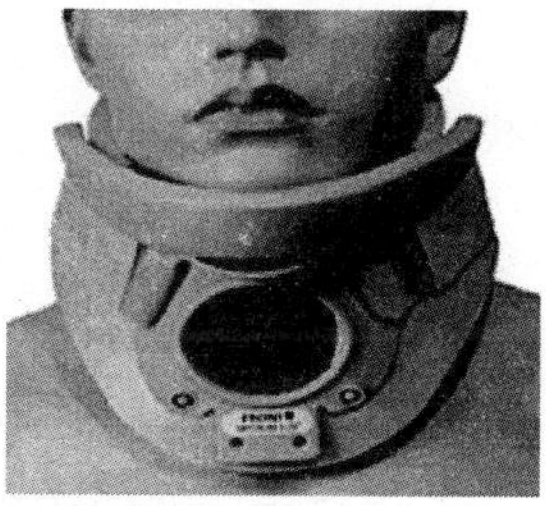

图8－18 硬颈托

（三）适应证与禁忌证

> **考点提示**
>
> 佩戴颈托的适应证、禁忌证及注意事项。

1. 适应证

（1）颈托适合于急性期神经根型或椎动脉型伴有严重神经根性疼痛或眩晕症状者。

（2）外伤后颈椎病有较重的颈部、肩臂部症状者；经手法治疗后患椎尚不够稳定者。

（3）部分颈椎椎管明显狭窄的脊髓型及手术后患者。

（4）对颈椎的其他疾病，如颈椎骨折、颈椎滑脱、颈椎结核等，也可以采用颈托治疗。

2. 禁忌证

（1）皮肤有不明肿块者；

（2）有出血倾向（血小板减少、白血病）者；

（3）患处皮肤红肿溃疡者。

（四）使用方法

1. 佩戴技巧 使用颈托时颈部的松紧要合适，过松达不到保护固定颈部的作用，而过紧则影响颈部的功能。颈托分前面、后面，使用时先固定后面，再固定前面。另外，颈托为均码，大多数患者不适应，可由医师做适当地调整至贴合，松紧度以佩戴颈托后颈部的旋转与肩部同步转动为适度。

2. 佩戴流程

（1）患者平卧位；

（2）保护颈部，利用翻身布左侧轴向翻身至侧卧位；

（3）选择好颈托的后片上下位置佩戴好；

（4）利用翻身布轴向翻身至仰卧位；

（5）选择好颈托的前片上下位置佩戴好，前片边缘压于后片；

（6）扣好尼龙搭扣。

3. 操作关键环节

（1）原则上卧位佩戴、卧位摘除，即坐起之前将颈托戴好，躺下后再除去颈托。

（2）佩戴颈托的松紧度以可插入一指为宜，过紧会造成呼吸困难，过松会起不到对颈椎的固定作用。

（3）如患者的喉结较大，可在颈托的前片喉结处垫一块小毛巾或棉垫，以防压伤皮肤。在颈托佩戴期间应注意观察下颌及喉结处有无皮肤压迫，避免皮肤磨损。

（4）颈托佩戴期间应每天清洁佩戴处的皮肤。

（5）在佩戴颈托后的早期应注意及时纠正患者的不正确站立和走路姿势。

（五）护理及注意事项

1. 患者第一次使用颈托时，医护人员应教会其正确的使用方法。保持颈部清洁，防止颈部皮肤过敏，个别患者对泡沫颈托过敏，使用时可在颈托内面垫上小毛巾，小毛巾每天更换。进食时防止食物从下颌污染颈部，定期清洁颈部的皮肤。

2. 正确掌握使用时间，依病情而定，一般手术病人使用时间 1 ~ 3 个月。卧床时可解除颈托前半部分，用颈托的后半部分固定颈项。在停止使用颈托前，必须到医院进行复查，再决定停止使用的时间。

3. 外伤致颈椎骨折或脱位后，或者诊断为颈椎肿瘤、结核等疾病时，应立即予颈托固定，尤其是在搬运过程中，不能去除颈托，待平卧于硬板床上，方可去除颈托，改为头部两侧沙袋制动，但外出检查治疗时，应用颈托固定，搬运病人时要保持头颅与躯干一直线。

4. 颈椎手术后 3 ~ 5 天，遵医嘱使用颈托固定。颈托固定后，慢慢摇高床头，适应一段时间，无头晕不适后，辅助病人坐于床沿，适应一段时间后，才能下床行走，第一次下床行走应有 1 ~ 2 人扶助，以防跌倒。

5. 术后颈托固定时间常规为三个月，但一定要待门诊复查证实颈椎已骨性愈合，得到医生的同意后，方可去除颈托。

6. 颈托固定期间要预防皮肤压疮，如有不适要及时来院复查。

知识链接

急救时颈托的佩戴方法

1. 量伤者颈部长度，将颈托调整到伤者颈部适合的长度；

2. 左手在下，右手在上，颈托有带的一侧朝下，颈托内侧对着伤者，两手的拇指伸进颈托内，给伤者佩戴颈托时要轻，颈托原点要对准伤者下颚尖；然后进行佩戴。

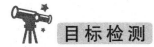

目标检测

选择题

1. 使用简易呼吸器时，氧流量为（　　）

A. 4～6L/min　　B. 6～8L/min　　C. 8～10L/min

D. 10～12L/min　　E. 10～15L/min

2. 机械通气病人适宜的体位是（　　）

A. 平卧位　　B. 侧卧位　　C. 中凹位

D. 半卧位　　E. 俯卧位

3. 呼吸机高压报警见于（　　）

A. 停电　　B. 管道脱落　　C. 痰液堵塞

D. 潮气量降低　　E. 缺氧

4. 机械通气引起低血压的原因是（　　）

A. 血容量减少，心脏前负荷降低

B. 体循环阻力增加

C. 外周血管扩张

D. 胸腔内压力升高，静脉血回流减少，心脏前负荷降低

E. 血容量减少，心脏前负荷增加

5. 机械通气模式中，持续气道正压通气是指（　　）

A. BiPAP　　B. CPAP　　C. SIMV　　D. PEEP　　E. PCV

6. 不能通过心电监护观察的内容是（　　）

A. 脉搏强弱交替　　B. 心率快慢　　C. 心律改变

D. ST 段的改变　　E. P 波形态的改变

7. 关于无创血压监测，下列不正确的是（　　）

A. 无创伤性，重复性好

B. 自动测压，省时省力，易掌握

C. 能间接判断是否有心律失常

D. 自动检测血压袖带的大小，测量平均动脉压准确

E. 可引起肢体神经缺血、麻木等并发症

8. 担架搬运时（　　）

A. 伤员头部在前、足部在后

B. 伤员头部在后、足部在前

C. 伤员俯卧、足部在前

D. 伤员仰卧、足部在前

E. 以上都可以

（李　印）

第九章　急救护理基本技术

学习目标

知识目标

1. 掌握外伤患者的急救技术与各种导管置管的注意事项。
2. 熟悉外伤患者急救技术的适应证与各种导管置管的操作方法。
3. 了解外伤患者出血的判断和各种导管置管的禁忌证与适应证。

技能目标

1. 能根据外伤患者的病情程度，采取相应的急救基本技术。
2. 能根据各种导管置管的操作规范对患者进行护理。

第一节　外伤急救基本技术

外伤患者一般多伴有软组织开放性或闭合性损伤，同时还可能伴有骨折以及内脏损伤，伤者病情比较复杂、危重，其处理是否及时、正确直接关系到伤者的生命安全和功能的恢复。外伤急救基本技术包括：止血、包扎、固定、搬运技术。

一、止血

（一）概述

出血是外伤后最常见的并发症，是由血管破裂而引起。大出血可使伤者迅速陷入休克，甚至死亡。止血的目的是控制出血、保持有效的血容量、防止休克、挽救生命、为成功救治赢得时间。因此，掌握有效的止血技术是创伤急救基本技术的一项重要内容。

（1）出血类别的判断　根据血管破裂的类型判断，出血类别详见表 9－1。

表 9－1　出血类别的判断

出血类别	出血方式	血液颜色	止血情况
动脉出血	呈喷射状	色鲜红	需急救才能止血
静脉出血	静态出血	色暗红	多不能自愈
毛细血管出血	呈水珠状或片状渗出	色鲜红	可自愈

（2）出血量的判断　根据出血量对人体的影响分类详见表 9－2。

表 9－2　出血量的判断

出血量（ml）	占体重百分比	主要症状
小量（<500）	10%～15%	症状不明显
中量（500～1500）	15%～30%	头晕、眼花、面色苍白、呼吸困难、心慌、脉细、血压下降
大量（>1500）	30%以上	休克、心力衰竭、严重呼吸困难、出冷汗、四肢发凉、血压下降

（二）适应证

凡是出血的伤口均需止血。

（三）物品准备

绷带、充气止血带、橡皮止血带。紧急情况下可用干净的毛巾、布料、衣物取代。

（四）止血方法

1. 指压止血法　适用于头颈部及四肢中等或较大的动脉出血。抢救者用手指、手掌或拳头将出血部位近端的动脉血管压在骨骼上，使血管闭塞，血流中断而达到临时止血的目的。这是一种快速、有效的首选止血方法。

（1）颞浅动脉止血法　一手固定伤员头部，用另一手拇指垂直压迫耳屏上方凹陷处，可感觉到动脉搏动，其余四指同时托住下颌。本法用于一侧头顶部出血（图 9－1）。

（2）面动脉止血法　手固定伤员头部，用另一手拇指在下颌角前上方约 1.5cm 处，向下颌骨方向垂直压迫，其余四指托住下颌。本法用于一侧颌部及颜面部的出血（图 9－2）。

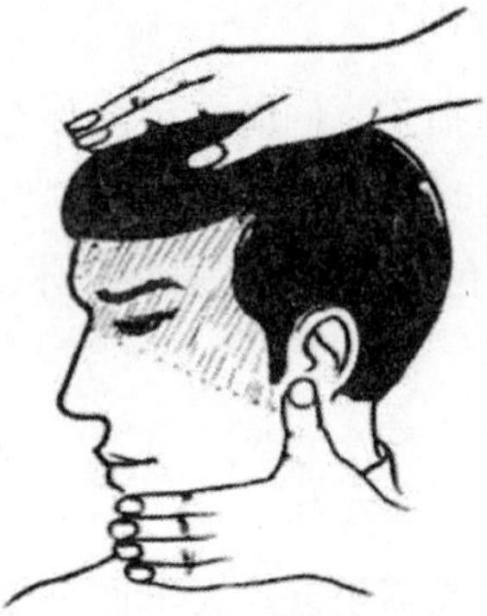

图 9－1　颞浅动脉止血法

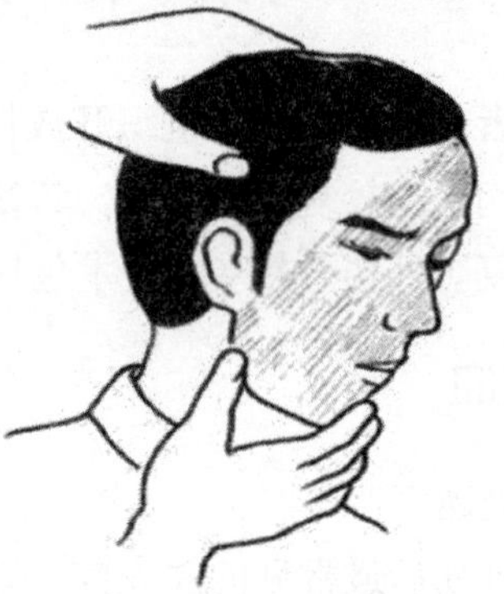

图 9－2　面动脉止血法

（3）颈动脉止血法　先在颈根部，同侧气管与胸锁乳头肌之间摸到颈总动脉的搏动，然后用拇指或其他四指将其压向第五颈椎横突。用于头、颈、面部大出血，且压迫其他部位无效时。非紧急情况下，勿用此法。此外，不得同时压迫两侧颈动脉（图 9－3）。

（4）锁骨下动脉止血法　先在同侧锁骨中点上方的锁骨上窝处摸到该动脉的搏动，然后用食指压向后下方的第 1 肋骨面。本法用于肩腋部及上肢的出血（图 9－4）。

（5）肱动脉止血法　先在上臂内侧中部的肱二头肌内侧沟处摸到肱动脉的搏动，然后用拇指或其他四指将其压向肱骨干。本法用于前臂的出血（图 9－5）。

（6）尺、桡动脉止血法　先在手腕横纹稍上方处的内、外两侧摸到尺、桡动脉的搏动，然后用两手拇指分别将其压向尺、桡骨面。本法用于手部的出血（图 9－6）。

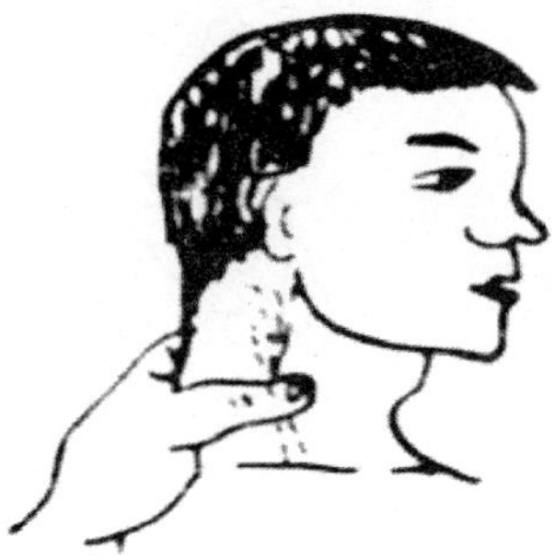

图9-3 颈动脉止血法

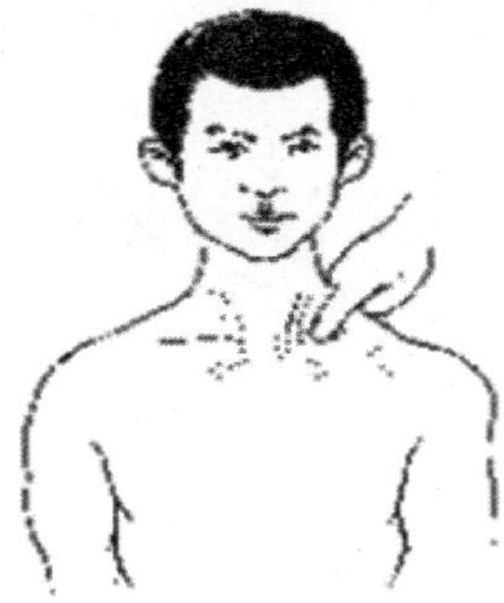

图9-4 锁骨下动脉止血法

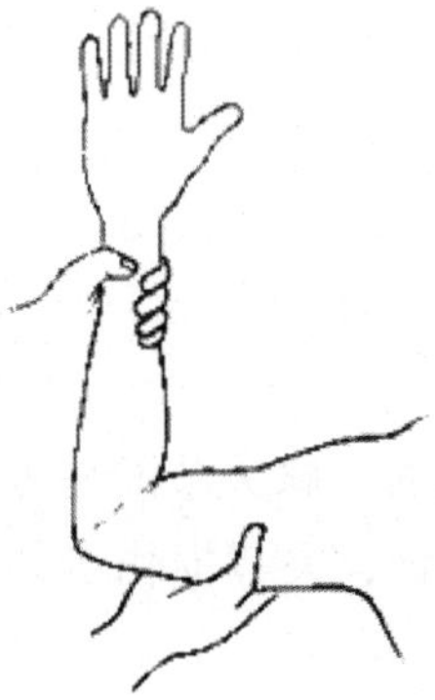

图9-5 肱动脉止血法

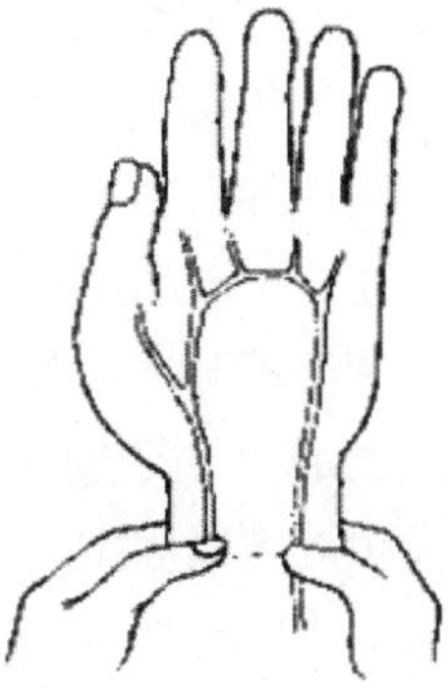

图9-6 桡、尺动脉止血法

（7）股动脉止血法　在腹股沟韧带稍下方处摸到股动脉的搏动，然后用双手拇指重叠用力将其压向耻骨下支。本法用于大腿以下的出血（图9-7）。

（8）腘动脉止血法　先在腘窝偏内侧处摸到腘动脉的搏动，然后用大拇指向后压向股骨头方向。本法用于小腿或足部出血（图9-8）。

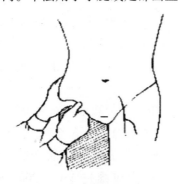

图9-7 股动脉止血法

图9-8 腘动脉止血法

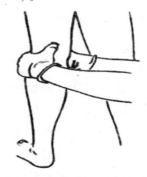

（9）足背动脉与胫后动脉止血法　先摸到足背皮肤皱纹中点的足背动脉和跟骨与内踝之间的胫后动脉，然后分别将其压向跖骨和跟骨。本法用于足部出血（图9-9）。

（10）指动脉止血法　用一手拇指与食指分别压迫指根部两侧，用于手指出血（图9-10）。

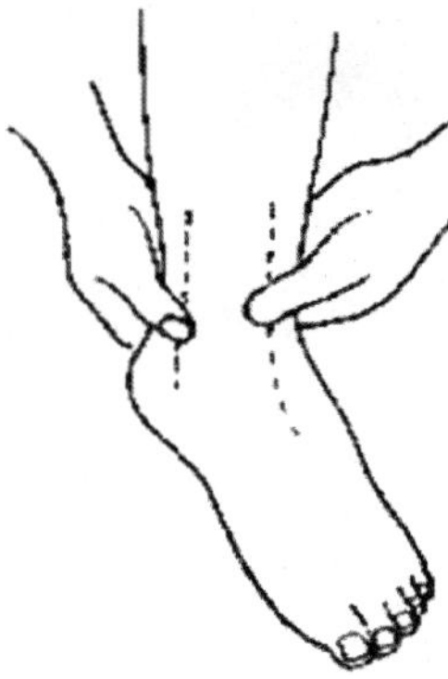

图9－9　足背动脉与胫后动脉止血法

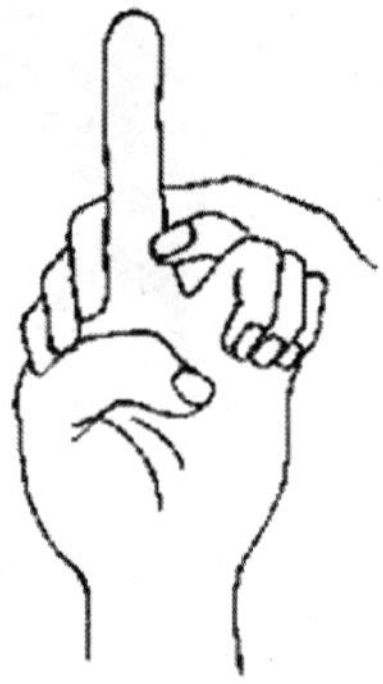

图9－10　指（趾）动脉止血法

2. 加压包扎止血法　最为常用，一般小动脉，中、小静脉或毛细血管损伤出血均可使用此种止血法。方法是先将无菌纱布或敷料填塞或置于伤口内，外加纱布垫或敷料，再以绷带或三角巾加压包扎，其松紧度以能达到止血目的为宜。必要时可用手掌置于纱布外均匀加压，一般20分钟后即可止血。包扎的压力要均匀，范围应够大，包扎后将伤肢抬高以利于静脉回流和减少出血。

3. 屈肢加垫止血法　用于前臂和小腿的出血。在肘、膝关节的屈侧加垫，强力屈曲肢体，再用三角巾等缚紧固定，对已有或怀疑有肢骨、关节损伤者禁用，且因对伤员造成的痛苦较大，不宜首选（图9－11）。

4. 填塞止血法　先用1～2层大的纱布铺盖伤口，以纱布条或绷带充填其中，再加压包扎。此法一般只用于大腿根部、腋窝、肩部等处难以用一般加压包扎的较大出血，以及肌肉、骨端等渗血。此法止血不够彻底，且可能增加感染机会。另外，在清创去除填塞物时，可能由于凝血块随同填塞物同时被取出，又可出现较大出血。清创时所填塞敷料一般应在术后5～7天开始缓慢取出。

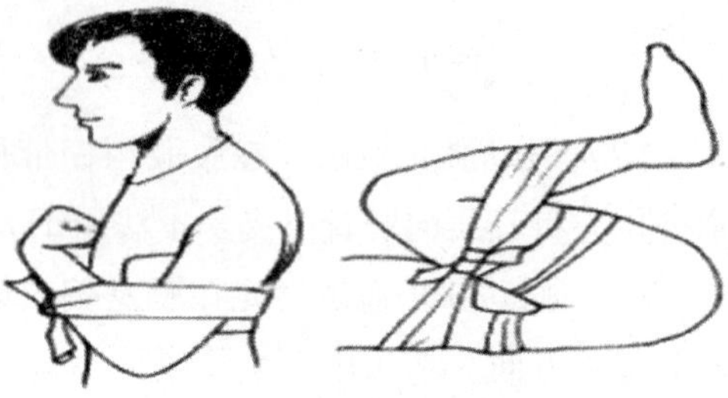

图9－11　屈肢加垫止血法

5. 止血带止血法　一般只用于四肢大出血，且加压包扎无法止血的情况下。使用不当会造成更严重出血或肢体缺血坏死。

（1）勒紧止血法　在伤口上部用绷带或三角巾叠成带状或用布料等勒紧止血，第一道绕扎在伤口处皮肤的衬垫上，第二道压在第一道上面，并适当勒紧。

（2）充气止血带止血法　将伤肢抬高，在伤口的上方缠以纱布绷带，然后捆上止血带，在其上面再绑紧纱布绷带后开始充气。压力应维持180～200mmHg（24～27kPa），若过低，只阻断了静脉血的回流，反而增加肢体的充血及出血量。同时，上肢压力不能超过300mmHg（40kPa），下肢压力不能超过500mmHg（66.7kPa）。

（3）橡皮止血带止血法　主要适用于无良好条件的现场急救，能达到动、静脉止血的目的。抬高伤肢，将衬垫（布类等软织物）置于止血部位皮肤上。取长约1.0m、直径约1.5cm的橡皮管一根，用左手的拇指、食指、中指持止血带的头端，将长的尾端绕肢体一圈后压住头端，再绕肢体一圈，然后用左手食指、中指夹住尾端后，将其尾端从止血带下拉过，系成活结（图 9－12）。

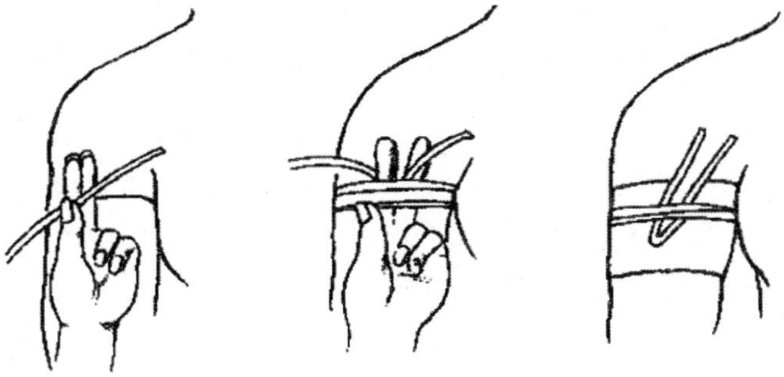

图 9－12 橡皮止血带止血法

（4）绞带止血法 用三角巾叠成带状绕肢体一圈，打一活结，取一小木棒、笔杆、筷子等做绞棒，穿进活结下，绞紧，再将小木棒一端插入活结套内，拉紧固定木棒即可（图 9－13）。

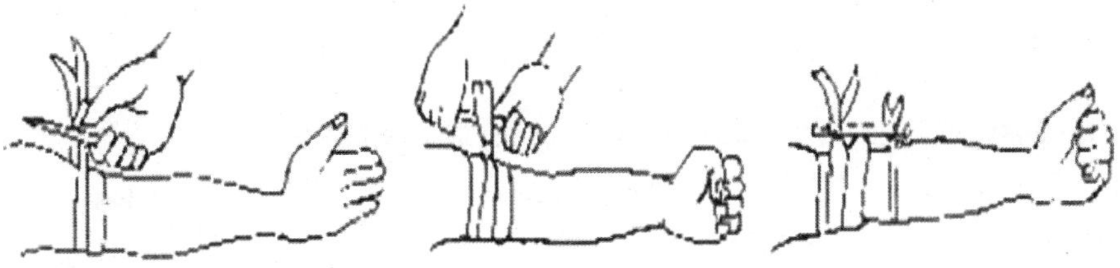

图 9－13 绞紧止血法

（五）注意事项

1. 扎止血带的部位应靠近伤口的近心端，尽可能地接近伤口。上肢扎在上臂的上 1/3 处，切忌扎在中部，以免损伤桡神经，下肢扎在大腿的中下 1/3 处。

直通护考

手部严重出血，止血带应上在哪个部位（ ）

A. 前臂上段　B. 前臂中段　C. 上臂上段

D. 上臂中段　E. 以上都不是

答案：C

2. 止血带下用衣服、纱布、棉布或毛巾等物作为衬垫，以增加接触面积，避免勒伤皮肤及神经损伤。

3. 上止血带松紧要适度，以上止血带后血止并摸不到动脉搏动为度。

4. 止血带要做出显著标志（如红色布条），并注明上止血带的时间。使用止血带止血时间不宜超过 4 小时，连续阻断血流时间不得超过 1 小时，且每 1 小时要慢慢松开 1～2 分钟。

考点提示

止血带止血法的注意事项。

5. 松解止血带前应先输液或输血，准备好止血用品，然后松开止血带。

6. 禁用细绳索、电线等充当止血带。

二、包扎

（一）概述

包扎是外伤现场应急处理的重要措施之一，其目的是：保护伤口，免受再次污染；固定敷料和夹板的位置；包扎时施加压力，以起到止血作用，为伤口愈合创造良好条件；托扶受伤的肢体，使其稳定，减少痛苦。

（二）适应证

体表各部位的伤口除采用暴露疗法，一般均需包扎，以保护伤口，减少污染，固定敷料、药品和骨折位置，压迫止血及减轻疼痛等。

（三）包扎材料

卷轴绷带、三角巾、四头带、多头带、丁字带等。如无绷带或纱布，可用洁净的毛巾、衣服、被单等代替。

（四）包扎方法

1. 卷轴绷带基本包扎法 是一种用途最广、最方便的包扎方法（图 9－14）。

（1）环形包扎法 用于肢体粗细相等部位，如颈部、胸腹部、手腕部等。将绷带作环形缠绕，第一圈稍呈斜形，第二圈将第一圈之斜出的一角压于环形圈内，最后环绕数周用胶布或别针固定。

（2）螺旋包扎法 用于肢体粗细相差不多的部位，如肢体、躯干等处。第一圈与第二圈同环形法，从第三圈开始将绷带作螺旋向上缠绕，每绕一圈重叠 1/3～1/2，绕成螺旋状。

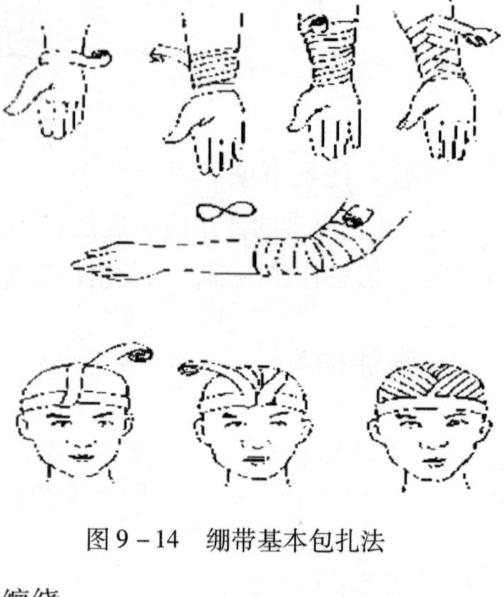

图 9－14 绷带基本包扎法

（3）螺旋反折包扎法 用于肢体粗细不等的部位，如小腿、前臂等处。先用绷带作螺旋缠绕，待到渐粗的地方每绕一圈在同一部位把绷带反折一下，盖住前圈的 1/3～2/3，由下而上缠绕。

（4）“8”字形包扎法 用于肩、肘、膝、踝等关节部位。将绷带一圈向上，一圈向下，每圈在正面和前一周相交叉，并压盖前一圈的 1/2。

（5）回反包扎法 用于头和断肢残端的包扎。用于包扎没有顶端的部位如指端、头部、截肢残端。操作步骤：环形包扎 2 周；右手将绷带向上反折与环形包扎垂直，先覆盖残端中央，再交替覆盖左右两边，左手固定住反折部分，每周覆盖上周 1/3～1/2；再将绷带反折环形包扎 2 周固定。

2. 三角巾包扎法 适用于各个部位的包扎。操作简便，但不便加压，也不够牢固。

（1）头面部包扎法

头顶部包扎 将三角巾的底边向上反折约3cm，其正中部放于伤员的前额，与眉平齐，顶角拉向头后，三角巾的两底角经两耳上方，拉向枕后交叉，交叉时将顶角紧拉在一端压在下面，然后绕到前额，打结固定（图9－15）。

考点提示

常用的包扎方法，包扎时的注意事项。

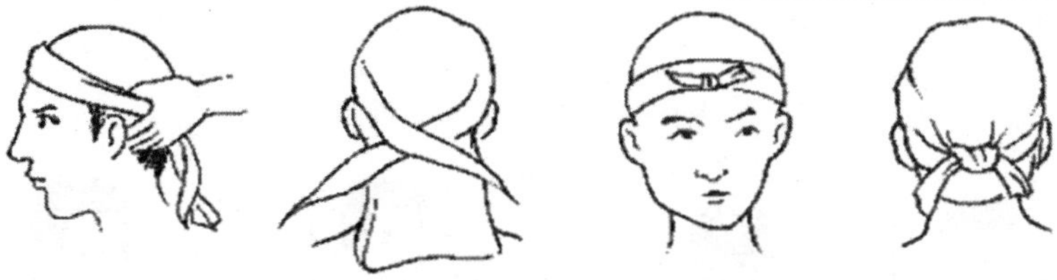

图9－15 头顶部包扎法

风帽式包扎法 将三角巾顶角和底边中央各打一结，即成风帽状，将顶角结放于额前，底边结放在枕骨粗隆下方，包住头部，两角向面部拉紧，向外反折包绕下颏，然后拉到枕后打结。

面具式包扎法 将三角巾顶角打一结，放于头顶上，然后将三角巾罩于面部（可在鼻孔、眼睛、口处各剪一个小口），将左右两角拉到枕后交叉，再绕到前额打结（图9－16）。

下颌部包扎法 将三角巾折叠成宽约5cm，将1/3处放在下颌前方，长端经耳下拉向颈后，再绕至对侧耳垂前，压住另一端并与之交叉，向下扭转，包绕颌下，然后将两端同时沿耳前提向头顶前方打结（图9－17）。

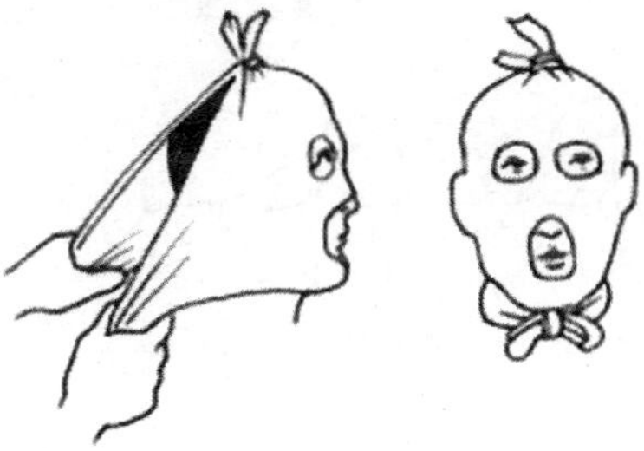

图9－16 面具式包扎法

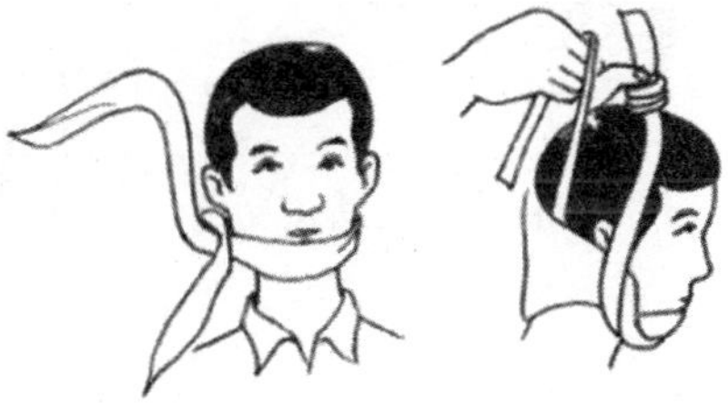

图9－17 下颌包扎法

（2）肩、胸背部包扎法

燕尾巾包扎单肩 把燕尾巾夹角朝上，放在伤侧肩上。向后的一角压住并稍大于向前的角，燕尾底边包绕上臂上部打结，然后两燕尾角分别经胸、背拉到对侧腋下打结（图9－18）。

燕尾巾包扎双肩 两燕尾角等大，夹角朝上对准项部，燕尾披在双肩上，两燕尾角分别经左、右肩拉到腋下与燕尾底角打结（图9－19）。

燕尾巾包扎胸部 将三角巾折成鱼尾状，并在底部反折一道边，横放于胸部，两角向上，分放于两肩上并拉至颈后打结，再用顶角带子绕至对侧腋下打结（图9－20）。三角巾、燕尾巾包扎背部方法与胸部相同，只是位置相反，结打于胸部。

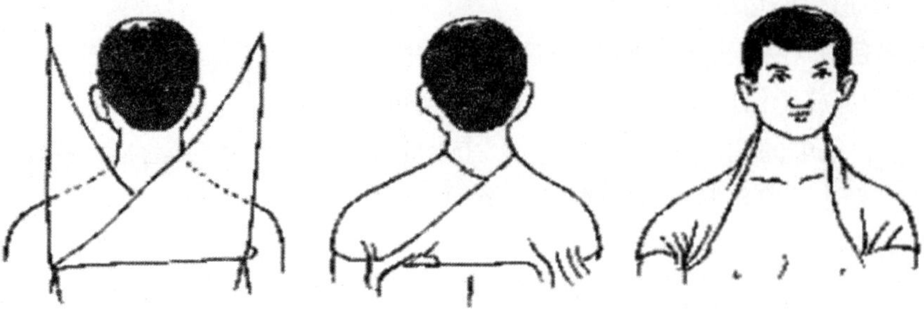

图9－18　燕尾巾包扎单肩

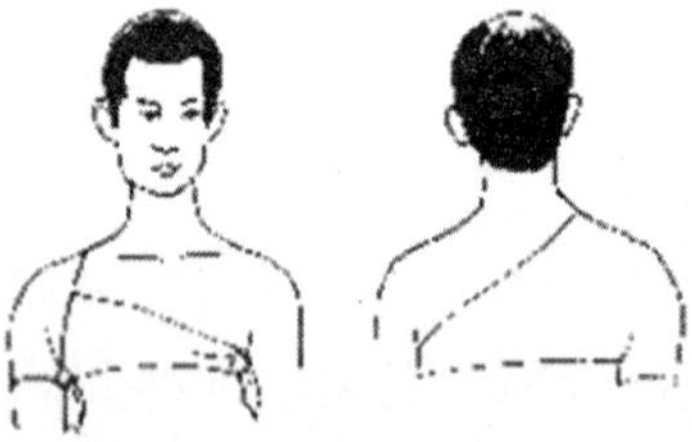

图9－19　燕尾巾包扎双肩

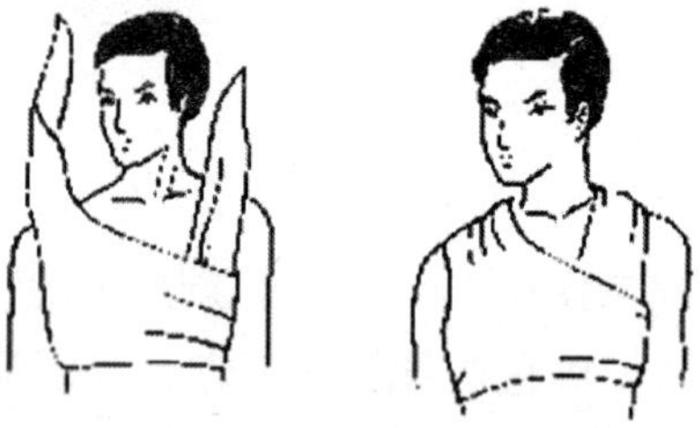

图9－20　燕尾巾包扎胸部

（3）四肢包扎法

三角巾包扎上肢　将三角巾一底角打结后套在伤侧手上，结之余头留长些备用，另一底角沿手臂后侧拉到对侧肩上，顶角包裹伤肢，前臂屈至胸前，拉紧两底角打结（图9－21）。

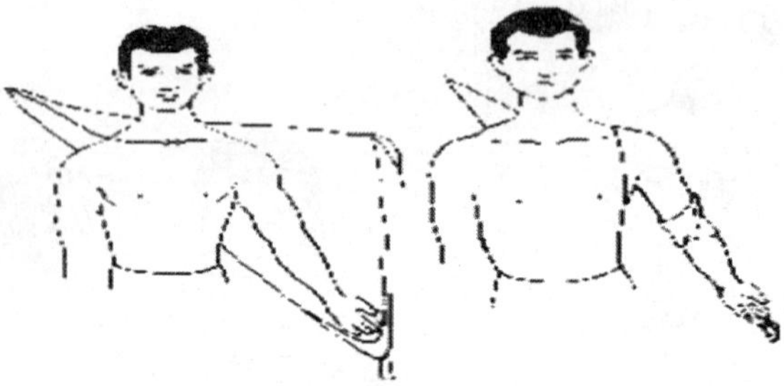

图9－21　三角巾包扎上肢

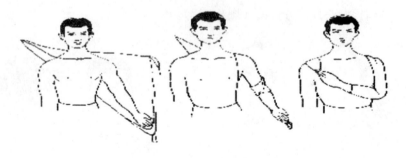

三角巾包扎手、足　手指对着三角巾的顶角，将手平放于三角巾中央，底边位于腕部，将顶角提起放于手背上，然后拉两底角在手背部交叉，再绕回腕部，于掌侧或背侧打结。足的包扎与手相同（图9－22）。

三角巾包扎小腿和足部　将足放在三角巾的一端，足趾向底边，提起顶角和较长一角，包绕肢体后于膝下打结，再用短的底角包绕足部，于足踝部处打结固定（图9－23）。

三角巾包扎膝、肘关节　先将三角巾折成适当宽度的带，然后将其中部放在膝盖上，两端拉至膝后交叉，一端在上，一端在下，再由前向后绕至膝外侧打结。肘关节包扎与膝关节相同。

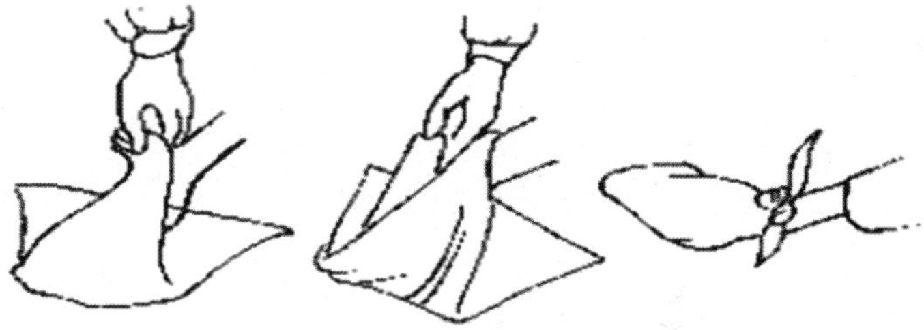

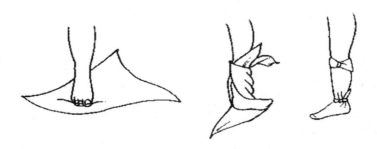

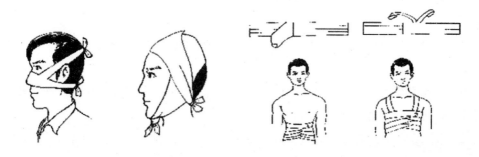

图 9－22 三角巾包扎手部

图 9－23 三角巾包扎腿足部

3. 四头带包扎法 用于眼部、鼻部、头部、下颌部等部位（图 9－24）。

眼部包扎法：将四头带中央部分盖住眼部，两端分别在颈后打结。鼻部和下颌部包扎与此法类似。

4. 多头带包扎法 多头带用于身体不易包扎或面积大的部位。如胸、腹部。

（1）腹带包扎法 伤员平卧，一人将一侧带脚卷起，从患者腰下递至对侧，另一人由对侧接过，将带脚拉直，或直接卧于腹带上。将包腹带紧贴腹部包好，再将左右带脚依次交叉重叠包扎，创口在上腹部时，腹带由上而下包扎，创口在下腹部时，腹带由下向上包扎，最后在脐区打结或用别针固定（图 9－25）。

（2）胸带包扎法 胸带比腹带多两条竖带，包扎时先将两竖带从颈旁两侧拉下置于胸前，然后再包扎胸带与脚带（图 9－25）。

图 9－24 四头带包扎法

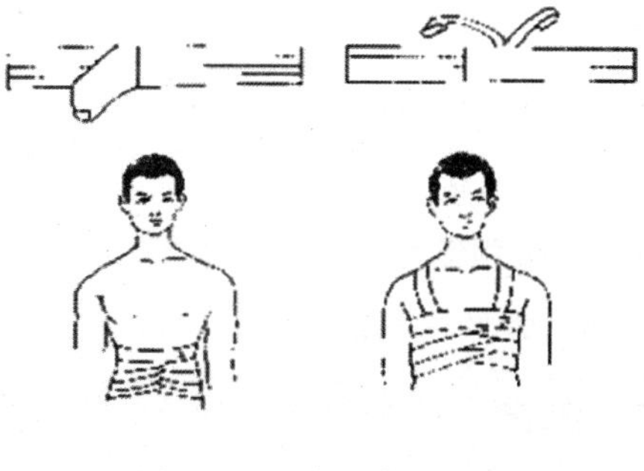

图 9－25 胸腹带包扎法

5. 丁字带包扎法 常用于会阴部的包扎。将横带绕过下腹部在背后打结，竖带绕过会阴部至背部与横带打结。

直通护考

绷带包扎顺序原则上应为（　　）
A. 从上向下、从左向右、从远心端向近心端
B. 从下向上、从右向左、从远心端向近心端
C. 从下向上、从左向右、从远心端向近心端
D. 从下向上、从左向右、从近心端向远心端
E. 从上向下、从右向左、从近心端向远心端

答案： C

（五）注意事项

（1）包扎时要使患者的位置保持舒适，皮肤皱褶处如腋下、乳下、腹股沟等，应用棉垫或纱布做衬垫，骨隆突处也要用棉垫保护，需要抬高肢体时，应给予适当的扶托物。关节部位包扎应使肢体保持功能位。

（2）根据包扎部位，选用宽度适宜的绷带和大小合适的三角巾等。潮湿和污染的绷带和三角巾均不可使用。

（3）绷带包扎时要掌握“三点一行走”的操作要点，即起点、止点、着力点（多在伤处）和行走方向顺序。

（4）包扎伤口时，先简单清创并盖上消毒纱布，然后再用绷带等。操作小心、谨慎，不要触及伤口，以免加重疼痛或导致伤口出血及污染。包扎时松紧要适宜，过紧会影响局部血液循环，过松易致敷料脱落或移动而达不到固定和压迫止血的目的。

（5）包扎敷料应超出伤口边缘 5～10cm，遇有外露污染的骨折端和腹内脏器，不可轻易还纳。若腹腔组织脱出，应先用干净器皿保护后再包扎，不要将敷料直接包扎在脱出的组织上。

（6）包扎方向为自下而上，由左向右，从远心端向近心端包扎，以助静脉血液的回流。绷带固定时的结应放在肢体的外侧面，忌在伤口上、骨隆突处或易于受压的部位打结。

（7）包扎四肢时应尽量暴露指（趾）端，以便观察末梢血供情况。

（8）力求牢固、舒适、整齐和美观。

（9）解除绷带时，先解开固定结或取下胶布，然后以两手互相传递松解，紧急时或绷带已被伤口分泌物浸透干涸时，可用剪刀剪开。

三、固定

（一）概述

固定技术在外伤急救中占有重要位置，及时、正确的固定，对预防休克，防止伤口感染，避免神经、血管、骨骼、软组织等再遭损伤及伤员的运送等有很好的作用。

对开放性软组织损伤应先止血，再包扎。

（二）适应证

所有的四肢骨折均应进行固定，脊椎损伤和骨盆骨折在急救中应相对固定。固定的目的在于限制受伤部位的活动度，减轻疼痛，避免因骨折断端活动而损伤血管、神经乃至重要脏器；能防止关节囊、韧带的继发性损害，并有利于损伤的愈合，也利于防治休克，便于伤员的搬运。较重的软组织损伤，也应固定制动。

（三）固定材料

1. 木制夹板 最常用的固定材料。有各种长短不同的规格以适合不同部位的需要。

2. 塑料夹板 事先用热水浸泡软化，塑形后托住受伤部位包扎，冷却后塑料夹板变硬起到固定作用。

3. 颈托 专门用于固定颈椎，颈椎外伤后，怀疑颈椎骨折或脱位时必须用颈托固定。紧急情况下，可就地取材，用硬纸板、衣物等做成颈托而起到临时固定的作用。

> **考点提示**
>
> 常用的固定方法及注意事项。

4. 充气夹板 为一种筒状双层塑料膜，使用时将塑料膜套在需要固定的肢体外，摆好肢体的功能位，下肢伸直，上肢屈曲，再向进气阀吹气，充气后立刻变硬而达到固定的目的。

（四）固定方法

1. 锁骨骨折 用两条三角巾，分别折成5横指宽的条带。固定时腋窝加棉垫垫好，用三角巾条带环绕腋部1周，在腋后打结，然后把左、右打结的三角巾一角拉紧，在背后打结，使左、右肩关节后伸，锁骨骨折则可得到固定（图9－26）。

2. 肱骨骨折 患者手臂屈肘90°，用两块夹板固定伤处，一块放在上臂内侧，另一块放在外侧，然后用绷带固定。如果只有一块夹板，则将夹板放在外侧加以固定。固定好后，用绷带或三角巾悬吊伤肢。如果没有夹板，可先用三角巾悬吊，再用三角巾把上臂固定在身体上（图9－27）。

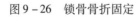

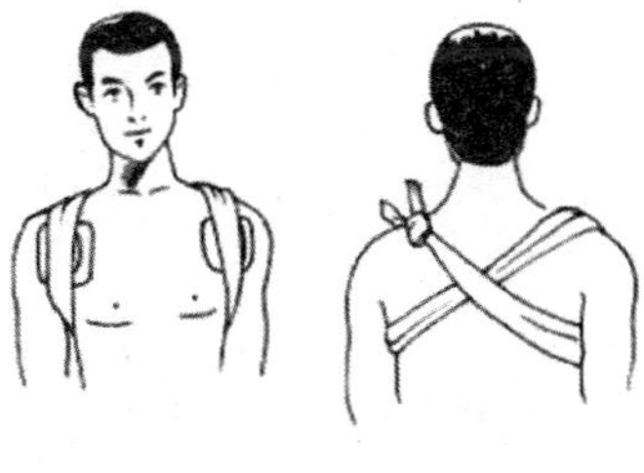

图9－26 锁骨骨折固定

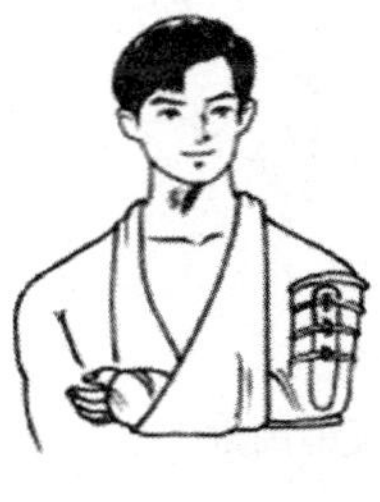

图9－27 肱骨骨折固定

3. 前臂骨折 患者手臂屈肘90°，用两块夹板固定伤处，分别放在前臂内外侧，再用绷带缠绕固定，再用绷带或三角巾悬吊伤肢。如果无夹板，可利用杂志或书本加以固定（图9－28）。

4. 大腿骨折 伤腿伸直，外侧夹板长度上至腋窝，下过足跟，两块夹板分别放在大腿内外侧，再用绷带或三角巾固定。如无夹板，可利用另一未受伤的下肢进行固定

（图 9－29）。

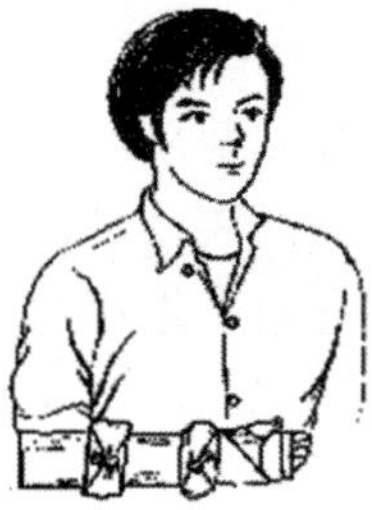

图 9－28　前臂骨折固定

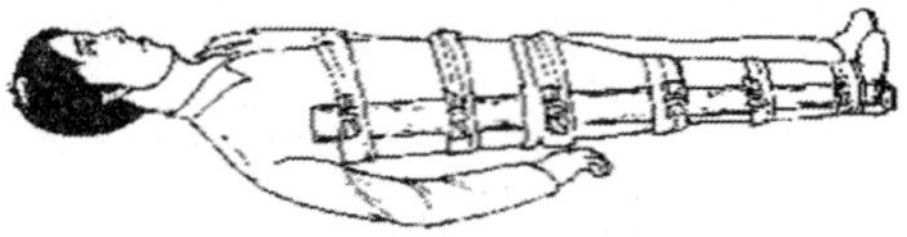

图 9－29　股骨骨折夹板固定

5. 小腿骨折　伤腿伸直，夹板长度上过膝关节，下过足跟，两块夹板分别放在小腿内外侧，再用绷带或三角巾固定（图 9－30）。如无夹板，可利用另一未受伤的下肢进行固定（图 9－31）。

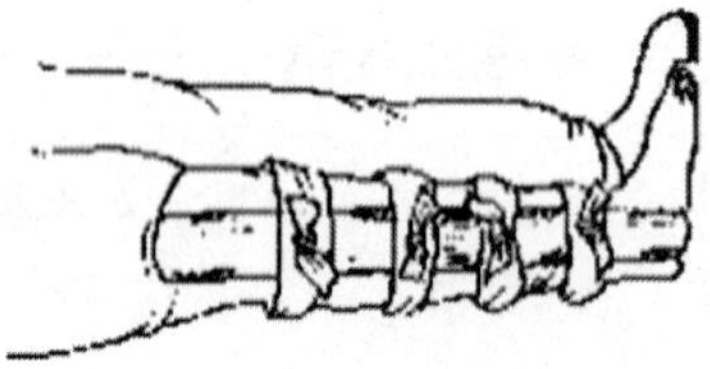

图 9－30　小腿骨折夹板固定法

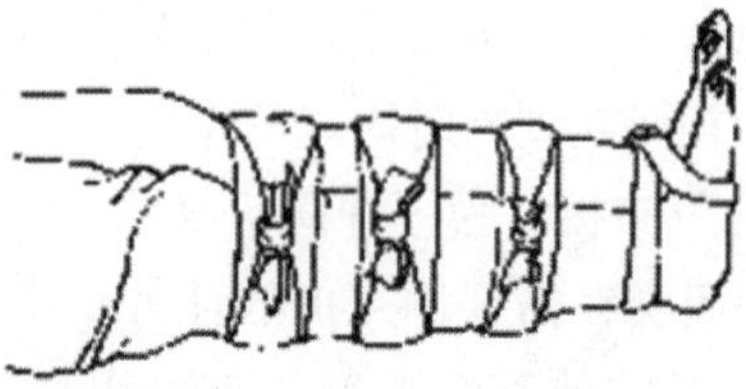

图 9－31　小腿骨折三角巾固定法

6. 脊椎骨折　在脊椎受伤后，容易导致骨折和脱位，如果不加固定就搬动，会加重损伤。搬运时，要由医务人员负责，并指挥协调现场三人以上实施，不要使脊柱受牵拉、挤压和扭曲的力量。

（1）颈椎固定　用颈托固定，或用硬纸板、衣物等做成颈托而起到临时固定的作用（图 9－32）。

（2）胸腰椎固定　胸腰部用沙袋、衣物等物放至身体两旁，再用绷带固定在担架上，防止身体移动。怀疑脊椎损伤，切忌扶伤员行走或躺在软担架上（图 9－33）。

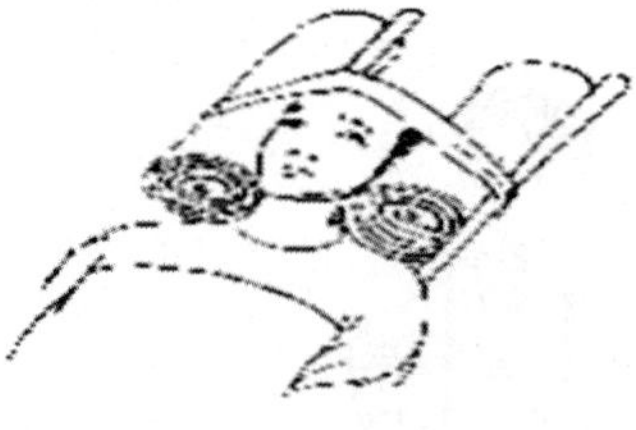

图 9－32　颈椎固定

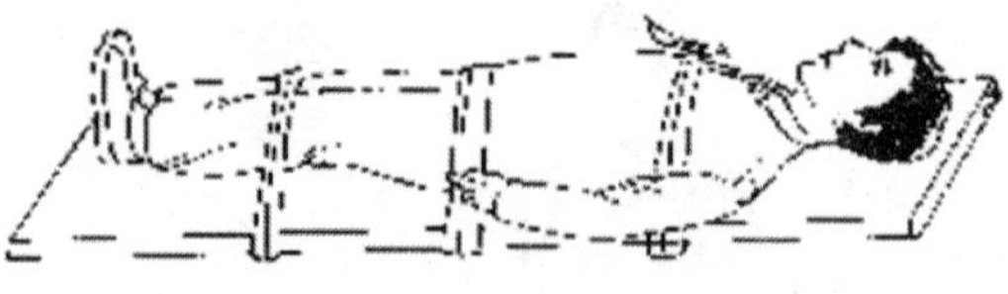

图 9－33　胸腰椎固定

（五）注意事项

（1）如有开放性的伤口和出血，应先止血、包扎，然后再固定。如有危及生命的严重情况先抢救生命，病情稳定后再固定。

（2）怀疑脊椎骨折、大腿或小腿骨折，应就地固定，切忌随意移动伤员。

（3）在对开放性骨折进行固定时，外露的骨折端不要还纳伤口内，以免造成感染扩散。

（4）闭合性骨折固定时，不必脱下患肢的衣裤和鞋袜，以免过多搬动患肢，增加患者痛苦。若患肢肿胀严重，可用剪刀将患者的衣袖和裤筒剪开，减轻压迫。

（5）若骨折部位明显畸形，并有穿破软组织，损伤附近重要血管、神经的危险或严重影响搬运时，可适当牵引患肢，使之变直后再行固定。

（6）夹板的长度与宽度要与骨折的肢体相适应。下肢骨折夹板长度必须超过骨折上、下两个关节，即“超关节固定”原则；固定时除骨折部位上、下两端外，还要固定上、下两关节。

（7）固定的夹板不可与皮肤直接接触，其间应垫软垫（棉花等软物品），尤其在夹板两端、骨隆突和悬空部位应加厚衬垫，防止软组织受压或固定不稳。

（8）固定应松紧适度，以免影响血液循环。四肢骨折固定时，应尽可能暴露指（趾）端，以便随时观察末梢血液循环情况，如发现指（趾）端苍白、发冷、麻木、疼痛、肿胀或青紫，提示绑扎过紧，应松开重新固定。

直通护考

超关节固定原则指（　　）

A. 上肢骨折夹板长度必须超过骨折上、下两个关节
B. 下肢骨折夹板长度不必超过骨折上、下两个关节
C. 下肢骨折夹板长度必须超过骨折上、下两个关节
D. 上肢骨折夹板长度必须短于骨折上、下两个关节
E. 下肢骨折夹板长度只需超过骨折上、下其中一个个关节

答案：C

四、搬运

（一）概述

外伤患者在现场进行初步急救处理和随后送往医院的过程中，必须要经过搬运这一重要环节。正确的搬运术对伤者的抢救、治疗和预后都至关重要。现场搬运伤员的基本原则是及时、迅速、安全地将伤员搬至安全地带，防止继发性损伤。现场搬运多为徒手搬运，也可用一些专用搬运工具或临时制作的简单搬运工具。

（二）适应证

（1）交通意外事故现场、地震、自然灾害等，不利于急救，必须马上把伤者转移到安全的地方进行急救处理。

（2）火灾和煤气中毒现场，温度高或温度低，对伤者影响较大，易使病情恶化，也必须马上转移到能进行急救处理的地方。

（三）搬运方法

1. 担架搬运法　是最常用的搬运方法。它对于路途较长、病情较重的病员最为

合适。

（1）帆布担架　帆布担架构造简单，由帆布1张、木棒2根、横铁或横木2根、附带2根、扣带2根所组成，多为已制好的备用。

（2）绳索担架　临时制成，用木棒或竹竿2根、横木2根，捆成长方形之担架状，然后绕以坚实之绳索即成。

（3）被服担架　取衣服两件或长衫大衣翻袖向内成两管，插入木棒2根，再将纽扣妥善仔细扣牢即成。

（4）板式担架　由木板、塑料板或铝合金板制成，四周有可供搬运拉手的空隙。此种担架硬度大，适用于复苏患者及骨折伤员。

（5）铲式担架　由铝合金制成的组合担架，沿担架纵轴分为左右两部分，两部分均为铲形。使用时可将担架从患者身体下插入，使患者在不移动身体的情况下，置于担架上，主要用于脊柱、骨盆骨折的患者。

（6）四轮担架　即轻质合金带四个轮子的担架，它可从现场平稳地推到救护车、救生艇、机舱内等，固定好转送至医院后，推入急诊室做进一步抢救，可大大减少伤病员痛苦和搬动不当的意外。

担架搬运的要领：由3~4人组成1组，将患者移上担架；患者头部向后，足部向前，这样后面的担架员可以随时观察患者的变化；抬担架人员脚步行动要一致，前面的开左脚，后面的开右脚，平稳前进；向高处抬时，前面的人要放低，后面的人要抬高，以使患者保持水平状态；下台阶时则相反。

2. 徒手搬运法　当现场找不到担架，而转运路程较近、病情较轻，可以采用徒手搬运法。

（1）单人搬运

扶持法： 对病情较轻，能够站立行走的患者可采取此法。救护者站在患者一侧，使病员靠近他的一臂揽着自己的头颈，然后救护者用外侧的手牵着他的手腕，另一手伸过患者背部扶持他的腰，使其身体略靠着救护者，扶着行走（图9－34）。

抱持法： 患者如能站立，救护者站于病员一侧，一手托其背部，一手托其大腿，将其抱起，患者若有知觉，可让其一手抱住救护者的颈部（图9－35）。

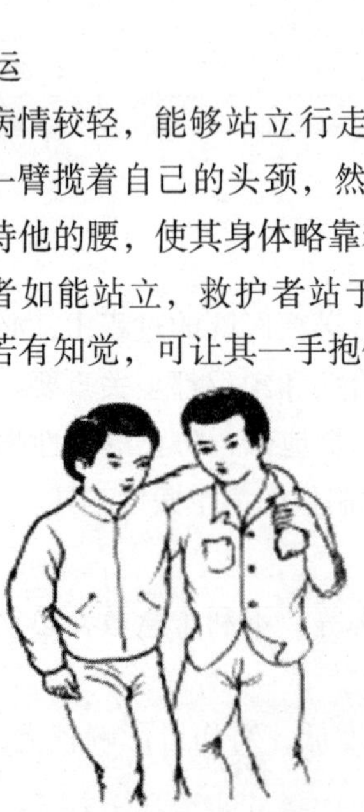

图9－34　扶持法

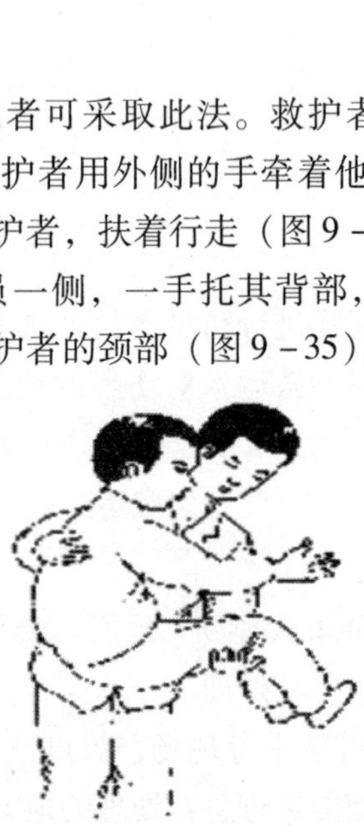

图9－35　抱持法

背负法： 救护者站在病员前面，朝同一方向，微弯背部，将病员背起，胸部创伤病员不宜采用（图9－36）。

（2）双人搬运法

椅托式搬运法：两救护者在伤员两侧对立，一救护者一手搭于另一救护者肩部。两救护者其余三只手交叉紧握形似椅状，伤员坐于其上（图9－37）。

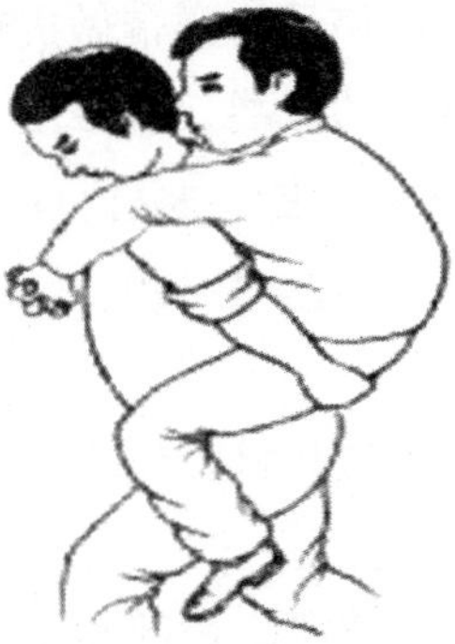

图9－36　背负法

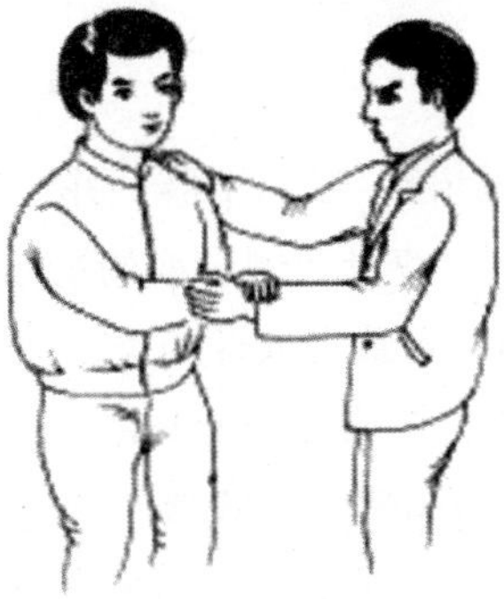

图9－37　椅托式

轿式搬运法：两救护者四只手交叉紧握形似“#”状，伤员坐于其上（图9－38）。

拉车式搬运法：两救护者一个站于伤员的头部，两手插到腋下，将其抱入怀内，一个站在其脚部，跨在伤员的两腿中间，将病员抬起（图9－39）。

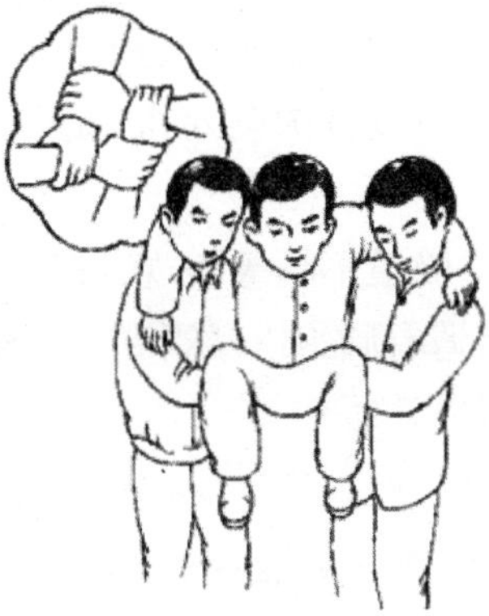

图9－38　轿式

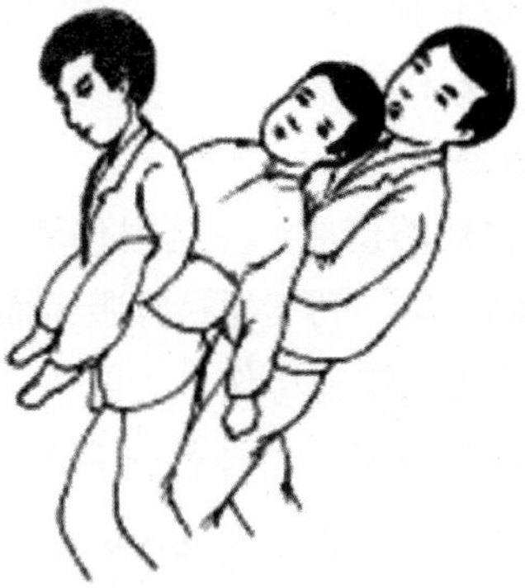

图9－39　拉车式

（3）三人搬运或多人搬运：三人并排将伤员轻轻抬起，齐步一致向前。六人可分两排，面对面站立，将伤员抱起。多人搬运法适用于脊柱受伤的伤员。

直通护考

患者，女性，20岁，骑自行车时摔倒，右腿部有擦伤，需送医院检查。若伤情较轻，可以行走，下列那种搬运法最适宜（　　）

A. 背负法　　B. 扶持法　　C. 拉车式搬运法

D. 椅托式搬运法　　E. 抱持法

答案：B

考点提示

徒手搬运的方法，怀疑腰椎、颈椎骨折的患者的搬运方法。

3. **特殊伤员搬运方法**

（1）腹部内脏脱出的伤员。伤员双腿屈曲，腹肌放松，防止内脏继续脱出。脱出的内脏严禁送回腹腔，防止加重污染。可用大小适当的器皿扣住内脏或取伤员的腰带做成略大于脱出内脏的环，围住脱出的脏器，然后用三角巾或绷带包扎固定。包扎后取仰卧位，屈曲下肢，并注意腹部保温，防止肠管过度胀气。

（2）昏迷伤员　使患者侧卧或俯卧于担架上，头偏向一侧，以利于口腔内容物的引流，防止呕吐物误吸致吸入性肺炎，甚至窒息。

（3）骨盆损伤的伤员　将骨盆用三角巾或大块包扎材料作环形包扎，护送时让伤员仰卧于门板或硬质担架上，膝微屈，骨盆下部加垫。

（4）脊柱损伤的伤员　对于脊柱损伤的伤员，应严防颈部和躯干前屈或扭转，应使脊柱保持伸直。颈椎伤的伤员应有 3 ~ 4 人一起搬动，1 人专管头部的牵引固定，保持头部与躯干部成直线，其余 3 人蹲在伤员同一侧，2 人托躯干，1 人托住下肢，一齐起立，将伤员放在硬质担架上，可以平托，也可以采取滚动法，然后将伤员的头部两侧用沙袋固定。搬运胸、腰椎伤的伤员时，3 人同在伤员右侧，1 人托住肩背部，1 人托住腰臀部，1 人抱持住伤员的两下肢，同时起立将伤员放到硬质担架上。

（5）身体带有刺入物的伤员　先包扎好伤口，固定好刺入物，方可搬运，应避免挤压、碰撞。刺入物外露部分较长时，要有专人负责保护刺入物，途中严禁震动，以防止刺入物脱出或深入。

（6）颅脑损伤的伤员　颅脑损伤者常伴有呼吸道不畅等表现，搬运时，应使伤员取半仰卧位或侧卧位，利于保持呼吸道通畅；若遇有脑组织暴露者，应保护好脑组织，并用衣物、枕头等软织物将伤员头部垫好，以减轻震动。

4. 批量伤员的搬运　群体性伤害事故发生时，批量伤员应按伤情分类决定搬运次序。一级伤员应立即搬送，二级伤员等待搬送，三级伤员最后搬送。

（四）注意事项

（1）密切观察伤员的生命体征，保持各种管道的通畅，较长时间的远距离运送应定时翻身，调整体位，协助饮食和大小便，并尽可能寻找合适的运输工具。

（2）对骨折、脱位、大出血的伤员，应先固定、止血后再搬运。

（3）搬运时应注意伤员的安全，动作要轻稳、敏捷、协调一致，避免震动，不可触及伤员的患部；伤员抬上担架后必须系好安全带，以防止坠落；上下楼梯应保持水平状态，头端稍高；担架上车后应予固定，伤员头部朝前或者横位，根据不同病情安排合理体位并尽可能使伤员舒适。

（4）对病情较重的伤员，运送前应补液；运送途中，应保持静脉通路通畅，防止滑脱，并适时调整输液速度。

（5）重视危重伤员的心理支持，使伤员能面对现实，提高信心，积极配合护送。

第二节 动、静脉穿刺置管术

一、静脉穿刺置管术

（一）适应证

外周静脉穿刺困难需要建立静脉通路，急救时需快速静脉输液、输血、注药、测中心静脉压和血液净化治疗，穿刺法行心导管检查术，全胃肠道营养等。

（二）禁忌证

有出血倾向和局部感染。

（三）用物准备

治疗盘、深静脉穿刺包，选择合适的中心静脉导管 1 根，穿刺套管针，必要时扩张管 1 根，生理盐水 250ml，5ml 无菌注射器及针头 1 副，1% 普鲁卡因 1ml。

（四）操作方法

1. 颈内静脉穿刺置管

右侧颈内静脉为中心静脉插管首选的穿刺部位（图 9－40）。

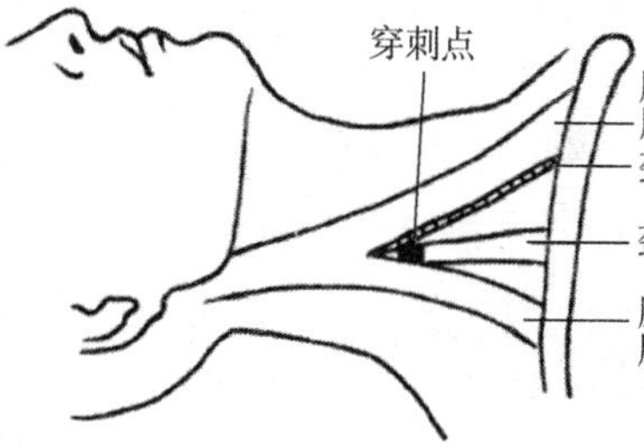

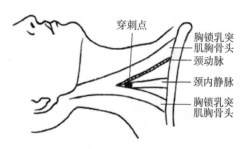

图 9－40 颈内静脉穿刺方法

知识链接

颈内静脉解剖

颈内静脉在颈部被胸锁乳突肌覆盖，上段位于颈总动脉及胸锁乳突肌前缘外侧，下段位于胸锁乳突肌锁骨头内后缘，其内侧深处为颈总动脉，其下行于胸锁关节深面与锁骨下静脉汇合为无名静脉。

（1）体位：取平卧位，头低 20°～30°，头转向穿刺对侧（一般多取右侧穿刺）。

（2）确定穿刺点，有三种进针方法：①前路进针点，胸锁乳突肌前缘中点或稍上方；②中路进针点，由胸锁乳突肌的胸骨头、锁骨头及锁骨组成的三角形称胸锁乳突肌三角，该区域的顶点为穿刺点；③后路进针点，胸锁乳突肌后缘中、下 1/3 交界处进针（图 9－41）。

（3）局部常规消毒，戴手套，铺无菌方巾。

（4）冲洗并检查中心静脉导管及套管针是否完好。

（5）行局部浸润麻醉。

（6）以左手食指定位，手持穿刺套管针，穿刺方向与矢状面平行，与冠状面呈 30°角向下向后稍向外，指向胸锁关节的下后方刺入，边进边回抽。见有明显的静脉回血

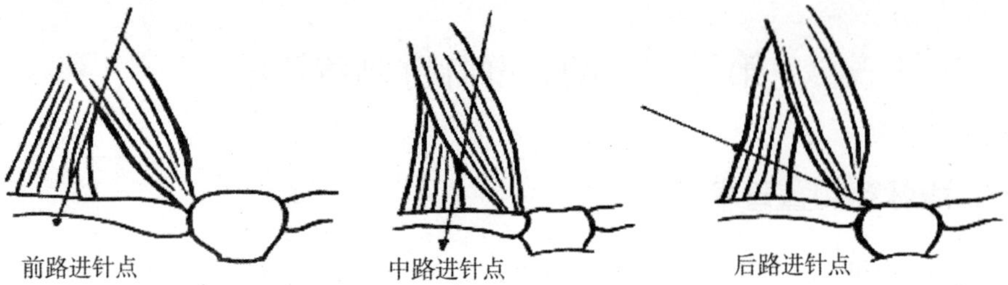

图9-41　颈内静脉穿刺路径示意图

表明进入颈内静脉。用左手固定穿刺针，右手插入导引钢丝，退出穿刺针。用尖刀切一小口，必要时用扩张管扩张皮肤，在导引钢丝引导下插入中心静脉导管，取出导引钢丝，抽回血并连接液体，用透明敷贴固定，对固定困难者可行缝合固定。

（7）注意事项：颈内静脉离心脏较近，当右心房舒张时管腔压力较低，故穿刺插管时要防止空气进入形成气栓；穿刺时穿刺针进入方向不可过于偏外，因静脉角处有淋巴导管（右侧）或胸导管（左侧），以免损伤；穿刺针不可向后过深，以免损伤静脉后外侧的胸膜顶造成气胸。

2. 锁骨下静脉穿刺置管

知识链接

锁骨下静脉解剖

锁骨下静脉位于锁骨中段的后方，肋骨-锁骨-斜方肌三角内。其自第一肋骨外缘续腋静脉，至胸锁关节后与颈内静脉汇合成头臂静脉，其汇合处向外上方开放的角叫静脉角。锁骨下静脉壁与第一肋骨膜、锁骨下肌和前斜角肌表面筋膜紧密结合，位置固定，其前有锁骨，后有前斜角肌、锁骨下动脉伴行其后方，其管腔较大，利于静脉穿刺，可长期置管输液，但管壁不易回缩，若术中不慎易进入空气导致气栓。

根据解剖特点，有经锁骨上穿刺法和经锁骨下穿刺法两种穿刺置管方法。

（1）经锁骨上穿刺法

体位：采用头低肩高位（或床脚抬高15°~25°），肩部垫枕，并偏向对侧。穿刺侧肩部略上提外展，锁骨突出并使锁骨与第1肋骨之间的间隙扩大，静脉充盈，提高静脉内压，有利于穿刺，不易发生空气栓塞。大出血、休克患者应采用头低脚高位，心功能不全者可采用半卧位。

定位：一般取右侧进针（左侧进针易损伤胸导管）。用1%龙胆紫划出胸锁乳突肌锁骨端外侧缘与锁骨上缘所形成的夹角，该角平分线之顶端或其后0.5~1.0cm处为穿刺点（图9-42）。

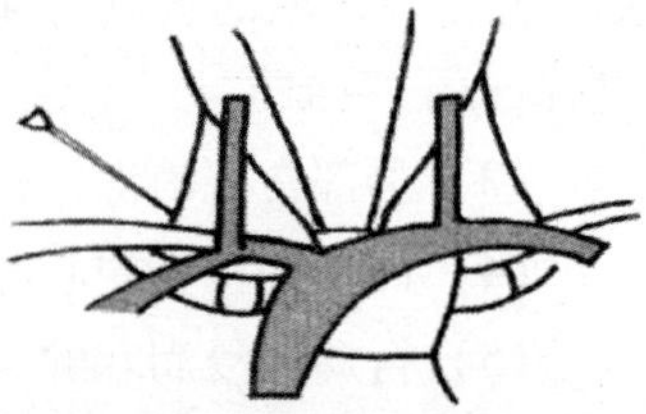

图9-42　经锁骨上窝穿刺法

消毒：常规消毒皮肤，戴手套，铺无菌洞巾。

排气：冲洗并检查中心静脉导管及套管针是否完好，

用生理盐水排空导管内空气备用。

局麻： 用1%普鲁卡因在穿刺部位行局部浸润麻醉。

穿刺： 术者以左手固定穿刺部位皮肤，右手持针进行穿刺。穿刺针尖应指向锁骨与胸锁乳突肌交角尖部方向，即指向胸锁关节，进针角度为30°~40°，一般进针2.5~4cm，边进针边抽吸，见回血后再稍插入少许即达锁骨下静脉。

固定： 见静脉回血后，左手固定穿刺针，右手取导引钢丝，拔出穿刺针芯，自穿刺针后插入导引钢丝。用尖刀切一小口，必要时用扩张管扩张。取准备好的静脉导管在导引钢丝的引导下插入静脉，取出导引钢丝。回抽血并连接液体，用透明敷贴固定，固定困难者可缝合固定。

注意事项： 穿刺方向始终朝向胸锁关节，不可指向后下方，以免损伤胸膜及肺；与颈内静脉相同，锁骨下静脉离心脏较近，当右心房舒张时，其压力较低，操作与输液时要严防空气进入发生气栓。

（2）经锁骨下穿刺法

体位及准备： 采取肩垫枕的仰卧头后垂位，头偏向对侧，穿刺侧的上肢外展45°，后伸30°位以向后牵拉锁骨。也可将床尾抬高，以利于穿刺时血液向针内回流，避免空气进入静脉发生气栓。锁骨上入路易损伤胸膜，而锁骨下入路一般不易损伤胸膜，操作方便，故锁骨下入路较上入路成功率高。

定位： 锁骨中点内侧1~2cm处（或者锁骨中、内1/3处）的锁骨下缘为穿刺点，一般多选用右侧（图9-43）。

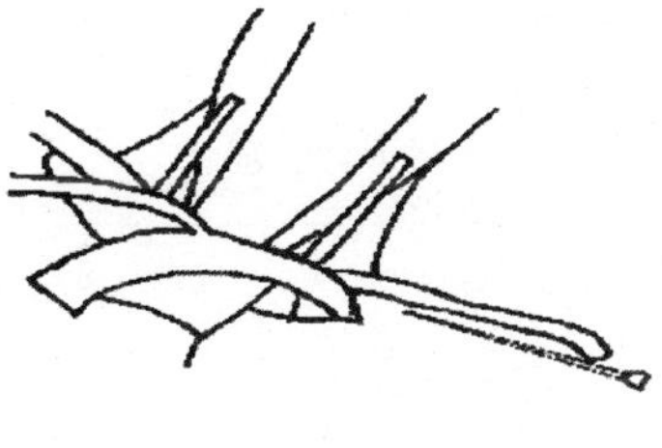

图9-43 经锁骨下穿刺法

局麻： 以1%普鲁卡因在穿刺部位行局部浸润麻醉，在穿刺点进针，穿刺针（穿）经皮肤、浅筋膜、胸大肌及锁骨下肌达锁骨下静脉，其深度为3~4cm，针尖指向头部方向，与胸骨纵向约呈45°，贴近胸壁与胸骨平面呈15°，以恰能穿过锁骨与第1肋骨的间隙为准，边进针边回抽，见回抽的静脉血，提示达锁骨下静脉。插入导引钢丝和静脉导管同上。

注意事项： 针尖不可过度向上向后，以免伤及胸膜；锁骨下静脉与颈内静脉相会处恰为针尖所对，继续进针的安全幅度不如锁骨上入大，故不可大幅度进针；防止空气进入。

3. 股静脉穿刺置管

（1）体位：患者取仰卧位，膝关节微屈，臀部稍垫高，将大腿外展与身体长轴成45°。

（2）定位：腹股沟韧带中点下方股动脉搏动最明显处的内侧0.5~1.0cm，髂前上棘和耻骨结节连线中点即是股动脉，其内侧为股静脉（图9-44）。

（3）常规消毒皮肤，戴手套，铺无菌方巾。

（4）冲洗并检查中心静脉导管及套管针是否完好，用生理盐水排空导管内空气备用。

知识链接

股静脉的解剖

股静脉是下肢的主要静脉干，其上段位于股三角内。股三角内的血管、神经排列关系是：股动脉居中，外侧为股神经，内侧为股静脉。寻找股静脉时应以搏动的股动脉为标志。

（5）在腹股沟韧带中点稍下方摸到搏动的股动脉，其内侧即为股静脉，以左手固定好股静脉后，右手持穿刺针，穿刺针垂直刺入或与皮肤呈 30°～45°角刺入。要注意刺入的方向和深度，以免穿入股动脉或穿透股静脉；要边穿刺边回抽，如无回血，可慢慢回退针头，稍改变进针方向及深度；穿刺点不可过低，以免穿透大隐静脉根部；抽得静脉血液，提示进入股静脉。

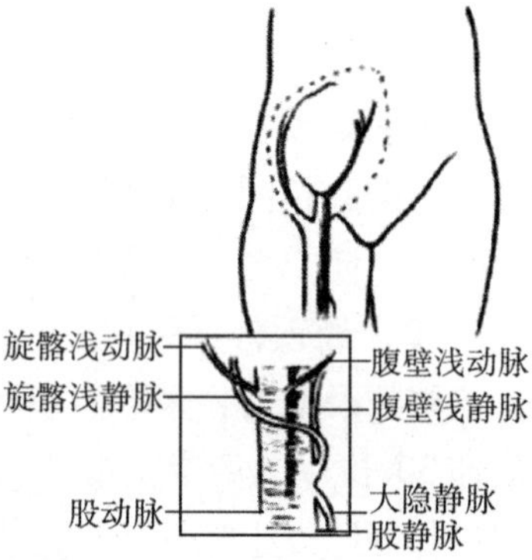

图 9－44　股动脉与股静脉

（6）静脉抽得回血后，操作同颈内静脉穿刺置管术。

（7）注意事项：严格无菌操作，防止感染；如抽出为鲜红色血液，提示穿入股动脉，应立即拔出针头，用无菌纱布持续压迫穿刺点 5～10 分钟，直至无出血为止；抽血或注射完毕，立即用无菌纱布压迫数分钟，以免引起局部出血或血肿。

考点提示

中心静脉置管的护理。

（五）护理

1. 严格掌握适应证

（1）气胸患者避免选择颈内静脉和锁骨下静脉穿刺，腹腔内出血患者避免选择股静脉穿刺。

（2）躁动不安而无法约束的患者、呼吸困难不能取头低肩高位及胸膜压上升的肺气肿患者，均不宜施行此术。

2. 操作应遵守无菌原则　不要选择有感染的部位穿刺，以防感染。

（1）每 24 小时更换输液器，3～5 天更换透明敷贴，穿刺点有血渍、分泌物等随时更换透明敷贴。

（2）如疑有导管源性感染，应做导管尖端血培养。

3. 必须规范操作　不可视作普通静脉穿刺，否则可发生气胸、血肿、血胸、气栓等并发症。

（1）血气胸　颈内静脉和锁骨下静脉穿刺操作时动作必须轻柔、谨慎，进针不宜过长，边进针边回抽，以免引起血气胸。一旦形成，应按气胸处理，胸膜腔抽气或胸腔闭式引流并执行其护理。

（2）血肿　避免反复多次穿刺，以免形成血肿。如抽出鲜红色血液为误入动脉，应迅速拔出穿刺针，局部压迫 5 ~ 10 分钟直至无出血为止。

（3）血栓　以长期置管、深静脉营养、高凝状态常见，尤其以股动脉者为甚。穿刺时勿将针管内已凝固的血注入静脉，以 10 ~ 100U/ml 稀释肝素液正压封管，每次 2 ~ 5ml，每 12 小时一次，防止导管内凝血；每周更换肝素帽两次；输液不畅时不可用力推注。

（4）气栓　由于气体进入静脉引起。置管时应嘱患者屏气，脱开注射器时拇指将无菌纱布压住针尾；输液时应及时更换液体，尤其上腔静脉置管者，因常为负压，保持管道密封，更换接头时应先夹住导管。

4. 拔管　静脉插管是一种侵入性的诊疗措施，应严格掌握拔管指征，及时拔管。如为颈内静脉插管者，嘱其屏气后轻缓地拔除，注意按压穿刺部位。拔管后用无菌敷料覆盖 24 小时。

直通护考

股静脉穿刺置管的进针点应选择（　　）

A. 股动脉外侧 0.5 ~ 1cm 腹股沟韧带中点上方 0.5 ~ 2cm 处
B. 股动脉外侧 0.5 ~ 1cm 腹股沟韧带中点下方 0.5 ~ 2cm 处
C. 股动脉内侧 0.5 ~ 1cm 腹股沟韧带中点下方 0.5 ~ 2cm 处
D. 股动脉内侧 0.5 ~ 1cm 腹股沟韧带中点下方 1 ~ 2cm 处
E. 股动脉内侧 0.5 ~ 1cm 腹股沟韧带中点上方 1 ~ 2cm 处

答案：D

二、动脉穿刺置管术

（一）适应证

（1）重度休克须经动脉注射高渗葡萄糖及输血等，以提高冠状动脉灌注量及增加有效血容量。

（2）对危重及大手术后患者进行有创血压监测。

（3）施行某些特殊检查，如选择性动脉造影及左心室造影等。

（4）施行某些治疗，如恶性肿瘤需经动脉注射化疗药物行区域性化疗（介入治疗）。

（5）动脉采血检验行血气分析、血氨及乳酸盐浓度监测等。

考点提示

动脉穿刺置管术的适应证。

（二）禁忌证

有出血倾向或高凝状态、局部感染、侧支循环差（Allen’s test 阳性）。

（三）用物准备

注射盘，无菌注射器及针头，肝素注射液。动脉穿刺置管包（弯盘1个、洞巾1块、纱布4块、2ml注射器1支、动脉穿刺套针1根），另加无菌三通开关及相关导管，无菌手套，1%普鲁卡因溶液，动脉压监测仪。

（四）操作方法

1. 动脉穿刺部位的选择 腹股沟处股动脉、肘部肱动脉、腕部桡动脉等，以左手桡动脉为首选。

2. 操作步骤

（1）充分暴露穿刺部位，置手腕于舒适位置，腕部向下弯曲30°，局部皮肤常规消毒。

（2）术者戴手套，铺洞巾。若仅穿刺，则用碘伏消毒术者左手的食、中指指端即可。

（3）动脉搏动最明显处，用消毒后的两手指上下固定欲穿刺的动脉，两指间相隔0.5～1cm供进针。

（4）右手持注射器或动脉插管套针。凡用插管套针者，应先用1%普鲁卡因1～2ml于进针处皮肤做局麻。将穿刺针与皮肤呈15°～30°朝近心方向斜刺向动脉搏动点，如针尖部传来搏动感，则表示已触及了动脉再快速推入少许，即可刺入动脉。若为动脉穿刺采血，此时可见鲜红的动脉血回流，可待注射器内动脉血流至所需量即可拔针；若行动脉置管，则应取出针芯，如见动脉血喷出，应立即将外套管继续推进少许，使之伸入动脉腔内以免脱出，而后根据需要，接上动脉压监测仪或动脉加压输血装置等。如拔出针芯后无回血，可将针套管缓慢后退，直至有动脉血喷出，若无动脉血喷出，则将套管退下至皮下插入针芯，重新穿刺。

（5）操作完毕，迅速拔针，用无菌纱布压迫针眼至少5分钟，以防出血（图9－45）。

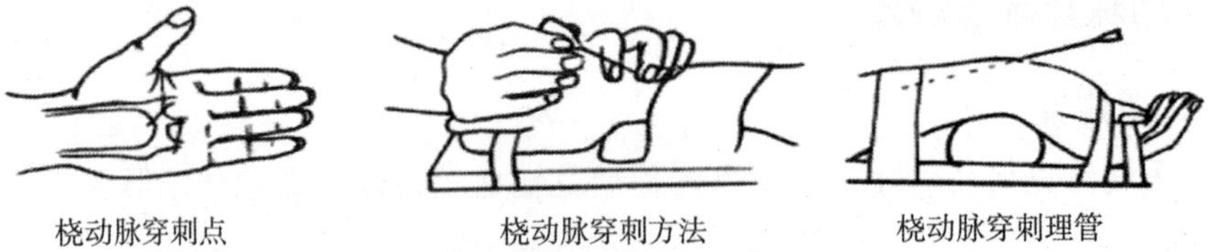

桡动脉穿刺点　　桡动脉穿刺方法　　桡动脉穿刺理管

图9－45　桡动脉穿刺置管示意图

（五）注意事项

1. 严格无菌操作，防止感染。

2. 动脉穿刺及注射术仅于必要时使用。

3. 穿刺点应选择动脉搏动最明显处。

4. 置管时间原则上不得超过4天。

5. 留置的导管用肝素液持续冲洗，滴速3ml/h，肝素浓度2U/ml，保证管道通畅，避免局部血栓形成和远端栓塞。

第三节 气管插管术

一、概述

气管内插管术是指将特制的气管导管，通过口腔或鼻腔插入患者气管内。是一种气管内麻醉和抢救患者的技术，也是保持上呼吸道通畅的最可靠手段。气管或支气管内插管是实施麻醉的一项安全措施。

二、适应证与禁忌证

1. 适应证

（1）呼吸功能不全或呼吸窘迫综合征。

（2）心肺脑复苏者。

（3）呼吸道分泌物不能自行咳出者。

（4）各种全身麻醉或静脉复合麻醉手术者。

（5）大手术呼吸道难以保证通畅者。

（6）婴幼儿气管切开前需行气管插管定位者。

2. 禁忌证

（1）水肿、急性喉炎、喉头黏膜下血肿、插管创伤引起的严重出血。

（2）烧伤、肿瘤或异物存留者。

（3）肿瘤压迫气管者。

（4）呼吸道分泌物潴留难以从插管内清除者。

（5）骨折、脱位者。

三、用物准备

喉镜（镜片有直、弯两类型，分成人、儿童、幼儿三种规格，成人常用弯形片）；气管导管（多采用带气囊的硅胶管，其长度及粗细要根据具体情况选择。标准Magill气管导管管腔内径从2.5～11.0mm（±2mm），每隔0.5mm设定为不同型号。经口插管时，成年男子一般用内径8.0～8.5mm，长度24cm，女性用内径7.5～8.0mm，长度22cm。经鼻腔插管应相应小0.5～1.0mm。12岁以下儿童按以下公式选择：导管内径（mm）=年龄/4+4，长度（cm）=年龄/2+12；导管管芯用细金属条（铜、铝、铁丝均可），长度以插入导管后其远端距离导管0.5～1cm为宜。插管时导管进入声门即应拔出管芯，导管继续深入，以保证气道通畅，避免气道损伤；另备牙垫、喷雾器（内装1%丁卡因或其他局麻药）、10ml注射器及注气针头、血管钳、宽胶布、消毒凡士林、听诊器、吸引器、吸痰管、人工呼吸机或简易呼吸器。

四、插管方法

根据插管途径分经口腔插管和经鼻腔插管；根据插管时是否用喉镜暴露声门，分明视插管和盲探插管。

（一）明视插管术

1. 经口明视插管术：临床应用最广泛。

（1）体位：患者仰卧，头向后仰，使口、咽、气管基本重叠于一条轴线。如喉头暴露仍不好，可在患者肩部或颈部垫一小枕，使头部尽量后仰。

（2）开口：操作者站于患者头侧，用右手拇指推开患者下唇及下颌，食指抵住上门齿，以二指为开口器，使嘴张开。

（3）暴露会厌：待口完全张开时，操作者左手拿喉镜，使带照明的咽喉镜呈直角倾向喉头，柄偏右，顺右侧舌面插入。镜片抵咽部后，使右侧的镜柄转至正中位，并轻轻将喉镜向左靠，使舌偏左，扩大镜片下视野，此时可见到悬雍垂（此为暴露声门的第1标志），然后顺舌背将喉镜片稍深入至舌根，稍稍上提喉镜，即可看到会厌的边缘（此为暴露声门的第2个标志）。

（4）暴露声门：看到会厌边缘后，如用直喉镜可显露声门；如用弯喉镜，使喉镜片前端置入会厌与舌根交界处，然后上提喉镜即可看到声门。声门呈白色，透过声门可以看到暗黑色的气管，在声门下方是食管的黏膜，呈鲜红色并关闭。

（5）插入导管：暴露声门后，右手持已润滑好的导管，将其前端对准声门，在患者吸气末，顺势轻柔地将导管插入。导管插过声门1cm左右，迅速拔除导管芯，将导管继续旋转深入气管，成人5cm，小儿2～3cm（图9－46）。

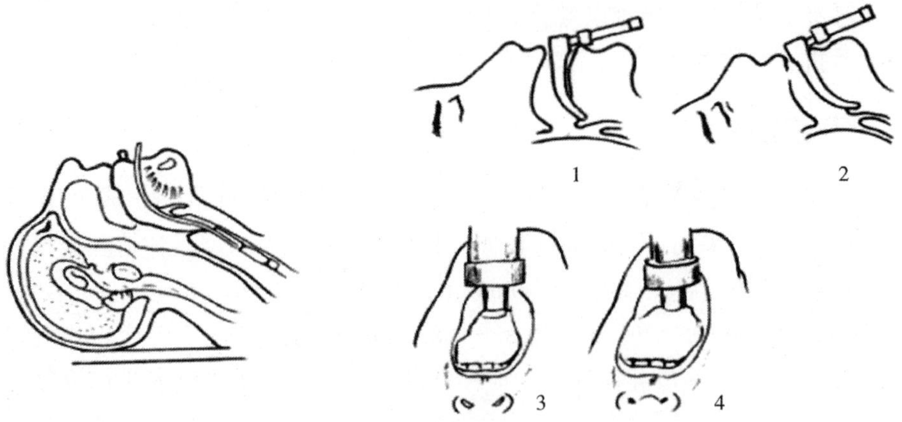

图9－46　经口气管插管术

（6）确认插管部位：于气管导管旁塞入牙垫，然后退出喉镜。操作者将耳部凑近导管外端，感觉有无气体进出。若患者呼吸已停止，可用嘴对着导管吹入空气或用呼吸囊挤压，观察胸部有无起伏运动，并用听诊器听两肺呼吸音，注意是否对称。如呼吸音两侧不对称，可能为导管插入过深，进入一侧支气管所致，此时可将导管稍稍后退，直至两侧呼吸音对称。

直通护考

经口气管插管的深度为（ ）

A. 鼻尖至耳垂
B. 鼻尖至耳垂外加 2～3cm
C. 鼻尖至耳垂外加 3～4cm
D. 鼻尖至耳垂外加 4～5cm
E. 鼻尖至耳垂外加 5～6cm

答案：D

（7）固定：证实导管已准确插入气管后，用长胶布妥善固定导管和牙垫。

（8）气囊充气：用注射器向导管前端的气囊注入适量空气（一般 3～5ml），注气量不宜过多，以气囊恰好封闭气道而不漏气为准。以免人工呼吸机在向肺内送气时漏气，也可防止呕吐物、分泌物等倒流至气管内。

（9）吸引：吸痰管在气管导管内试吸分泌物，了解呼吸道通畅情况。

2. 经鼻明视插管术：适用于开口困难（如颞颌关节强直），或口腔内插管妨碍手术进行时。

（1）选一较大鼻孔以 1% 丁卡因作鼻腔内表面麻醉，并滴入 3% 麻黄素，使鼻腔黏膜麻醉和血管收缩，减少患者痛苦，增加鼻腔容积，并可减少出血。

（2）先用较口腔插管细的气管导管，插入时不应顺鼻外形即与躯干平行的方向，而应取腹背方向进入，导管进入口咽部后开始用喉镜显露声门。

（3）用喉镜显露声门的方法及要领与经口明视插管相同。

（4）显露声门后，左手稳固地握住镜柄，同时右手将导管继续向声门方向推进。当导管到达会厌上方时，可利用插管钳经口腔夹住导管的前端，将导管送入声门。成功后导管可直接用胶布固定在患者的鼻面部（图 9-47）。

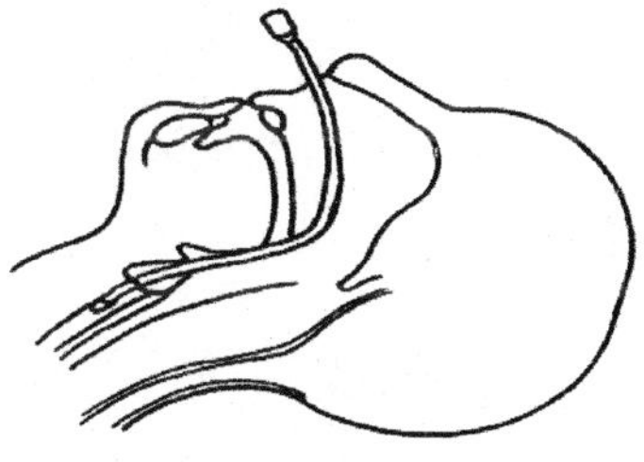

图 9-47 经鼻气管插管术

（二）盲探插管术

1. 经口腔盲探插管术：可应用食道气道双腔通气导管（combitube）。经口插入食道后，将该套囊充气以防反流或气体被压入胃内。衔接经咽部通气的导管进行通气。适用于紧急心肺脑复苏和野战外科，由熟练气管内插管的一般医务人员使用。

2. 经鼻腔盲探插管术：也是临床常用方法之一，甚至能在经口明视插管失败时而改用此法获得成功。保留自主呼吸时，可根据经鼻内呼出气流的强弱来判断导管前进的方向。插管前准备同经鼻明视插管术。

插管方法：

（1）右手持管插入，在插管过程中边前进边侧耳倾听呼出气流的强弱，同时左手推（或转）动患者枕部，以改变头部位置达到呼出气流最强的位置。

（2）呼气（声门张开）时将导管迅速推进，如进入声门则感到推进阻力减小，管内呼出气流亦极其明显，有时患者有咳嗽反射，接上麻醉机可见呼吸囊随患者呼吸而伸缩。

（3）如导管向前推进受阻，导管可能偏向喉头两侧，需将颈部微向前屈再行试插。

（4）如导管虽能推进，但呼出气流消失，为插入食管的表现。应将导管退至鼻咽部，将头部稍仰使导管尖端向上翘起，或可对准声门利于插入。

（5）经反复插管仍然滑入食道者，可先保留一导管于食道内，然后经另一鼻孔再进行插管，往往可获成功。

五、注意事项

（一）动作轻柔，以免损伤牙齿

待声门开启时再插入导管，以保护声门，减少喉头水肿的发生。

（二）防止牙齿脱落误吸

术前应检查患者有无义齿和已松动的牙齿，将其去除或摘掉，以免在插管时损伤或不小心致其脱落、滑入气道，引起窒息而危及生命。

（三）防止气囊滑脱

如果气囊固定在导管上，一般不会滑脱。但如果导管与气囊分开，应选择与导管相匹配的气囊，并用丝线捆扎在导管上，防止其滑脱落入气道，造成严重的后果。

（四）检查导管的位置

一般气管插管后或机械通气后应常规行床边 X 线检查，以确定导管位置。

（五）防止插管意外

气管插管时，尤其是在挑起会厌时，由于迷走神经反射，有可能造成患者的呼吸、心跳骤停，特别是原有严重缺氧、心功能不全的患者更容易发生。

考点提示

气管插管的护理要点。

六、护理

（一）插管前检查用品是否齐全，导管应根据患者年龄、性别、身高、插管途径来选择。

（二）如有呼吸困难者，插管前应先进行人工呼吸、吸氧等，再进行插管，防止患者缺氧。

（三）插管时，操作要轻柔、准确、迅速，以防损伤软组织。喉部暴露充分。导管插入深度适当（鼻尖至耳垂外加 4～5cm），固定牢固。导管插入后应立即检查两肺呼吸音是否对称，防止肺不张出现。

（四）插管后随时检查导管是否通畅，有无扭曲。插管留置时间不宜过长，超过72小时病情仍不能改善者，应考虑行气管切开。

（五）应用带气囊的气管导管时，注入套囊内的气体量以控制在呼吸时不漏气的最小气量为宜，一般为3～5ml，即套囊充气后，有少量气体漏出。具体操作为：将听诊器置于胸前，向套囊内注气，直到听不到漏气为止，然后抽出气体，从0.1ml开始，直到吸气时听到少量漏气为止。充气过度或时间过长，气管黏膜可因受压而发生局部缺血性损伤，如黏膜溃疡、坏死等。因此，套囊注气应适量，需要较长时间应用时，一般每2～3小时作短时间的套囊放气1次。

（六）注意吸入气体的湿化，防止气管内分泌物稠厚结痂而影响通气。

（七）及时清除口腔及呼吸道分泌物，在操作中尽量注意无菌原则。每次吸痰时间不超过15秒，必要时可先吸纯氧片刻再吸痰，以免加重缺氧。

（八）拔管后立即进行鼻导管给氧、口腔护理，必要时吸痰，观察患者有无声音嘶哑、呼吸困难、喉头哮鸣、能否咳嗽。如患者拔管后声音嘶哑、刺激性咳嗽、吸气性呼吸困难，多为插管后喉炎，可用1:1000的肾上腺素1ml和地塞米松5mg加入生理盐水10ml内做超声雾化吸入，每天3～4次。有呼吸困难者可再做气管插管或气管切开。

直通护考

患者缺氧，应予简易呼吸器辅助通气，血氧饱和度在多少以上才开始插管（ ）

A. 80%　　B. 90%　　C. 96%　　D. 85%　　E. 100%

答案：B

知识链接

环甲膜穿刺或切开术

当遇到紧急喉腔阻塞病人，没有条件立即做气管切开时，可行紧急环甲膜穿刺或切开，以达通畅呼吸道、抢救患者生命的目的。患者取仰卧位，头向后仰，保持正中位，充分暴露颈部，颈部皮肤消毒，操作者戴无菌手套，铺无菌巾，紧急时操作可从简。甲状软骨与环状软骨之间正中线上的柔软处便是环甲膜，左手固定该处皮肤，右手持刀在膜部上方作一横切口，约2～3cm长，分离其下组织，露出环甲膜部，用小刀横形切开该膜1cm，并迅速用血管钳撑开切口，插入橡胶管或气管套管，建立通气道。紧急情况下，也可用粗穿刺针，直接由环甲膜处插入气管内以改善通气，挽救生命。

第四节　胃导管技术

一、概述

胃导管技术是将胃导管经鼻腔或口腔插入胃内的一项护理技术。是对不能经口进食的患者，从胃管灌入流质食物，保证病人摄入足够的营养、水分和药物以及各种目的的洗胃、抽取胃液检查、胃肠减压以及三腔管的使用等。

胃管全长 120cm，上面标明 4 个刻度；第一刻度 45cm，表示胃管达贲门；第二刻度 55cm，表示胃管进入胃体；第三刻度 65cm，表示胃管进入幽门；第四刻度 75cm，表示胃管进入十二指肠（图 9－48）。胃管插入胃内的长度，相当于从发际到剑突的距离或从鼻尖至耳垂再到剑突的距离，约 45～55cm（图 9－49）。

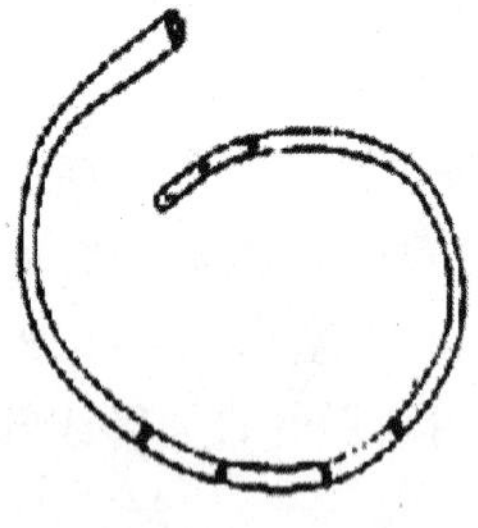

图 9－48　胃管

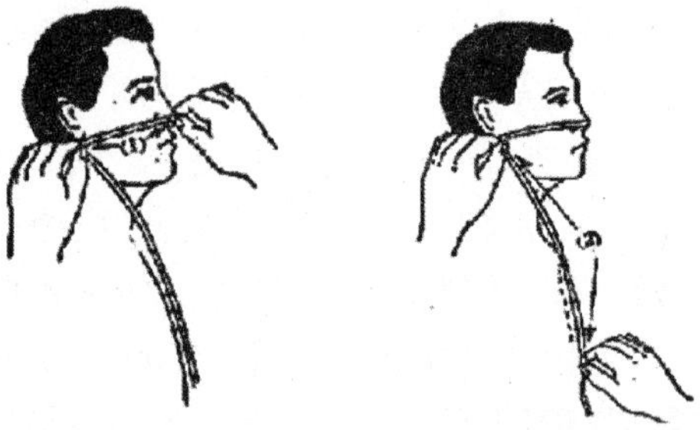

鼻尖至耳垂　　鼻尖至剑突

图 9－49　胃管插入长度

胃管从鼻前孔插入到胃腔，除鼻前庭为皮肤覆盖外，通过的管道内壁均为黏膜，其组织脆弱，易损伤出血。因此，插管要细心，动作轻柔而准确，以免损伤管道黏膜。

二、适应证与禁忌证

（一）适应证

1. 急性胃扩张。
2. 上消化道穿孔或胃肠道有梗阻。
3. 急腹症有明显胀气者或较大的腹部手术前等。
4. 昏迷病人或不能经口进食者，如口腔疾患、口腔和咽喉手术后的病人。
5. 不能张口的病人，如破伤风病人。
6. 早产儿和病情危重的病人以及拒绝进食的病人。
7. 服毒自杀或误食有毒物需洗胃患者。

（二）禁忌证

1. 鼻咽部有癌肿或急性炎症的患者。
2. 食管静脉曲张、上消化道出血、胃炎、鼻腔阻塞、食管、贲门狭窄或梗阻、心力衰竭和重度高血压患者。
3. 吞食腐蚀性药物的患者。

> **考点提示**
>
> 鉴别胃管在胃内的三种方法。

三、操作方法

（一）用物

治疗盘内备鼻饲包（内有弯盘 1 个、20ml 注射器 1 个、胃管 16～18 号 1 条、治疗巾 1 块、镊子 1 把、压舌板 1 块、纱布 2 块、止血钳 1 把、润滑油适量)、弯盘 1 个、棉签、胶布、夹子、听诊器、温开水、流质饮食（38 ~ 40℃）200ml。

（二）步骤

1. 备齐用物携至病人床边，对清醒者说明治疗目的，以取得配合。

2. 病人取坐位或卧位，颌下铺治疗巾，酌情取假牙，选择通气侧鼻腔。

3. 清洁鼻腔，润滑胃管。左手用纱布裹着胃管，右手持止血钳夹住导管前端测量长度（发际至剑突），沿一侧鼻孔轻插入。当导管插入 14 ~ 16cm 时（咽喉部），嘱病人做吞咽动作，使环咽肌开放，导管可顺利通过食管口。若病人出现恶心，应暂停片刻，嘱病人做深呼吸或吞咽动作，随后迅速将胃管插入，以减轻不适。若插入不畅时应检查胃管是否盘在口中。插管过程中如发现呛咳、呼吸困难、发绀等情况，表示误入气管应立即拔出，休息片刻后重新插入。

4. 昏迷病人，因吞咽和咳嗽反射消失，不能合作，为提高插管的成功率，在插管前应将病人头后仰（图 9 – 50），当插入 14 ~ 16cm（会厌部）时，以左手将病人头部托起向前屈，使下颌靠近胸骨柄，以增大咽喉部通道的弧度（图 9 – 51），胃管可顺利通过食管口。

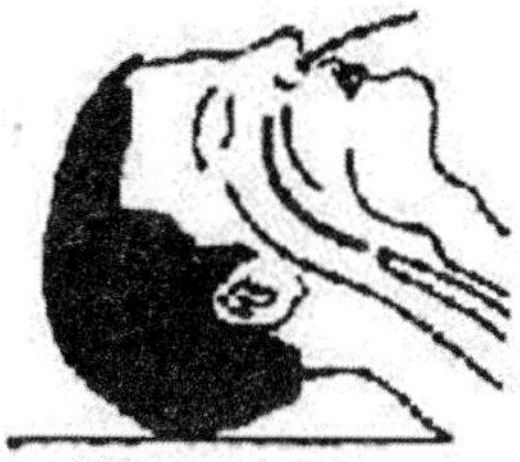

图 9 – 50　给昏迷病人插胃管头向后仰

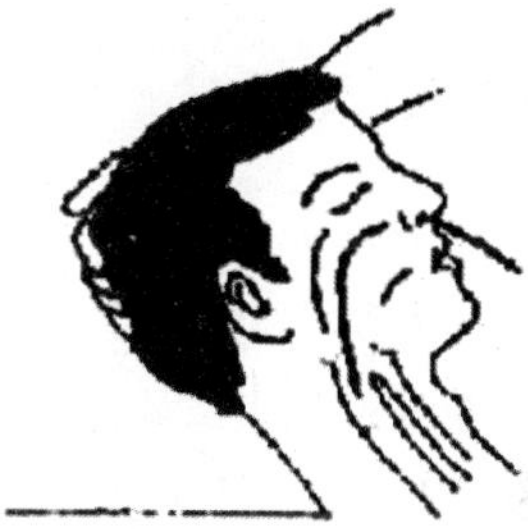

图 9 – 51　抬高头部增大咽喉通道的弧度

5. 胃管插入 50cm 左右时，将末端接注射器，可抽出胃液，证实胃管在胃内，用胶布固定于鼻翼及面颊部，注入少量温开水后，再缓慢注入流质或药物（图 9 – 52、9 – 53）。每次鼻饲量不超过 200ml，间隔时间不少于 2 小时，注完饮食后，再注入适量温开水冲洗胃管，避免食物存积管腔中变质，造成胃肠炎或堵塞管腔。

6. 将胃管末端反折，用纱布包好夹紧，固定于病人枕旁（图 9 – 54）。鼻饲用物每餐清洗，每日消毒一次，需要时每餐记录饮食量。

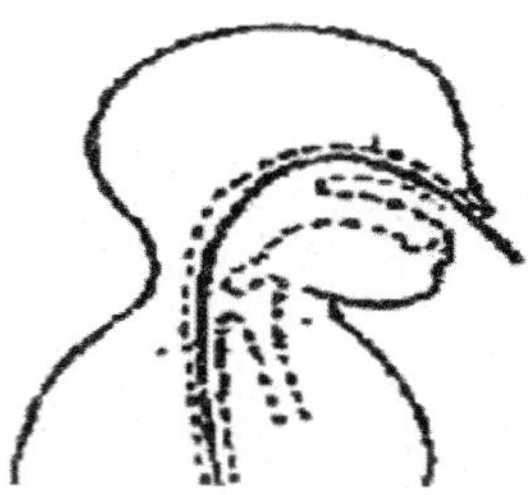

图 9 – 52　插入胃内

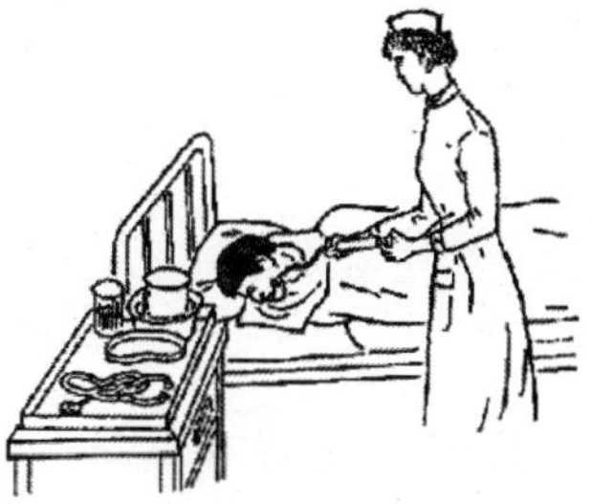

图 9 – 53　确定胃管在胃内后行鼻饲法

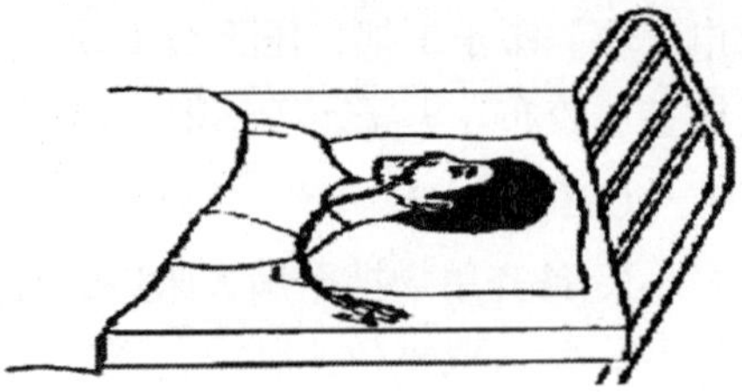

图 9－54 胃管固定法

7. 病人停止鼻饲或长期鼻饲需要换胃管时，应拔出胃管。将弯盘置于病人颌下，胃管末端用夹子夹紧，（避免拔管时，由于大气压强的正压和存液本身重力向下的作用，使液体流入呼吸道）放入弯盘内，轻轻揭去固定的胶布，用纱布包裹近鼻孔处的胃管，边拔边将胃管盘绕在纱布中。全部拔出后，将胃管放入弯盘内，清洁病人口鼻面部，必要时用松节油擦拭胶布痕迹，协助病人取舒适卧位。

（三）鉴别导管在胃内的方法

1. 将胃管插入一定深度后，可用无菌注射器接于导管末端回抽，看是否可抽出胃液。

2. 将导管末端放入盛有凉开水或生理盐水的碗中，看有无气泡溢出。

3. 用无菌注射器注入 10 ~ 20ml 空气于胃管内，将听诊器放在病人上腹部，听有无气过水声。

直通护考

为昏迷病人插胃管时，当胃管插至会厌部时，要将病人头部托起，其目的是（　　）

A. 减轻病人痛苦　　B. 避免损伤食管黏膜

C. 避免病人恶心　　D. 加大咽喉部通道的弧度

E. 使喉部肌肉松弛，便于插入

答案： D

四、注意事项

1. 胃管必须完好通畅，插管时，动作轻稳，当胃管通过食管的三个狭窄处（环状软骨水平处、平气管分叉处、食管通过膈肌处），应轻、慢，以免损伤食管黏膜。

2. 必须证实胃管在胃内，方可灌注食物。

3. 通过鼻饲管给药时，应将药片研碎，溶解后再灌入。

4. 长期鼻饲者，应每日进行口腔护理，每周更换胃管，晚上拔出胃管，翌日晨再由另一侧鼻孔插入。

知识链接

肠内营养泵

肠内营养泵是一种肠内营养输注系统，是通过鼻胃管或鼻肠管连接泵管及其附件，以精确控制输注的速度、剂量、温度、输注总量等的一套完整、封闭、安全、方便的系统。应用于处于昏迷状态或需要准确控制营养输入的管饲饮食患者。该系统可以按照需要定时、定量对患者进行肠道营养液输入，达到维持患者生命、促进疾病及术后康复的目的。

肠内营养泵有以下功能：①可以根据要求设定输入营养液的总量、流速、温度等参数，并且在运行过程中可以任意修改；②根据指令，自动检测和控制营养液的流量和流速，根据所设定营养液的温度，自动检测和控制营养液的温度；③当营养液的温度、流量和流速出现异常时，发出报警信号；④动态显示已经输入营养液的数量、温度、流量和流速，便于随时查看。

肠内营养泵可能出现的问题有：①管道堵塞，多因营养液黏附管壁所致，应在持续滴注时每2~4小时用37℃左右的生理盐水或温开水冲洗管道；②营养泵报警，其原因除管道堵塞外，还可能是滴管内液面过高或过低、液体滴空、电源不足等，应排除报警原因使输注畅通；③鼻胃（肠）管因质地较硬造成消化道穿孔或营养管插入深度不够及误置入气管，应严格遵守操作规程，同时应选用较柔软的鼻胃（肠）营养管。

目标检测

A1 型题

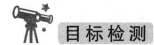

1. 一般伤口出血简单而有效的止血方法是（　　）
   A. 指压止血法　B. 压迫包扎止血法　C. 填塞止血法
   D. 止血带止血法　E. 钳夹止血法
2. 使用止血带的时间应尽量缩短，连续使用最长不超过（　　）
   A. 1 小时　B. 2 小时　C. 3 小时　D. 4 小时　E. 5 小时
3. 适用于关节部位包扎的方法是（　　）
   A. 环形　B. “8”字形　C. 螺旋形
   D. 螺旋反折形　E. 回反形
4. 气管插管病人用人工呼吸机时，套管内应注入的空气量是（　　）
   A. 1~2ml　B. 3~5ml　C. 5~7ml　D. 10~15ml　E. 15~20ml
5. 目前临床应用最广泛的一种气管插管方法是（　　）
   A. 经口明视插管法　B. 经鼻明视插管法　C. 经口盲视插管法
   D. 经鼻盲视插管法　E. 以上都不是
6. 气管插管留置时间不宜超过（　　）
   A. 72 小时　B. 48 小时　C. 36 小时　D. 72 小时　E. 96 小时
7. 下列哪项不是中心静脉置管的适应证（　　）
   A. 长期输液治疗　B. 大量、快速扩容　C. 血液净化

D. 心功能不全　　E. 全胃肠道营养

8. 经锁骨下静脉穿刺插管术的穿刺点在（　　）

A. 胸锁乳突肌的锁骨头、胸骨头和锁骨三者所形成的三角区的顶部

B. 胸锁乳突肌前缘中点或稍上方

C. 锁骨中点内侧 1 ~ 2cm 处的锁骨下缘

D. 锁骨下缘为穿刺点，胸锁乳突肌锁骨端外侧缘与锁骨上缘所形成的夹角，在该角平分线顶端或其后 0.5cm 处

E. 胸锁乳突肌后缘中、下 1/3 交界处

9. 鼻饲时，鼻饲液适宜的温度是（　　）

A. 33 ~ 35℃　　B. 41 ~ 42℃　　C. 38 ~ 40℃

D. 30 ~ 32℃　　E. 43 ~ 44℃

10. 确认胃管在胃内的方法，下面哪项叙述是正确的（　　）

A. 向胃管内注入 10 ~ 20ml 空气

B. 向胃管内注入 10 ~ 20ml 开水

C. 将胃管置入水中，从管内注入 10 ~ 20ml 空气

D. 从胃管内抽出胃液

E. 向胃管内注入 10ml 生理盐水能听到气过水声

A2 型题

1. 张先生，男，40 岁，由于进行气管插管过深可引起（　　）

A. 肺部感染　　B. 肺部损伤　　C. 肺不张

D. 肺气肿　　E. 下颌关节脱位

2. 李先生，男，50 岁，因肺癌手术后进行气管插管吸氧，气管插管后随时检查导管是否通畅，每次吸痰时间不应大于（　　）

A. 5 秒　　B. 10 秒　　C. 15 秒　　D. 20 秒　　E. 25 秒

3. 小明在打球时摔伤左臂疼痛剧烈，经 X 线片确诊为左侧桡骨骨折，须矫正后行绷带固定，应准备的绷带是（　　）

A. 纱布绷带　　B. 棉布绷带　　C. 弹性绷带

D. 石膏绷带　　E. 三角巾

4. 由于车祸导致张先生严重损伤，用汽车转运该病人时，病人应保持何种体位（　　）

A. 头在前平卧位　　B. 头在后平卧位　　C. 侧卧位

D. 坐位　　E. 半卧位

5. 开放性骨折现场止血宜首选（　　）

A. 上止血带　　B. 局部压迫包扎　　C. 指压出血血管

D. 结扎出血血管　　E. 抬高伤肢

6. 患者李某，在车祸事故现场，肠管外露、面色苍白、大汗淋漓。护士操作正确

的是（　　）

A. 外置肠管　　B. 结扎肠管

C. 先用大块无菌纱布覆盖，然后用治疗碗等凹形容器扣在暴露器官上包扎

D. 内置肠管　　E. 立即手术

B 型题

A. 环形　　B. 螺旋形　　C. 螺旋反折形

D. “8”字形　　E. 回反形

1. 截肢手术的残端包扎可用（　　）
2. 大腿部包扎可用（　　）
3. 肘关节包扎可用（　　）
4. 头顶部包扎可用（　　）
5. 颈项部包扎可用（　　）

（涂　佳）

实践指导

实践1　急诊科的设置与管理

【目的】

1. 了解急诊科的制度。

2. 熟悉急诊科的布局和设施、急救车的装备、识别各种抢救用物和仪器。

3. 掌握急诊科的工作任务，抢救程序规范、护理配合及时有效，不同病种、病情处理及时、正确、合理。

4. 掌握急诊科护士的工作特点、护理工作流程，医护人员遵守规章制度，认真负责、业务娴熟、任劳任怨，有奉献精神。

【操作前准备】

衣帽整洁，穿戴整齐。见习前应对急诊科的设置与管理有一个初步的了解。

【操作方法】

了解急诊科的制度；急诊科的工作任务；急诊科护士工作特点、护理工作流程；急诊科的布局和设施、急救车的装备、认识各种抢救用物和仪器、常见疾病抢救预案、抢救护理常规。

（一）急诊科的主要制度

急诊科严格执行《全国医院工作条例》中有关急诊方面的各项规章制度，并根据条例有关制度的要求，结合急诊科工作实际，制定适合医院急诊工作的制度及有关规定。

1. 预检分诊制度

（1）预检护士必须由责任心强的护士担任，应坚守工作岗位，临时因故离开时必须由护士长安排能胜任的护士替代。

（2）预检护士应热情接待每一位前来就诊的病人，简要了解病（伤）情，进行必要的初步检查及化验并记录，尽量予以合理的分诊。遇有分诊困难时，可请有关医生协助。

（3）根据病情轻重缓急，优先安排病情危重者进行诊治。急危病人一般先抢救后挂号。

（4）对危重病人，一边予以紧急处理，一边及时通知有关医护人员进行抢救。

（5）遇有严重工伤事故或成批伤病员时，应立即通知科主任及医教部（医务处）

组织抢救工作。对涉及刑事、民事纠纷的伤病员，应及时向有关部门报告。

2. 急诊室工作制度

（1）对急诊病人的诊断、紧急处理等应有高度的责任感，严肃认真，迅速准确。避免发生各科室互相推诿的现象。

（2）急诊室内各分科诊疗室的一切用品实行“五固定”制度（定数量、定品种、定位置、定人管理、定期检查、消毒和维修）。

（3）工作人员必须坚守岗位，随时准备抢救病人，如需暂时离开，必须告知有关人员。非固定在急诊室的其他各科急诊值班医生，若需离开固定地点，应随时通知急诊室值班护士。

（4）护士在治疗时应严格查对，按照医嘱中所要求的药品名称、剂量、用药途径进行治疗，严防差错事故发生。

（5）做好急诊室的各项统计工作。

3. 首诊负责制度

（1）凡第一个接待急诊病人的科室和医师为首诊科室和首诊医师。首诊医师发现涉及他科或确系他科病人时，应在询问病史、体格检查、写好病历并进行必要的紧急处置后，才能请有关科室会诊或转科，不得私自涂改科别，或让病人去预检处改科别。

（2）凡遇多发伤、跨科疾病或诊断未明的伤病员，首诊科室和首诊医师应首先承担主要诊治责任，并负责及时邀请有关科室会诊，在未明确收治科室前，首诊科室和首诊医师应负责到底。

（3）如需转院，且病情允许搬动时，由首诊科室医师向医教部（医务处）汇报，落实好接受医院后方可转院。

（4）涉及两科以上疾病的病人的收治，可组织会诊或由医教部（医务处）协调解决，各科室均应服从。

4. 急诊抢救室制度

（1）急诊抢救室是抢救危重病人的场所，设备应齐全，制度应严格，做到能随时投入抢救工作。抢救中各有关科室必须积极配合，病人需转入病房时，应及时收容，严禁推脱。急诊抢救室有呼救权和转诊权。

（2）各类仪器保证性能良好，随时备用。急救室物品一律不准外借，值班护士每班交接，并有记录。

（3）参加抢救的医护人员要严肃认真，动作迅速而准确。抢救过程中的指挥者应为在场工作人员中职务最高者，各级人员必须听从指挥，既要明确分工，又要密切协作，指挥者应负指挥之责。

（4）抢救工作中遇有诊断、治疗、技术操作等方面困难时，应及时请示上级医生，迅速予以解决。一切抢救工作应做好记录，要求准确、清晰、扼要、完整并且必须注明执行时间。

（5）医护密切配合，共同完成所担负的任务。口头医嘱要求准确、清楚。护士在执行口头医嘱前要求向医生复述一遍，双方确认无误后再执行，抢救结束后由医师补写医嘱及补开处方，护士在6小时内据实补记抢救经过及用药情况。

（6）各种急救药物的安瓿、输液空瓶、输血空瓶等均应集中放在一起，以便统计与查对，避免医疗差错。

（7）遇有大批需抢救的病人同时就诊时，应立即报科主任及院领导，以便及时组织抢救。

（8）病人经抢救后，应根据情况留在监护室或观察室进一步处理，待病情稳定后送有关科室继续治疗。

（9）急救室除工作人员外，一切非工作人员未经许可禁止入内。急救室物品使用后要及时清理、补充，保持整齐清洁。

5. 急诊留观制度

（1）留观对象

①病情需要住院，但无床位且一时不能转出，病情允许留观者。

②不能立即确诊，离院后病情有可能突然变化者。

③某些病症如高热、哮喘、腹痛、高血压等经治疗病情尚未稳定者。

④其他特殊情况需要留观者，但传染病、精神病病人不予留观。

（2）需收住观察室的病人，由接诊医师通知观察室护士和医师，对危重病人，接诊医师应当面向观察室护士和医师详细交代病情。

（3）留观病人必须建立病历，负责观察室的医师应及时查看病人，下达医嘱，及时记录病情变化及处理经过。

（4）值班护士应及时巡视病房，按医嘱进行诊疗护理并及时记录，病人病情变化时随时向值班医师报告。

（5）留观时间一般为24小时，最多5天，特殊情况例外。

（6）值班医师或负责观察室的医师应及时向危重病人的家属交代病情，取得家属的理解，必要时需请家属签字。

（7）值班医师或负责观察室的医师、护士下班前应巡视一遍病人，尽可能做到床头交班，并写好交班记录。

6. 急诊监护室工作制度

（1）监护室是抢救并监护危重病人的场所，室内需要保持清洁、肃静，非有关人员未经批准不得入内。

（2）监护室的急救仪器、监护设备要按操作规程使用。操作前要熟悉仪器性能和注意事项，用后要整理并放回原处，关掉电源。

（3）贵重仪器要建立使用登记卡，遇有故障速报护士长及科主任，并通知专业人员检修。

（4）严格按医嘱对危重病人执行监护。监护过程中，认真详细填写监护记录，发现病情变化及时报告医师。

（5）监护人员在工作时必须集中精力，不得擅离职守，如需暂时离开必须有人替换。

7. 出诊抢救制度

（1）凡接到所承担区域内呼救信号时，应由急诊科派出救护车奔赴现场抢救。

（2）抢救车内应配备急救箱、必要的抢救仪器，有条件者应配备心电监护等装置。

（3）根据病人情况就地抢救或运送途中抢救。

8. 救护车使用制度

（1）救护车专供抢救运送病人使用，不得调做他用。

（2）司机要轮流值班，救护车一般由医务部或急诊科调度。

（3）救护车平时停放在急诊科附近，做好检修保养和必要的消毒工作，保证及时使用。

（4）要建立车辆出车登记制度，每次出车均应将出车地点、开车时间、到达时间、到院时间、公里数、耗油等登记清楚。

（5）救护车外出救护应按标准收费。

9. 急救物品保障制度

保证所有急救药品、器材和设备种类齐全、性能良好、专人负责、定期检查，随时满足急诊救护需要。

（二）常见疾病抢救预案

制定心跳骤停、心力衰竭、呼吸衰竭、急性心肌梗死、脑出血、休克、急性中毒等的抢救预案，使抢救工作规范化。

（三）抢救护理常规

如心肺脑复苏、昏迷、大出血等病症以及气管插管、气管切开的护理常规，呼吸机、双气囊三腔管等抢救器材设备的使用和维护规则，做到护士配合程序化。

（四）急诊科工作任务

急诊、急救、培训和科研。

（五）急诊科护士工作特点及工作流程

特点：发病急骤、时间性强；随机性大、可控性小；病谱广泛、专业性强；向心抢救、多方协作；任务繁忙、责任重大；连续工作、服务性强。

流程：急诊接诊—急诊分诊—急诊处理—病人转运处理。

（六）急诊科布局和设施、急救车装备、各种抢救仪器

心电图机、心电监护仪、心肺复苏仪、呼吸机、多参数监护仪、除颤仪、起搏器、快速血糖仪、移动 X 光机、洗胃机、超声诊断仪、中心供氧装置、中心吸痰装置、气管插管配套器械等。

【小结】

通过见习，应学会并熟练掌握急诊科的护士工作特点、护理工作流程、急诊科的布局和设施、急救车的装备以及各种抢救用物和仪器的识别。

（汤晓燕）

实践2 危重症监护技术及ICU常用监护操作技术

一、体温监测

(一) 目的

1. 测量记录病人体温有无异常。

2. 动态监测体温变化，分析热型及伴随症状，为诊断和治疗提供依据。

(二) 准备用物

治疗盘、体温计、清洁容器、含氯液纱布、弯盘、记录本、笔，测量肛温时另备润滑剂、棉签、卫生纸等。

(三) 操作方法

1. 洗手、戴口罩及帽子，将体温计甩至35℃以下。

2. 评估患者，根据病人病情、年龄因素选择合适测量方法，协助患者取坐位或卧位。

3. 测腋温时擦干腋下的汗液，将体温计水银端放于病人腋窝深处并贴近皮肤，防止脱落，量5~10分钟后取出。

4. 测口温时将口温度计水银端斜放于病人舌下，闭口3分钟后取出。

5. 测肛温时先在肛表前端涂润滑剂，将肛温计的水银端轻插入肛门3~4cm，3分钟后取出后用消毒纱布擦拭体温计。

6. 读取体温数，消毒体温计。

7. 整理床单位，洗手。

8. 将体温数记录在病人体温单上，将异常体温报告医生。

(四) 注意事项

1. 婴幼儿、意识不清或不合作者测温时护士不宜离开。

2. 婴幼儿、精神异常、昏迷、不合作、口鼻手术或呼吸困难者，禁忌测量口温。

3. 进食，吸烟，面颊部做冷热敷患者应推迟30分钟后测口腔温度。

4. 腋下有创伤、手术、炎症、腋下出汗较多、极度消瘦的患者，不宜腋下测温，沐浴后需等待20分钟后再测腋下温度。

5. 腹泻、直肠或肛门手术，心肌梗死患者不宜用直肠测量法。

6. 体温与病情不相符时重复测温，必要时可同时采取两种不同的测量方式作为对照。

7. 注意体温计的消毒，预防交叉感染。

二、脉搏监测

(一) 目的

1. 测量病人的脉搏，判断有无异常情况。

2. 动态监测脉搏变化，及时发现病情变化情况，为诊断和治疗提供依据。

（二）准备用物

听诊器、计时器、记录本、笔等。

（三）操作方法

1. 洗手、戴口罩及帽子、携带清洁听诊器。

2. 清醒患者向其解释测量脉搏的目的，协助病人采取舒适的姿势，手臂轻松置于床上并取得病人的配合，昏迷者选择适当部位以准确听诊。

3. 以食指、中指、无名指的指端按压桡动脉，力度适中，以能感觉到脉搏搏动为宜。

4. 一般病人测量 30 秒，脉搏异常的病人测量 1 分钟。

5. 脉搏短绌的病人，需按要求测量脉搏，即一名护士测脉搏，另一名护士听心率，同时测量 1 分钟，核实后报告医生。

6. 整理床单位，洗手后做记录。

（四）注意事项

1. 当脉搏细弱难以触诊时，可用听诊器听诊心率 1 分钟代替。

2. 脉搏短绌的患者按要求两人同时进行测量 1 分钟，脉搏短绌的患者，脉率少于心率。

3. 测量脉搏时不宜用拇指，测量者的拇指搏动较强易与患者的搏动相混。

4. 如患者剧烈活动或情绪激动或躁动不安，应先休息 15 ~20 分钟再测量。

5. 偏瘫患者选择健侧肢体测量脉搏。

三、呼吸运动监测

（一）目的

1. 观察呼吸频率和节律。

2. 动态监测呼吸变化，发现异常立即报告医生给予及时处理。

（二）准备用物

消毒棉签、时钟、听诊器、记录本、笔等。

（三）操作方法

1. 洗手、戴口罩及帽子，携带操作用物。

2. 将手放至患者的诊脉部位似诊脉状，观察患者的胸腹部，一起一伏为一次呼吸，测量 30 秒。因呼吸的速率会受到意识的影响，测量时不必告诉病人。

3. 危重病人呼吸不易观察时，用棉签前端少许棉絮置于病人鼻孔前，观察棉花吹动情况，计数 1 分钟。

4. 注意观察呼吸节律，呼吸不规则病人测量 1 分钟

5. 整理床单位，洗手记录。

（四）注意事项

1. 呼吸的速率会受到意识的影响，测量时不必告诉患者。

2. 呼吸不规律的患者及婴幼儿应当测量 1 分钟。

3. 测量呼吸时不宜侧卧位，不宜观察。

4. 患者清醒激动或不安时应休息片刻再测量。

四、血压监测（无创血压）

（一）目的

（1）测量、记录病人的血压，判断有无异常情况。

（2）动态监测血压变化，了解循环系统功能状况。

（二）准备用物

血压计、听诊器、记录本、笔等。

（三）操作方法

1. 洗手、戴口罩及帽子，携带操作用物。

2. 检查血压计，协助患者取适当体位，保持血压计零点与肱动脉、心脏在同一水平处，取卧位时平腋中线，坐位时平第四肋。

3. 卷袖露臂手掌心向上，肘部伸直。

4. 打开血压计，开启水银槽开关，驱尽袖带内空气，平整地缠于患者上臂膀中部，下缘距肘窝 2～3cm，袖带松紧以能插入 1 指为宜。

5. 听诊器置于肱动脉搏动最明显处，一手固定，一手握加压气球，关气门，匀速向袖带内充气至肱动脉搏动消失后，再升高 20～30mmHg。

6. 匀速缓慢放气，速度以水银柱每秒下降 4mmHg 为宜，注意水银柱与肱动脉声音变化，在听诊器中听到第一声搏动，此时水银柱所指的刻度即为收缩压，当搏动声突然变弱或消失，此时水银柱所指的刻度即为舒张压。

7. 测量完毕，排尽袖带余气，血压及盒盖右倾 45°，使水银全部流回槽内后关闭血压计，还原用物。

8. 整理患者衣袖及床单位。

9. 洗手后做好记录。

（四）注意事项

1. 读数时保持测量者视线与血压计刻度平行。

2. 按要求选择合适袖带。

3. 如测量时血压未听清或异常，需要重复测量时，应先将袖带内气体驱尽，使水银柱将至零点后休息片刻再测量。

4. 长期观察血压的患者，做到“四定”，即：定时间、定部位、定体位、定血压计。

5. 偏瘫患者应选择在健侧肢体上测量。

6. 若袖带太宽、太窄或患者衣袖过紧、太多应脱掉，否则都会影响测量结果。

五、动脉血标本采集法

（一）目的

1. 采集动脉血，进行血气分析。

2. 判断患者氧合情况，指导临床输氧浓度、给氧量及药物治疗。

3. 了解肺脏的通气和换气功能及机体酸碱失衡情况，为诊断和治疗提供依据。

4. 对重症呼吸系统疾病及心脏手术病人进行监护，指导呼吸机的使用及参数的设置。

（二）准备用物

治疗盘、一次性 1ml 注射器或 2ml 注射器各 1 具，备用 6 号或 7 号一次性针头、1.25 万单位/支的肝素液、消毒液、消毒棉签等。

（三）操作方法

1. 洗手，戴口罩及帽子，备齐操作用物。

2. 协助患者取适当体位，暴露采血部位、桡动脉、股动脉、肱动脉。

3. 消毒皮肤直径至少 8cm，消毒左手大拇指、食指和中指。

4. 取一根干棉签夹在左手小指和无名指上，左手食指和中指摸动脉搏动。

5. 用1ml 或2ml 注射器，抽取肝素注射液0.2ml，然后上下抽动针栓几次，使之均匀附于管壁，针头向上将药液全部推掉（针头死腔内药液保留），注射器内无残留气泡。

6. 右手持针沿动脉走向在搏动最强处垂直进针，或下方以45°角进针，见回血后停止，血液在动脉压力之下会被顶入针筒内。

7. 取得所需血量后左手按住穿刺点，右手拔针，拔针后以无菌干棉签按压穿刺部位至少 5 ~ 10 分钟，动脉压力大以预防针眼处出血形成血肿。

8. 立即将针头插入密封针套内，用手掌来回搓动标本，使之与抗凝剂充分混匀以防凝血。

9. 协助患者取舒适卧位，整理床单位，洗手。

（四）注意事项

1. 严格执行无菌技术操作，消毒面积应较静脉穿刺大，预防感染。

2. 正确按压穿刺部位，压迫止血至不出血为止。采血后若针刺部位肿胀、疼痛，应及时处理。

3. 做血气分析时注射器内勿有空气，应避免在输血、输液处取血标本。

4. 标本检测要立即送检，一般不超过 30 分钟，以免影响结果的准确性。

5. 有出血倾向的患者慎用。

（杨苏萍）

实践 3　心肺脑复苏术

【实践目的】

徒手操作以恢复猝死患者的自主循环、呼吸和意识，抢救突然、意外死亡的患者。

【实践内容】

1. 观看操作现场并进行现场训练。

2. 能徒手进行心肺脑复苏术。

【实践地点】

护理示教室或护理技能实训室。

【实践准备】

1. 多媒体 准备好心肺脑复苏术的录像带或光盘，调试好播放设备。

2. 护生 按护士素质要求做好准备，穿戴整洁，操作时动作标准。

【实践方法】

（一）护理示教室见习

1. 带教老师集中介绍患者情况，讲解并演示心跳骤停患者的护理评估与急救措施。

2. 每6～10人为一组，分别在带教老师的指导下对患者进行护理评估，带教老师随时指导，以保证见习有序、合理地进行。

3. 各小组将收集到的护理评估资料整理后讨论，制订急救措施，汇报见习结果。

（二）护理技能实训室见习

带教老师进行CPCR的模拟示教演练，护生分组进行练习，带教老师现场指导操作标准与注意事项。

【病例摘要】

患者，男性，20岁。在搬重物时突感胸口疼痛，伴大汗淋漓、恶心、呕吐，同事立即呼叫“120”急救车送往医院抢救。

讨论问题：

1. 若你在现场，需要立即对该患者采取何种措施？

2. 在救治的过程中，作为一名护士，该如何对病人进行监测与护理？

【实践小结】

1. 带教老师将各小组的汇报结果及学生在演练过程中存在或提出的共性问题进行汇总、分析和小结。

2. 评价学生在护理技能实训室进行心肺脑复苏术的实践性及学生参与讨论的积极性和态度。

3. 对所有参加实践操作的学生进行操作考核与评价。

（徐琼辉）

实践4　急性中毒病人的救护

【实践目的】

1. 学会有机磷杀虫药中毒、急性镇静催眠药物中毒、急性酒精中毒患者的护理评估内容，判断患者中毒的程度，做好急救护理措施。

2. 培养以护理对象为中心，参与实施整体护理的基本能力。

【实践内容】

1. 见习有机磷杀虫药中毒、急性镇静催眠药物中毒、急性酒精中毒患者的护理。

2. 观看录像或病例讨论。

【实践地点】

医院消化内科病房或护理技能实训室

【实践准备】

（一）医院消化内科病房见习

1. 患者 联系好见习医院急性中毒患者，向患者及家长说明进行护理实践的目的，以取得配合。

2. 护生 按护士素质要求做好准备，穿戴整洁，态度和蔼可亲，言语温和恰当，操作时动作轻柔、准确、富有爱心。

（二）护理技能实训室见习

1. 多媒体 准备好急性中毒患者的录像带或光盘，调试好播放设备。

2. 病例 选择一份急性中毒患者的讨论病例。

【实践方法】

（一）医院消化内科病房见习

1. 带教老师集中介绍患者概况，讲解并演示急性中毒患者的护理评估及护理措施。

2. 每6～10人为一组，分别在带教老师的指导下对患者进行护理评估，带教老师随时指导和矫正，以保证见习有序、合理地进行。

3. 各小组将收集到的护理评估资料整理后讨论，做出护理诊断，制定护理计划，汇报见习结果。

（二）护理技能实训室见习

1. 若无条件去医院病房见习，可组织学生观看急性中毒患者的护理录像或进行病例讨论。

【病例摘要】

女性，35岁，昏迷1小时，患者1个小时前因与家人不和，自服药水1小瓶，把药瓶打碎扔掉，家人发现后5分钟病人腹痛、恶心并呕吐一次，吐出物有大蒜味，逐渐神志不清，急送来诊，病后大小便失禁，出汗多。既往体健，无肝、肾、糖尿病史，无药物过敏史，月经史、个人史及家族史无特殊。查体：T36.5℃，P60次/分，R30次/分，BP110/80mmHg，平卧位，神志不清，呼之不应，压眶上有反应，皮肤湿冷，肌肉颤动，巩膜不黄，瞳孔针尖样，对光反射弱，口腔流涎，肺叩清，两肺较多哮鸣音和散在湿啰音，心界不大，心率60次/分，律齐，无杂音，腹平软，肝脾未触及，下肢不肿。

化验：血Hb125g/L，WBC7.4 $\times 10^9$/L，N68%，L30%，M2%，PLT156 $\times 10^9$k/L。

诊断：急性有机磷农药中毒

2. 以小组为单位进行讨论，每6~10人为一组，组长负责安排专人记录和推选代表发言，汇报小组讨论情况。

讨论问题：

（1）该患者的中毒程度是什么，依据是什么？

（2）列出该患者的主要护理措施。

【实践小结】

1. 带教老师将各小组汇报的结果及学生存在或提出的共性问题进行汇总、解析和小结。

2. 评价学生在医院见习情况，评价学生参与讨论的积极性和态度。

3. 完成一份急性酒精中毒患者的护理计划，填写护理计划表。

（顾会琴）

实践5　常用护理技术

一、止血、包扎、固定、搬运术

【实践的目的】

1. 能根据不同情况、不同部位进行包扎止血；对常见骨折部位进行临时固定；在保证伤员安全的情况下进行搬运。

2. 能够掌握止血、包扎、固定、搬运的方法和注意事项。

3. 面对急救情景能沉着、冷静，操作熟练、有条不紊。具备团队协作能力，具有“生命第一，时效为先”的救死扶伤观念。

【实践内容】

1. 实际演练止血、包扎、固定、搬运的方法。

2. 观看相关的视频。

【实践地点】

护理示教室或护理技能实训室。

【实践准备】

1. 物品准备　备齐止血、包扎、固定及搬运过程中所需的用物。

2. 患者准备　向模拟患者说明实践的目的与配合方法。

【实践方法】

（一）护理示教室见习

1. 组织学生观看急救护理技术的录像，掌握止血、包扎、固定及搬运的具体方法。

2. 带教老师讲解各种急救护理技术的现场评估及操作要点。

（二）护理技能实训室见习

1. 带教老师集中示范止血、包扎、固定及搬运的具体方法。

2. 每6～10人为一组，分别在带教老师的指导下对模拟患者进行现场评估并实施正确合理的急救护理技术。

3. 带教老师随时指导，以保证见习有序、合理地进行。

【实践小结】

1. 带教老师将各小组学生在演练过程出现的共性问题进行汇总、解析和小结。

2. 评价学生在护理技能实训室进行急救护理技术的实践性及学生参与讨论的积极性和态度。

3. 对所有参加实践操作的学生进行操作考核与评价。

二、动静脉穿刺置管术

【实践目的】

1. 能够掌握动静脉穿刺置管术的适应证与禁忌证，熟悉常用采血部位的解剖位置。

2. 能熟练进行动静脉穿刺置管术的操作。

【实践内容】

1. 观看相关录像。

2. 演练动静脉穿刺置管术的操作方法及步骤。

【实践地点】

护理示教室或护理技能实训室。

【实践准备】

（一）物品准备

与动静脉穿刺穿刺置管术的相关用物。

（二）模型准备

选择合适的穿刺置管部位及体位。

【实践方法】

（一）护理示教室见习

1. 组织学生观看动静脉穿刺置管术的录像，掌握动静脉穿刺置管术的具体方法。

2. 带教老师讲解动静脉穿刺置管术部位的评估、选择、体位摆放及操作要点。

（二）护理技能实训室见习

1. 带教老师集中示范动静脉穿刺置管术的具体方法与步骤。

2. 每6～10人为一组，分别在带教老师的指导下对模型进行评估，选择正确的部位、血管及合适的导管进行规范地穿刺。

3. 带教老师随时指导，以保证见习有序、合理地进行。

【实践小结】

1. 带教老师将各小组学生在穿刺置管过程出现的共性问题进行汇总、解析和小结。

2. 评价学生在护理技能实训室进行动静脉穿刺置管术的实践性及学生参与讨论的积极性和态度。

3. 对所有参加实践操作的学生进行操作考核与评价。

三、气管插管术

【实践目的】

1. 能够掌握气管插管术的适应证和禁忌证。
2. 熟悉气管插管术的操作方法与步骤。

【实践内容】

1. 见习气管插管的具体操作方法及步骤。
2. 观看相关录像或病例讨论。

【实践地点】

医院麻醉科与护理技能实训室。

【实践准备】

（一）医院麻醉科见习

1. 患者 联系好见习医院，麻醉师需提前向气管插管患者及家属说明进行护理实践的目的，以取得配合。

2. 护生 按手术护士素质要求做好准备，穿戴规范，态度和蔼可亲，言语温和恰当。

（二）护理技能实训室见习

1. 多媒体 准备好气管插管的录像带或光盘，调试好播放设备。

2. 病例 选择一例气管插管患者的病例进行讨论。

【实践方法】

（一）医院麻醉科见习

1. 带教老师集中介绍患者病情，讲解气管插管术的操作方法、步骤及操作过程中的注意事项。

2. 每6～10人为一组，分别在带教老师的指导下对患者进行护理评估。

3. 在麻醉老师的指导下见习气管插管术的方法及步骤。

（二）护理技能实训室见习

1. 若无条件去医院病房见习，可组织学生观看气管插管术的录像并进行病例讨论。

【病例摘要】

男性，28岁，车祸伤1小时，由交警送至医院。查体：T36℃，P118次/分，R30次/分，BP88/50mmHg。平卧位，神志模糊，双侧瞳孔直径约为2.5mm，对光反射迟钝。呼吸急促，SPO_2 88%。双肺听诊有明显湿啰音，心界不大，心律齐，腹部平软，胸廓未见明显异常。头部有明显伤口，可见活动性出血。既往史：既往无肝、肾等慢性疾病，无高血压、糖尿病等家族史，无药物过敏史、特殊家族史。CT检查：提示硬膜外有明显血肿，广泛性脑出血。

诊断：脑出血

2. 以小组为单位进行讨论，每6～10人为一组，组长负责安排专人记录和推选代表发言，汇报小组讨论情况。

讨论问题：

（1）该患者应紧急做哪些处置？

（2）实施该紧急救助有哪些注意事项？

【实践小结】

1. 带教老师将各小组汇报的结果及学生在见习过程中存在或提出的共性问题进行汇总、解析和小结。

2. 评价学生在医院见习情况及参与讨论的积极性和态度。

四、胃导管技术

【实践目的】

1. 掌握胃导管技术的适应证、禁忌证和注意事项。

2. 能熟练进行胃导管术的操作。

【实践内容】

1. 观看相关录像。

2. 演练胃导管术的操作方法及步骤。

【实践地点】

医院胃肠外科或护理技能实训室。

【实践准备】

（一）医院胃肠外科见习

1. 患者 联系好见习医院，管床医生和护士需提前向需行胃导管术的患者及家属说明进行护理实践的目的，以取得配合。

2. 护生 按护士素质要求做好准备，穿戴整洁，态度和蔼可亲，言语温和恰当。

（二）护理技能实训室见习

1. 多媒体 准备好胃导管技术的录像带或光盘，调试好播放设备。

2. 病例 选择一例行胃导管术患者的病例进行讨论。

【实践方法】

（一）医院胃肠外科见习

1. 带教老师集中介绍患者病情，讲解胃导管术的操作方法及注意事项。

2. 每 6 ~ 10 人为一组，分别在带教老师的指导下对患者进行护理评估。

3. 各小组根据在医院内见习收集的资料进行整理分析，提出护理诊断，制定护理计划，由小组长汇报见习的结果。

（二）护理技能实训室见习

1. 若无条件去医院病房见习，可组织学生观看胃导管术的录像并进行病例讨论。

【病例摘要】

女性，56 岁，剖腹探查术后 2 天，主诉上腹部饱胀感。查体：T37℃，P98 次/分，

R20 次/分，BP138/90mmHg。患者取半卧位，意识清楚，双肺听诊清音，呼吸频率正常，心率正常。腹部叩诊鼓音，伤口敷料干燥无渗液。腹腔引流管通畅，引流出淡红色血性液体。既往有高血压病史，无糖尿病病史，无其他特殊传染病病史，无药物过敏史、特殊家族史。腹部 B 超提示：胃部明显扩大胀气。

诊断：剖腹探查术后胀气

2. 以小组为单位进行讨论，每 6 ~ 10 人为一组，组长负责安排专人记录和推选代表发言，汇报小组讨论情况。

讨论问题：

（1）该患者应做哪些措施来缓解病情？

（2）为该患者实施这项护理操作应注意哪些？

【实践小结】

1. 带教老师将各小组汇报的结果及学生在见习过程中存在或提出的共性问题进行汇总、解析和小结。

2. 评价学生在医院见习情况及参与讨论的积极性和态度。

3. 完成一份行胃导管术患者的护理计划，填写护理计划表。

（毛庆友）

教学大纲

一、课程任务

急救护理技术是中等卫生职业教育护理、助产专业的一门课程。主要内容包括院外急救与护理和院内急救与护理，重点是急救护理技术的基本知识和常见急危重症病人的急救与护理技术。主要任务是通过对急救护理的基本理论、基本知识和基本技能的学习，使学生掌握对各种危重症病人的初步处理和抢救配合，并能正确实施急救护理技术，为今后从事或参与急救护理工作奠定基础。

二、教学内容和要求

章	教学内容	教学要求	教学活动参考	参考学时数	
				理论	实践
一、绪论	（一）急救护理学的发展历程 （二）急救护理学的范畴、任务及学习方法	了解 了解	理论讲课	1	
二、急救医疗服务体系的组成与管理	（一）急救医疗服务体系的组成 1. 院前急救 2. 医院急诊科救治 3. 重症监护 （二）急救医疗服务体系的管理 （三）我国急诊科的工作流程	 熟悉 掌握 掌握 了解 掌握	理论讲课与多媒体演示	3	
三、重症监护	（一）重症监护病房（ICU）的设置与管理 1. ICU 的设置 2. ICU 的管理 （二）重症监护病房（ICU）病人的收治程序、对象与治疗原则 1. ICU 病人收治程序与对象 2. ICU 病人的治疗原则 （三）监护内容及分级 1. 监护内容 2. 监护分级 （四）常用的重症监护技术	 掌握 熟悉 熟悉	理论讲课与多媒体演示	2	

续上表

单元	教学内容	教学要求	教学活动参考	参考学时数	
				理论	实践
四、心跳骤停与心肺脑复苏	（一）心跳骤停 1. 心跳骤停的原因与分类 2. 心跳骤停的临床表现与判断 （二）心肺脑复苏 1. 基础生命支持 2. 进一步生命支持 3. 延续生命支持 （三）复苏后的监测与护理 1. 纠正酸中毒和电解质紊乱 2. 循环系统的监护 3. 呼吸系统的监护 4. 密切观察病人的症状和体征 5. 肾功能监护 6. 防治继发感染	了解 掌握 熟悉	理论讲课与多媒体演示	4	
五、急性中毒	（一）概述 （二）有机磷杀虫药中毒 1. 概述 2. 中毒机制 3. 护理评估 4. 救治原则 5. 护理措施 （三）急性镇静催眠药物中毒 1. 概述 2. 中毒机制 3. 护理评估 4. 救治原则 5. 护理措施 （四）急性一氧化碳中毒 1. 概述 2. 中毒机制 3. 护理评估 4. 救治原则 5. 护理措施 （五）急性酒精中毒 1. 概述 2. 中毒机制 3. 护理评估 4. 救治原则 5. 护理措施	掌握 掌握 熟悉 掌握 熟悉	理论讲课与多媒体演示讨论	4	

续上表

单元	教学内容	教学要求	教学活动参考	参考学时数	
				理论	实践
六、环境及理化因素	（一）中暑 1. 护理评估 2. 护理诊断及合作性问题 3. 护理措施 4. 健康指导 （二）淹溺 1. 护理评估 2. 护理诊断及合作性问题 3. 护理措施 4. 健康指导 （三）电击伤 1. 护理评估 2. 护理诊断及合作性问题 3. 护理措施 4. 健康指导	熟悉 掌握 熟悉 掌握 熟悉 掌握	理论讲课与多媒体演示讨论	2	
七、常见急重症护理	（一）严重呼吸困难 1. 病因 2. 护理评估 3. 护理措施 （二）急性上消化道出血 1. 病因 2. 护理评估 3. 护理措施 （三）急性腹痛 1. 病因 2. 护理评估 3. 护理措施 （四）急性胸痛 1. 病因 2. 护理评估 3. 护理措施 （五）急危心律失常 1. 病因 2. 护理评估 3. 护理措施 （六）急性脑血管病变 1. 病因 2. 护理评估 3. 护理措施 （七）常见急重症病人的救护流程 1. 就诊程序 2. 急救护理 3. 急重症病人的分诊与救护流程	了解 熟悉 掌握 了解 熟悉 掌握 了解 熟悉 掌握 了解 熟悉 掌握 了解 熟悉 掌握 了解 熟悉 掌握 了解 熟悉 掌握	理论讲课与多媒体演示讨论	6	

续上表

单元	教学内容	教学要求	教学活动参考	参考学时数	
				理论	实践
八、急救护理工作中常用设备的使用方法	（一）简易呼吸器与人工呼吸机的使用		理论讲课与演示教学相结合的方法	2	
	1. 简易呼吸器的使用	熟悉			
	2. 人工呼吸机的使用	熟悉			
	（二）多参数监护仪与除颤器的使用				
	1. 多参数监护仪的使用	掌握			
	2. 除颤器的使用	熟悉			
	（三）静脉输液泵与微量注射泵的使用				
	1. 静脉输液泵的使用	掌握			
	2. 微量注射泵的使用	掌握			
	（四）各型急救担架与颈托的使用				
	1. 各型急救担架的使用	掌握			
	2. 颈托的使用与护理	掌握			
九、急救护理基本技术	（一）外伤急救基本技术		理论讲课与情景教学角色扮演示教	2	
	1. 止血	掌握			
	2. 包扎	熟悉			
	3. 固定	掌握			
	4. 搬运	掌握			
	（二）动、静脉穿刺置管术				
	1. 静脉穿刺置管术	掌握			
	2. 动脉穿刺置管术	熟悉			
	（三）气管插管术	了解			
	（四）胃导管技术	熟悉			
	实践 1　急诊科的设置与管理	了解	讨论学习		1
	实践 2　ICU 常用监护技术操作	学会	见习技能实践		2
	实践 3　心肺脑复苏术	学会熟练掌握	见习技能实践		4
	实践 4　急性中毒病人的救护	学会掌握	见习技能实践		1
	实践 5　常用护理技术	学会熟练掌握	见习技能实践		4

参考答案

★ 第一章

简答题

略

★ 第二章

（一）选择题

1. A　2. A　3. E　4. A　5. E　6. B　7. C

（二）问答题

（略）

★ 第三章

选择题

A1 型题

1. A　2. C

A3 型题

1. B　2. C

B 型题

1. A　2. C　3. E

X 型题

1. ABCD

★ 第四章

选择题

1. E　2. A　3. B　4. C　5. A　6. C　7. C　8. D　9. D　10. C　11. C
12. E　13. B　14. A　15. A

★ 第五章

选择题

1. A　2. D　3. C　4. B　5. D　6. A　7. D　8. E　9. B　10. C　11. A　12. E　13. E
14. C　15. A　16. D　17. E　18. B　19. B　20. E　21. A

★ 第六章

选择题

A1 型题

1. E　2. D　3. C　4. B　5. D　6. C　7. B　8. A　9. C　10. A　11. C　12. A　13. D

A2 型题

1. A　2. D

★ 第七章

（一）选择题

1. D　2. C　3. E　4. B　5. A　6. D　7. E　8. C　9. A　10. C　11. D　12. B　13. A
14. C　15. B　16. A　17. E

（二）案例分析

略

★ 第八章

选择题

1. E　2. D　3. C　4. D　5. B　6. A　7. C　8. B

★ 第九章

选择题

A1 型题

1. B　2. D　3. B　4. B　5. A　6. D　7. D　8. C　9. C　10. D

A2 型题

1. C　2. C　3. D　4. B　5. B　6. C

B 型题

1. E　2. B　3. D　4. E　5. A

参考文献

[1] 张波，桂莉．急危重症护理学．北京：人民卫生出版社，2012.
[2] 李维棣．急救护理学．西安：第四军医大学出版社，2010.
[3] 宋洁，魏秀华．急危重症护理学．北京：中医古籍出版社，2009.
[4] 李少寒．基础护理学．4 版．北京：人民卫生出版社，2008.
[5] 沈洪．急诊医学．北京：人民卫生出版社，2008.
[6] 周秀华．急危重症护理学．北京：人民卫生出版社，2007.
[7] 尤黎明．内科护理学．北京：人民卫生出版社，2007.
[8] 周秀华，张静．急危重症护理学．北京：人民卫生出版社，2007.
[9] 傅一明．急救护理技术．北京：人民卫生出版社，2009.
[10] 卢美秀．最新内外科护理．北京：科学技术文献出版社，1999.
[11] 邵孝鉷．急诊医学．北京：中国协和医科大学出版社，2001.
[12] 孟庆义．急诊护理学．北京：人民卫生出版社，2009.
[13] 刘书祥．急重症护理学．上海：同济大学出版社，2008.
[14] 江涛，李睿，王琼涛．基层急救与急诊．武汉：崇文书局，2012.